没有精神科医生的地方：
实用精神健康服务手册
（原书第二版）

WHERE THERE IS NO PSYCHIATRIST:
A Mental Health Care Manual
(Second Edition)

〔印〕V. 帕特尔
〔英〕C. 汉隆　主编

徐一峰　姚　灏　主译

科 学 出 版 社

北 京

图字：01-2021-4731号

内 容 简 介

本手册是一本简明通俗的精神健康服务手册。区别于一般的精神医学教材，本手册在编写上力求平白易懂，除了介绍有关精神健康问题评估与处理的核心内容之外，还列举了许多常见的精神健康临床问题，从问题出发，配以案例和图片，详细讲解了每种临床问题的评估与处理方法。此外，本手册还介绍了在不同场所（如社区、学校、妇科）提供精神健康服务的注意事项，以及读者所在地区使用本手册的具体方法，便于读者在日常工作中随时查阅。

本手册特别适合所有非精神科专科背景的健康工作者（包括全科医生、基层医生、在精神科以外的其他专科工作的医生、社区工作者、社会工作者、心理治疗师等）了解并学习有关精神健康问题的基本知识与实用技能，从而在没有精神科医生的情况下也能为有精神健康问题的人提供必要服务，同时更好地与精神科医生合作，为有需要的人提供高质量的精神健康服务。当然，本手册也同样适合精神科医生、医学生、政策制定者、服务研究者及其他对精神健康服务感兴趣的人士阅读。

图书在版编目（CIP）数据

没有精神科医生的地方：实用精神健康服务手册：
原书第二版 /（印）V. 帕特尔（Vikram Patel），（英）
C. 汉隆（Charlotte Hanlon）主编；徐一峰，姚灏主译
. —北京：科学出版社，2021.10
书名原文：Where There is No Psychiatrist: A
Mental Health Care Manual（Second Edition）
ISBN 978-7-03-069648-9

Ⅰ.①没… Ⅱ.①V…②C…③徐…④姚… Ⅲ.①
精神病-诊疗-手册 Ⅳ.①R749-62

中国版本图书馆CIP数据核字（2021）第175017号

责任编辑：闵 捷 / 责任校对：谭宏宇
责任印制：黄晓鸣 / 封面设计：殷 靓

科学出版社 出版
北京东黄城根北街16号
邮政编码：100717
http://www.sciencep.com
南京展望文化发展有限公司排版
广东虎彩云印刷有限公司印刷
科学出版社发行 各地新华书店经销
*
2021年10月第 一 版 开本：889×1194 1/16
2025年 3 月第十一次印刷 印张：21 3/4
字数：500 000
定价：180.00元
（如有印装质量问题，我社负责调换）

《没有精神科医生的地方：实用精神健康服务手册》

（原书第二版）

译者名单

●

主　译

徐一峰（上海交通大学医学院附属精神卫生中心）

姚　灏（上海交通大学医学院附属精神卫生中心）

翻译人员

（按姓氏笔画排序）

马雪梅（英国伦敦国王学院精神病学、心理学和神经科学研究所）

付尹柯（美国亚利桑那大学埃勒管理学院）

曲雪琪（美国约翰·霍普金斯大学公共卫生学院精神卫生系）

任博恩（山东大学哲学与社会发展学院人类学系）

刘　扬（中国科学院心理研究所）

刘凤瑶（广东省人民医院）

安孟竹（香港中文大学文学院人类学系）

李坤梅（香港城市大学人文社会科学院社会及行为科学系）

李佳颖［百济神州（北京）生物科技有限公司］

李京晶（独立执业心理咨询师）

杨颜彦（上海外国语大学高级翻译学院）

吴佳潞（复旦大学中国语言文学系）

何　叶（复旦大学社会发展与公共政策学院心理学系）

沈烨钦（北京理工大学外国语学院）

张英诚（上海市黄浦区精神卫生中心）

张昕璇（英国剑桥大学心理学系）

陈　茜（上海交通大学医学院附属精神卫生中心）

陈彬华（广东省日慈公益基金会心智素养研究院）

陈媛宛若（复旦大学外国语言文学学院英语系）

周　杰（武汉大学发展与教育心理学研究所）

袁艺琳（北京大学第六医院）

黄秋园（美国波士顿大学医学院）

龚盈上（复旦大学外国语言文学学院翻译系）

隋　真（西安市光源助学公益慈善中心）

曾艺欣（上海交通大学医学院附属精神卫生中心）

颜上程（苏州大学附属第二医院）

潘　南（北京万千新文化传媒有限公司心理图书编辑部）

译者序

《没有精神科医生的地方：实用精神健康服务手册》是一本面向中低收入国家的健康工作者及高收入国家中资源欠发达地区的健康工作者的实用精神健康服务手册，旨在提供精神健康方面的基础知识和基本技能，这使其不同于一般的精神健康科普手册。首先，它的写作结构有所不同，本手册不以单独的疾病类别作为单元来进行系统介绍（例如，国内比较习惯的撰写体例一般从某种疾病的概况、基本概念、流行病学、诊断标准、治疗方法等方面逐一展开进行阐述），而是力图用平白易懂的文字，配以简明生动的插图，在有限的篇幅中提供有关精神健康服务的基础知识和技能。其次，本手册的作者是将精神健康作为健康照护不可分割的一部分加以突出，而不是仅仅传授精神科专科知识。所以，从综合性医院躯体疾病患者到暴力行为受害者的照护者都可以成为本书的受众，正如作者所言"本手册是写给所有非精神科专科背景的健康工作者的"，本手册的标题"没有精神科医生的地方"也强调了这一点。再次，它以人为中心，以问题为导向，从精神卫生资源相对匮乏场景中的超过30种常见精神健康案例出发，为其提供有价值的问题解决方案。无独有偶，由上海市精神卫生中心另一团队翻译、人民卫生出版社出版的《消除精神卫生缺口行动计划干预指南》（mental health Gap Action Programme Intervention Guide, mhGAP-IG）也旨在扩展精神、神经和物质滥用障碍方面的服务，尤其是中低收入国家中的服务。该规划认为，通过适当的医护、心理支持和用药，数以千万计的人们可以得到抑郁障碍、精神分裂症和癫痫等方面的治疗，防止发生自杀，并且开始过上正常生活——即使是在资源匮乏的地方也是如此。相信两者配合起来阅读将会相得益彰。

本手册作者Vikram Patel教授是研究资源欠发达地区儿童发育和精神残疾的国际著名学者和精神科医师，研究领域广泛，但主要兴趣是在全球精神卫生，是国际精神卫生界的领袖人物之一。他创立和领导了一系列有影响力的国际精神卫生研究机构、组织和项目。身为哈佛医学院全球健康与社会医学系的讲席教授，Vikram Patel教授的工作为他赢得了诸多奖项和荣誉，曾被《时代周刊》评为2015年世界百大最具影响力人物之一。Vikram Patel教授与上海市精神卫生中心也有渊源，由他和本中心危机干预研究室主任费立鹏教授共同发起的中国-印度精神卫生联盟（China-India Mental Health Alliance）项目在成立之后就一直受到高度关注，包括世界卫生组织（World Health Organization，WHO）、哈佛大学在内的许多知名机构也都参与其中。同中国一样，印度也是世界人口大国，两个国家的总人口占全世界人口的1/3左右，中印之间的合作将大大促进中低收入国家的精神卫生服务水平。费立鹏教授一直以来都作为专家组成员与印度同行深入合作，现已在《柳叶刀》（Lancet）杂志上合作发表相关系列论文数篇。

2003年，Vikram Patel教授出版了《没有精神科医生的地方：实用精神健康服务手册》（第一版），旨在培训资源欠发达地区的非精神科专科背景的健康工作者及志愿者，出版以来就一直风靡世界各地，并被翻译成15种以上的文字。2018年，《没有精神科医生的地方：实用精神健康服务手册》（第二版）补充了很多新的知识，反映了本手册面世15年来精神卫生领域的快速发展。这次增加的合著者Charlotte Hanlon博士，也是一位精神病学及流行病学专家，长期生活并工作在埃塞俄比亚，致力于在埃塞俄比亚及其他中低收入国家将精神卫生保健整合进初级保健体系，从而加强精神卫生服务方面的能力建设。

本手册得以顺利出版，要感谢Vikram Patel教授的慷慨，本手册主译之一姚灏博士在哈佛大学公共卫生学院攻读公共卫生硕士学位期间得其首肯并授权翻译，本手册的中文版才有机会与广大中文读者见面。感谢姚灏博士的前后奔走，尤其要感谢由20多位年轻人组成的翻译团队的完美奉献。

写到这里，不由想起近20年前，自己主译、由上海科学技术出版社出版的澳大利亚Gavin Andrews教授主编的《精神障碍的处理》（*Management of Mental Disorders*）一书，该书同样是面向初级保健工作者及全科医生，是一本关于如何处理精神疾患的普及教材和实用手册，当时是作为WHO在初级卫生保健服务中的精神卫生教材被翻译过来的。当年参与翻译的10多位中青年才俊，今天大部分已届退休年龄。好在吾道不孤，投身于精神卫生事业的年轻人越来越多，精神卫生知识传播的火炬可望接力相传！

徐一峰

上海市精神卫生中心

写于上海，2021年5月

原著编者

主 编

Vikram Patel

Charlotte Hanlon

其他作者

Neerja Chowdhary

Gauri Divan

Christopher G. Fairburn

Abebaw Fekadu

Pramada Menon

Abhijit Nadkarni

Maryam Shahmanesh

Suvrita

Manjari Tripathi

原书序

如果我们当中的许多人终有一天将会经历那些被归类在精神疾病这个大类下面的疾病，如果绝大多数的家庭都有可能受到影响，那么，真正让人惊讶的就会是，对于那些有需要的人来说，很少有人可以得到来自精神健康专家的帮助。《没有精神科医生的地方：实用精神健康服务手册》揭示了这一令人担忧的数字，正如上百项在不同社区、城镇、国家，以及大洲所开展的研究所揭示的那样。这也就是为什么本手册比过去几年出版的其他同类书更值得被译介到所有地方的原因之一（即便是南极洲，生活在冰天雪地里的小社群也可以买上一本书架上的这本手册）。

但是，《没有精神科医生的地方：实用精神健康服务手册》并不叫人沮丧，有三点原因。

第一个原因是，本手册就像它的上一版，以令人敬佩的简要程度，概括了常见精神障碍的应对办法，同时也概括了其他那些在日常生活中更为普遍的障碍的应对办法，包括行为问题、哀伤、成瘾、滥用。这听起来并不像是个令人高兴的列表，它确实不是，但本手册之所以并不令人沮丧，是因为它强调了，我们可以做很多事情来减轻人们的苦难，缓解人们的痛苦，并消除有关这些障碍的污名。并不是所有归类为精神疾病的疾患都需要药物干预（或许甚至连大部分都算不上），本手册的第二版更新了有关药物治疗和非药物干预的内容，使之为体现过去几十年所积累的最佳证据。《没有精神科医生的地方：实用精神健康服务手册》不仅避免使用专业术语，而且通过引用来自全世界的证据和经验，也规避了有关精神医学的辩论，这场辩论并不公允，是有所偏袒的，并且在过去一个世纪里已经撕裂了精神医学教学。正如作者们的其他著作那样，本手册的内容也同样鲜明地体现了其作者既是精神科医生也是社会科学家的事实，但是本手册与其说是在推广文化胜任力（cultural competence），不如说是在推广文化谦逊（cultural humility）（这并不是一本缩了水的《精神障碍诊断与统计手册》）。

本手册用一种吸引人的，而非威吓人的语调提醒读者，文化脉络会形塑人们的症状、疾痛体验及结局。虽然欧美精神医学界已经普遍认识到这些事实，但在诊所或医院里工作的医生却还是经常忘记，严重精神疾病会给患者的家庭，以及社会网络造成社会苦难。此外，本手册也是实用主义和博闻强识的典范，因为作者们的自身经验已经揭示，认识到这一叫人悲伤的事实，并与社区卫生工作者及患者家庭开展合作，能够改善患者结局，哪怕接受过正式训练的临床医生仍旧不愿离开自己的小小办公室。要说本手册应该成为精神科医生的必读书目也不为过，因为他们也能够从本手册里学到许多有关精神药理学，以及正确的个案管理的知识。

* * *

之所以说本手册的话题虽然令人悲伤，但其内容并不令人沮丧，第二个原因是，本手册摒弃了某种认为只有精神科医生在毫无希望地、独自为战地帮助精神疾病患者的社会假象。《没有精神科医生的地方：实用精神健康服务手册》认可了其他许多独自为战者的努力，之所以说他们有时是独自为战，是因为他们很少能得到有资质的健康专家的物质或道义支持。赤脚医生、巫医、各种类型的传统疗愈者、占卜师、神职人员、关心此问题的公民活动家、社区卫生工作者、家庭护工、专业医疗辅助人员，最重要的还有患者家属，所有这些人都曾经面对过这本实用且具有启发性的书里所讨论的困境。痛苦的人们以及他们的家庭在找寻的是有效的照护以及专业人士的救援。可他们却往往无法找寻到这些东西，所以不得不在那些被归类为"传统疗愈者"的照护者与诊断医师的帮助下自力更生。那些生活在临床服务的荒漠（clinical desert）中的穷困家庭，之所以会将罹患精神病性障碍或其他令他们和街坊邻里感到害怕的思维行为紊乱的家人关起来或用锁链铐起来，不是因为这些家庭有着某种内在的残忍，一定程度上恰恰是因为专业人士抛弃了他们。

也正是因为这一点，本手册应该来到千千万万询问有关严重精神疾病的问题的人们的手上或屏幕上：我的孩子、父母或朋友究竟怎么了？接下去会发生什么？有什么可以做的事情吗？这种疾病是无法治愈的吗？它怎么会发生的？有谁能帮助我的儿子、女儿、父母或朋友吗？最佳治疗是什么？我们该如何为它付费？诚然，还有其他突出的重要问题，包括那个著名的问题："这个人对于他自己或其他人有危险性吗？"这一问题往往会导致人们把那些症状不稳定的或带有暴力倾向的患者束缚住或驱赶出去，可是这样的患者却只占到精神障碍患者中的很小一部分。最后，那些生活在没有精神科医生的地方的人们知道，还有个问题是最常见的，问这个问题的人更多，尤其是来自患者家属，这个问题就是：我该如何给予帮助？

Vikram Patel教授和Charlotte Hanlon博士并没有把他们这本手册叫作《不需要精神科医生的地方》。但是，有资质的健康专家的行业心理并没有帮助。本手册所解决的问题——如何帮助那些罹患重性精神疾病（全世界最普遍的疾病）的人——并没有得到医疗专家（包括那些专门提供精神健康服务的专家）的公允解决。在那些如今被称作"资源贫瘠地区"（resource-poor settings）的地方，这些专家也没有办法解决这个问题，因为在这些地方，这些专家的数量少得可怜。有处方权的护士或其他专业人士也无法在农村地区提供帮助，因为在这些地方，同样找不到他们的身影。（想要出版一系列题为《没有执业护士的地方》这样的书并不太可能改善农村穷困人口的处境，也不太可能改善那些因为使用者付费额、共付额，以及品牌药品的高额费用而无法享受到附近的医疗服务的城市穷困人口的处境。）

像海地（我有幸从1983年就在海地工作至今）这样的地方，同样也无法找到社会工作者、心理学家或其他有资质的专业人士，来解决那一长串的实际上可得到治疗的疾病。如果在这样的地方，曾经有专业人士在那里工作过，他们后来也都远走高飞了。比方说，你在蒙特利尔能找到的来自海地的精神科医生比海地全国的精神科医生都要多。我们需要更多的精神科医生，可是要等到有足够的能够且愿意解决缺乏医疗服务的穷困人口的精神健康问题的精神科医生，我们究竟要等到何年何月呢？即便是以比目前更快的注册医师增长速度来算，最最乐观的人也会答复你说，我们可能要等上好几个世纪才能遂愿。如果我们愿意不辞辛苦地从罹患重性精神疾病的穷人，以及同样在忍受苦难的他们的家人的视角出发去讨论这一问题（正如Patel和Hanlon还有他们的同事所做的那样），那么可以说，全世界对他们来说都是临床服务的荒漠。

* * *

《没有精神科医生的地方：实用精神健康服务手册》能够给这片临床服务的荒漠提供灌溉，也正是本手册振奋人心且能够给我们提供实用的行动指引的原因之三。虽然殖民主义时代关于病因学的分类如今仍旧占有绝对主导地位（存在于传染性疾病与非传染性疾病之间的那条鲜明的分界线，虽然仍旧问题重重，却未曾得到质疑），可是疾病的病因学并不总是如疾病的慢性化、疾病相关污名、社区保健及保险服务的可及性，以及社会苦难来得重要。在海地及卢旺达的农村地区（在哈佛教学医院之外，我将我职业生涯的很大一部分都贡献给了这些地区），糖尿病、高血压、艾滋病、结核病、重度哮喘和重性精神疾病一道，构成了一系列有着不同病因学的疾病，可要是缺乏 Vikram Patel 教授和 Charlotte Hanlon 教授在本手册里所提倡的干预服务，这些有着不同病因学的疾病却面临着相似的惨淡结局。这些地区直到最近都一直是临床服务的荒漠，但今天相比20年前已经好多了。部分原因是，我们认识到，在这些地区，开展基于社区的保健服务，不仅是可行方案，而且可以成为最高标准的保健服务，哪怕这些地区缺乏传染病医生、内分泌科医生、呼吸科医生及其他专科医生。正如艾滋病，海地和卢旺达的某些健康结局已经远比美国城市更好了。

《没有精神科医生的地方：实用精神健康服务手册》所解决的问题不仅见于农村落后地区，也见于慢性病。如果芝加哥（这座全美第三大城市）的部分地区也因为缺乏创伤中心而被叫作"创伤服务的荒漠"（trauma desert），那么就请想象一下，像是印度加尔各答这样贫富差距悬殊的大都市里的急性精神障碍患者会面临怎样的处境。当我们离开富裕世界而前往穷困地区，就会发现，这一服务实施层面的差距（implementation gap）是显著而深广的。

我从肯尼亚的一位同事那里听到了一个关于"知行不一"（know-do gap）以及忽视由缺乏保险及社区保健服务所带来的障碍的代价的生动故事。这位肯尼亚的同事是一位神经内科医生，他的故事说的不是某个缺乏医疗中心（并且缺乏铺面公路、电力供应、正规药房，更不用说缺乏内科医生）的偏远村庄，他说的是肯尼亚首都的一家神经科诊所的故事。内罗毕是一座车流繁忙、高楼林立的现代都市，常常因为它提供给人们的便利设施和服务（当然仅限于那些能够享受得起这些设施和服务的人们）而吹嘘不已。我们的同事却发现，在内罗毕的一家神经科诊所里，虽然许多患者已经确诊了癫痫，并且据说也给他们配好了抗癫痫药，可这些患者却没有一人接受了治疗剂量的抗癫痫药物，并且从未登记过任何超治疗剂量的用药方案。如果这些患者曾经用过药，他们也都未曾足量用药。这家转诊诊所里的绝大多数患者，在他们的外周血里，都找不到这些药物的一丁点儿痕迹。要知道，这些患者已经诊断了癫痫，而且就住在（或至少是能够就诊于）这座东非最繁荣的城市里的一家大城市亚专科诊所。在过去的几十年时间里，人们在分析富国与穷国的降压方案和抗结核方案的用药依从性时，都有类似结果报道。

即便我们知道该如何诊治癫痫和慢性精神疾病（以及绝大多数其他慢性病），如果我们拒绝将《没有精神科医生的地方：实用精神健康服务手册》里所提供的经验应用于贫困地区的治疗服务递送，那么，像是上面这种"知行不一"的问题就会出现。如果我们能与当地伙伴合作，共同设计能够同时处理急性与慢性疾病的医疗服务体系，那么我们就能够改善当地的医疗服务递送体系，并显著降低病死率与发病率。另外，这些地区的经验或许也能够为美国的医疗改革（改革已经变得越来越迫切）提供指导。不论这种创新模式是被叫作"反向创新"（reverse innovation）还是"节俭创新"（frugal innovation），《没有精神科医生的地方：实用精神健康服务手册》都会推进我们在理解并改善医疗服务递送方面的乐观精神与更大投入。虽然部分最佳案例来自传染病领域，讨论的是引入并改善慢性传染性疾病的医疗服务，但从本手册中，我们可以清楚地看到，这一模式对于全球各地都有其价值，对于其他慢性疾病（通常被称为"非传染性疾病"）及其影响（人们越来越多地认识到慢性疾病是富裕及贫穷地区过早死亡及残疾的首要原因）也有广泛的参考价值。

＊＊＊

2010年那场夷平了海地首都绝大多数地区的地震，对我来说，仍旧是我这辈子最严重的创伤性事件。但是，每位在临床服务的荒漠里工作的同仁，都可以讲出他们自己的创伤故事。我所说的创伤，不仅是指战争或像是地震、飓风这样的自然灾害，而是指他们在临床服务的荒漠里工作时，当面对罹患精神障碍、抑郁症、谵妄或是意识错乱的患者、朋友和同事时，却找不到一本像是《没有精神科医生的地方：实用精神健康服务手册》这样的手册。接踵而至的，往往是我们自己对于"该怎么办"的一片混乱。

如果允许我通过讲述我自己在海地农村的苦痛经历来说明这一点的话，那么我希望以我自己的一个故事为本篇前言结尾。这个故事原本不必那么残酷，要是当时我们就能翻阅到《没有精神科医生的地方：实用精神健康服务手册》这本手册里所提供的那些建议的话。20世纪80年代的最后几年，我们在海地的中央高原开展健康调查，在我们最开始做调查的那几年时间里，我们先后失去了三位亲密战友和同事，那几乎是我们调查团队的半数成员。他们所有人就像我一样，对于将医疗服务引入这片地区充满了赤忱，可他们却没有一人活到了30岁。

Acephie死于脑型疟疾，当时我们以为她是精神病性发作。当她坐在一位精神科医生的候诊室里的时候，她死去了，而这意味着，在此之前，她已经长途跋涉了好几个小时，好容易才来到首都太子港，因为只有太子港才有这个国家唯一一家精神科诊所。Michelet死于伤寒，并发严重的神经症状，在短期服用了抗疟药后，高热不退，他的家人都觉得他是中了巫术。后来，他出现了回肠穿孔：细菌穿透了他的小肠。当他被送到首都（同样是在千里之外）一家拥挤不堪的转诊医院的手术室的时候，已经太晚了。最后，他在等待手术的时候，死在了痛苦与恐惧之中。Marie-Thérèse（所有人都叫她Ti Tap）有典型的双相障碍。有次，在她躁狂发作的时候，她遭到了数次性虐待，并很快就意外怀孕。在生完宝宝后没几天，她就死于产后脓毒症。这种疾病在波士顿这种地区是相当罕见的，因为那里的医生和助产士早就学会了在接生前后正确洗手，而且，自从有了现代感染管理技术和抗生素的发明，这种疾病在这些地区就几乎从未发生过。不论怎么看，这都是三个前现代的过早死亡案例。

没有精神健康，就没有健康。减轻精神疾病所带来的苦难，是我们所有人的责任。在关于全球疾病负担的绝大多数研究中，精神疾病都位居导致超额发病率的病因的榜首。改变这些常见疾病的病程与结局，为了患者尊严而战，为了消除污名而战，同样也是我们所有人的责任。最后，请允许我再次强调，用"救人性命"这个词来形容某本书籍是罕有的做法。但要是你翻开该手册，就会发现这样的形容对于该手册来说也绝非过誉。

Paul Farmer

医学博士，哲学博士

美国哈佛大学 Kolokotrones 校级教授

美国哈佛医学院全球健康与社会医学系主任

美国布莱根妇女医院全球健康公平部主任

健康伙伴组织创始人

（译者：姚灏）

前言

没有精神健康，就没有健康！虽然说精神健康与躯体健康就像手足，可在现实生活中，绝大多数的健康工作者主要还是关注躯体健康，而忽视了精神健康。过去几年，人们开始越来越多地意识到精神健康问题（从相对不那么严重且持续时间较短的精神痛苦，到更为严重且持续时间较长的精神障碍和精神残疾）所带来的沉重负担。精神健康问题是常见的，每个社会的每个阶级、人生的每个阶段都可能出现。但是，在某些群体中，精神健康问题却尤为普遍，如来到初级卫生保健机构的患者、慢性躯体疾病（如艾滋病、糖尿病）的患者、孕产妇，以及经受过战乱或暴力的人。如果所有的健康工作者都能学习一些有关精神健康问题的必要知识和技能，并在可能的情况下得到精神健康专业人士的支持，那么，他们就能给上面这些群体提供帮助，而这些群体也能因此受益颇多。

对于所有的健康工作者来说，精神健康服务都是他们所要提供的健康服务的基础组成部分。健康工作者应该熟悉精神健康问题的诊疗方式，正如熟悉躯体疾病那样。也正是出于这个目的，我们编写了本手册。

1. 本手册是写给谁看的？

本手册是写给所有非精神科专科背景的健康工作者的，只要你在从事健康工作或社区工作，且没有受过精神科专科培训，那么都可以阅读本手册。因此，不管你是社区卫生工作者、初级保健护士、助产士，还是社会工作者、家庭医生，本手册都可以派上用场。或许，你们接受过不同程度的培训，掌握不同程度的技能，但在精神健康问题的诊疗方面，你们往往觉得自己能力还不够。

2. 本手册最适用于哪些地方？

因为所有社会都面临着相似的精神健康问题，所以本手册应该说在世界上的任何地方都能派上用场。但我们在编写本手册的时候，特别照顾到了中低收入国家的健康工作者，以及高收入国家中的资源欠发达地区的健康工作者的需要。虽然这里面包括了许多不同的国家和社会，但它们都有着许多共同的特征，也正是这些共同的特征让本手册能适用于所有这些不同的地区。这些地区的社会状况都相对较差，也相对缺乏精神健康工作者。为数不多的精神科专科医生也都集中在城市地区，绝大多数时候都在服务精神科专科医院或私立诊所里的严重精神障碍患者。

绝大多数的常见精神健康问题和物质使用问题在专科医院里都很少会碰到。而且，绝大多数的精神健康服务都局限在医院，很少会延伸到社区，针对精神健康问题的社会心理干预也是少之又少。显然，即便是通过远程的方式，精神科专科医生也无法为所有人提供精神健康服务（全世界任何地方都无法做到这一点）。许多国家都有大量的全科医疗工作者，他们虽然没有接受过精神科方面的专科培训，实际上却工作在精神健康服务的最前线。

我们也希望本手册能适用于许多不同的社会文化情境。精神医学及其他精神健康相关学科背后的理论，都深深地根植于欧美文化，也深深地根植于医院精神科医生的临床经验，这对于精神健康问题在不同社会文化情境中的叫法，以及日常诊疗实践都产生了深远的影响。本手册摒弃了自上而下的、基于医学诊断的编写方式，而是以人为中心，基于症状来讨论有关精神健康服务的问题。

3. 本手册的编写方式

为了提高本手册的实用程度，我们在编写本手册的时候紧密联系临床，从问题出发。WHO 的国际疾病分类-10（international classification of disease，ICD-10）分类（即将被ICD-11 取代[1]）很好地说明了我们现在对于精神健康问题的诊断分类已经变得多么复杂。即便是 ICD-10 的初级保健版，也将精神障碍分成了 24 个大类，而在日常医疗服务过程中，这么多的分类往往会让疾病诊断和鉴别诊断变得非常困难。因此，我们在本手册里采取了从问题出发的编写方式，我们首先会列举存在精神健康问题的临床案例，然后介绍这些精神健康问题的处理方法。这种以解决问题为导向的编写方式，更加强调患者经验，而非医学诊断。在本手册里，我们还会介绍不同的医疗服务场所可能碰到的精神健康问题。有些健康工作者可能是来自专科，如妇产科。在妇产科，可能会碰到哪些精神健康问题呢？从临床问题出发、从服务场所出发，是我们本手册不同于其他传统的精神健康服务手册的两个主要地方。

4. 本手册的第二版做了哪些改进？

本手册的第一版出版于 15 年前[2]。在这期间，我们关于非精神科专科背景的健康工作者可以如何识别并处理精神健康问题的认识已经取得了很大进步。本手册的第二版在许多方面都做了重大修订。

（1）经过修订，本手册中的治疗建议已经与 WHO "消除精神卫生缺口行动计划"（mental health Gap Action Programme，mhGAP）的循证指南相一致。

（2）增加了有关精神健康服务核心技能的章节。

（3）扩充了有关所有健康工作者都能使用的心理治疗基本技术和社会干预措施的章节，提供了有关这些技术和措施的步骤详解。

（4）本手册更加关注以人为中心：如何支持全人康复和社会融入。

（5）增加了 11 张关于精神健康危机紧急处理的流程图。

（6）更新并扩充了本手册所涵盖的临床问题的范围，增加了有关进食障碍、网络成瘾、双相障碍，以及孤独症谱系障碍的章节。

（7）在 "将精神健康服务纳入不同场所" 部分中引入了 "服务平台" 概念，也就是说，要把精神健康服务纳入许多不同的场所（如医院、学校）。

1　译者注：2019 年 5 月 25 日，ICD-11 在第 72 届世界卫生大会上由各成员国最终批准，并将于 2022 年 1 月 1 日在全球范围正式生效，由各成员国投入应用，而我国早在 2019 年 3 月 1 日起就已在各级各类医疗机构中全面使用 ICD-11 中文版进行疾病分类和编码。

2　译者注：指 2003 年。

（8）扩大了编写团队的规模，以保证本手册所提供的建议是行之有效的，且能够应用于更多的疾病及场所。

5. 如何使用本手册？

本手册一共分为5个部分。在开始阅读本手册的其他部分之前，读者们最好先仔细阅读第1部分，因为第1部分介绍了许多基本概念，而本手册的其他部分都需要你对于这些基本概念有很好的理解。本手册的第5部分包括了精神科用药、精神健康问题及症状术语表，以及有关当地资源的信息。阅读本手册的某一部分时，你可以交叉参考其他部分。编写本手册时，我们用到了一些外部资料，这些外部资料都整理放在了第5部分。

6. 最后想说的一点话

我们努力用日常语言来介绍复杂问题，我们希望能用易于理解的方式来介绍精神健康问题的多样性，以及如何在日常医疗服务场所预防并处理这些问题。不可避免的是，众口难调，有些读者可能会觉得本手册的内容太过简单，另一些读者则可能会觉得太过复杂。无论如何，我们都希望，绝大多数读者在使用本手册时都能觉得它对于他们的日常工作来说还算实用。如果你有任何关于本手册的改进建议，或者知道如何才能让本手册惠及世界上的更多人，都可以联系我们。

Vikram Patel 和 Charlotte Hanlon
写于新德里和阿迪斯阿巴斯，2017年

（译者：姚灏）

目录

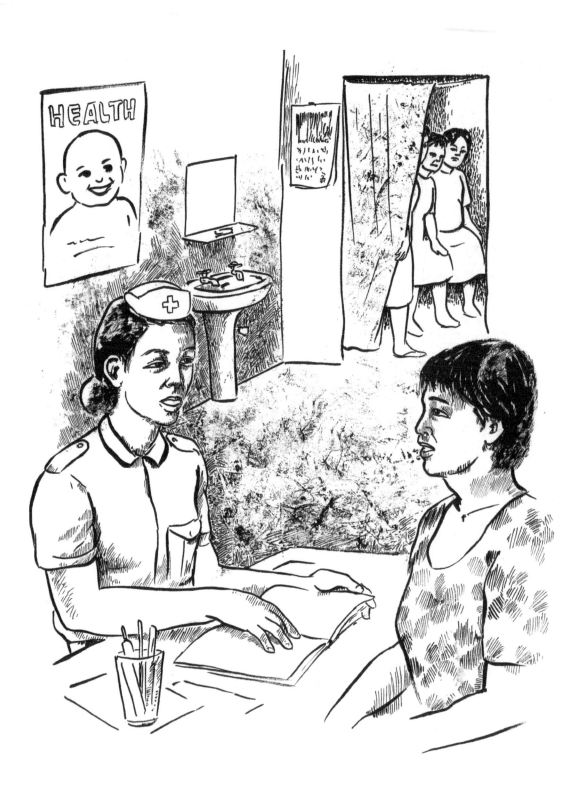

第1部分
精神健康问题概述

第1部分共包含四章，分别从四个方面介绍了本手册的主要内容，并为广大健康工作者提供了精神健康服务所需的基本知识和技能。

第1章介绍了**精神痛苦**（mental distress）、**精神障碍**（mental disorder）和**精神残疾**（mental disability）这三类精神健康问题的概念，以及在社区和全科医疗机构中区分这三类精神健康问题（mental health problem）的简单方法。**第2章**介绍了精神健康服务核心技能，这些技能无论是对于精神健康问题评估还是对于精神健康服务来说，都至关重要。**第3章**介绍了对有精神健康问题的人评估的方法，并特别说明了如何区分精神痛苦、精神障碍及精神残疾。最后，**第4章**简要介绍了治疗精神健康问题的一般性方法。

在阅读本手册的其他部分之前，请读者们至少把第1部分先阅读一遍，因为后面的许多内容都要求读者对精神健康问题的类型及一般的问诊技巧、评估方法和治疗原则有所了解。

1 精神健康问题介绍

1.1 精神健康、精神痛苦、精神障碍与精神残疾

健康不仅包括躯体健康，也包括精神健康。精神健康包括很多内容，例如，能够清晰地思考；能够解决生活中的各种困难；对于自己的生活感到满意；与朋友、同事和家人的关系和睦；能够保持心情舒畅，这都是精神健康的表现。

虽然我们经常分开谈论精神健康和躯体健康，但它们其实是一体两面。精神健康与躯体健康有许多相似的地方，只不过呈现出许多不同的面貌而已。精神健康与躯体健康，其中任何一个受到影响，另一个也会受到影响。虽然精神和躯体好像是两个独立的部分，但它们其实紧密相连。

身体会生病，精神同样也会。当精神生病的时候，人们就会出现精神健康问题。精神健康问题的定义是：

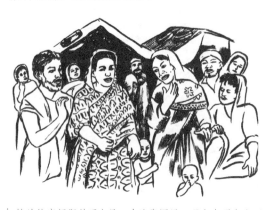

精神健康问题并不少见。在这张图里，至少有两个人可能会在其人生的某个阶段出现精神健康问题

一系列可能影响到人们的情绪、思维或行为，且不符合其文化观念或性格，并对其个人或家庭生活造成负面影响的问题。

然而，上述定义忽视了有关精神健康问题的一个重要事实，即不同精神健康问题在严重程度上存在很大差别。这会影响人们所需要的帮助，以及精神健康问题的长期结局。在这本手册中，我们将精神健康问题分为以下三种类型。

● **精神痛苦**　精神痛苦是最常见的精神健康问题，以一系列不同的主诉（如伤心、担忧、紧张或愤怒）为主要特征，通常持续时间较短，是人们对生活事件（如亲人离世）的反应。

● **精神障碍**　精神障碍是相对严重但较为少见的精神健康问题，表现为一组更为明确的症状，这些症状可以通过医学诊断的形式加以分类，精神障碍比精神痛苦持续时间更长，且未必与生活事件有关，也未必可由生活事件所解释。

● **精神残疾**　精神残疾是最为严重且最为少见的精神健康问题，表现为日常功能（如人际沟通能力）的持久损伤，这种损害可能自出生或童年早期就已存在，也可能是由后天的精神障碍所导致。

多数情况下，如果某些症状找不到明显的器质性原因，那么就可以怀疑是否存在精神健康问题。随着知识的进步，我们慢慢发现，某些精神健康问题（特别是精神

障碍和精神残疾）可能存在大脑的器质性损伤。在这本手册中，我们也会谈到癫痫、发育障碍（患者自出生或童年早期就存在的学习障碍），以及痴呆（患者——特别是年龄60岁以上的患者——逐渐丧失记忆的问题），这些神经科疾病有着明显的脑功能障碍，但它们与精神健康问题也有着密切联系，所以在这本手册里我们也会一并讨论。

这本手册讨论了以下四个要点的内容。

（1）精神健康问题的严重程度不一。大多数精神健康问题都只达到精神痛苦的程度，但不排除有些精神健康问题会表现为精神障碍，少部分甚至会导致终身的精神残疾。

（2）大多数人都认为，精神健康问题与破坏性有关，如暴力、激越或性行为不当。然而，绝大多数有精神健康问题的人看起来都和常人无异。常见精神健康问题通常表现为躯体不适，如找不到任何器质性原因的疼痛、疲劳、性功能问题和酗酒。

（3）精神健康问题可能会出现在我们人生的每个阶段，从童年早期到老年期。绝大多数精神健康问题的发病年龄都早于25岁。患者越早得到帮助，康复的可能性就越大。

（4）我们在理解精神健康问题的病因及治疗精神健康问题方面已经取得了实足的进步。绝大多数治疗手段都可由全科医疗工作者或社区健康工作者提供，但在理想情况下，所有这些治疗手段都应由团队提供，这个团队应该包括患者及其家属，也应该包括一名医生或一名护士，如果有可能的话，还应该包括一名精神健康专业人士。

1.2 为什么健康工作者需要关注精神健康问题？

健康工作者需要关注精神健康问题，这是因为：

● **精神健康问题影响到我们所有人**

如果算上所有的精神障碍和精神残疾，那么至少有1/5的成人会在其人生的某个阶段出现精神健康问题。任何时候，每十人中至少有一人正在经历精神障碍或精神残疾。换言之，如果某个社区有一千人，那么其中至少有一百人可能存在精神障碍或精神残疾，而存在精神痛苦的人则可能更多。也就是说，我们每个人都可能会受到精神健康问题的影响。

● **精神健康问题会导致残疾**　虽然人们普遍认为，精神健康问题不如躯体疾病来得那么"严重"，但精神健康问题有可能导致严重残疾。事实上，全世界因健康问题而导致的残疾，有超过1/4是由精神障碍或精神残疾发展而来的。

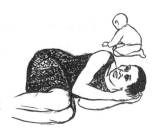

精神健康问题会影响家庭功能或工作能力

● **精神健康问题会导致死亡**　相比没有精神健康问题的人，有精神障碍或精神残疾的人寿命更短。例如，在某些地区，有严重精神障碍的人的寿命比其他人短二三十年。精神健康问题导致死亡的原因有很多，包括自杀、意外事故（如酗酒导致的意外）、不健康的生活方式（如为缓解焦虑而吸烟）。此外，有精神健康问题的人在生病的时候往往只能获得质量更差的医疗服务。

● **精神健康问题会导致其他健康问题**　许多人同时罹患精神健康问题和躯体疾病。在这种情况下，精神健康问题会导致更差的躯体疾病结局。例如，精神健康问题会增加心脏病和艾滋病的死亡风险。精神健康问题还会影响到患者身边的人，例如，抑郁障碍母亲的宝宝在健康、成长和发育方面往往表现更差。

- **精神健康服务匮乏** 大多数国家都严重缺乏精神科专科医生、心理治疗师及其他精神健康专业人士。这些专业工作者的工作主要是照顾那些有严重精神障碍（或"精神病性障碍"）的人，而且往往在大城市的大医院里工作。然而，绝大多数有常见精神健康问题的人并不会去咨询这些专业工作者。因此，全科医疗工作者是诊治常见精神健康问题的理想人选。

- **当今社会瞬息万变** 世界上的许多地方都在经历巨大的经济社会变革。城市高速扩张，经济因素导致大量人口迁徙，收入不平等加剧，世界范围内的冲突不断，这些因素都导致我们的社会结构正在发生变化。这些因素都与人们的精神健康息息相关。

- **精神健康问题会导致污名** 精神健康问题是最让人害怕的健康问题。绝大多数有精神健康问题的人不会承认自己有精神健康问题，这导致他们很少去寻求健康工作者的帮助，即便寻求帮助，也很少会承认精神健康问题是他们寻求帮助的主要原因。有精神健康问题的人往往会遭到来自社区及家人的歧视，也可能得不到健康工作者的同情，这就导致他们只能获得质量更差的医疗服务，并最终导致过早死亡。

- **有一些相对简单且便宜的治疗手段可用于治疗精神健康问题** 诚然，许多精神障碍和精神残疾都无法被治愈，但许

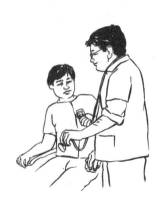

大多数精神健康问题都可得到治疗

多躯体疾病（如艾滋病、癌症、糖尿病、高血压、哮喘和关节炎）也同样无法被治愈。然而，我们仍旧有许多办法可以缓解这些疾病的症状，改善患者的生活质量，这些办法同样可用来帮助有精神健康问题的人及其照料者。

1.3 精神健康问题的症状

诊断精神健康问题几乎完全依赖患者及其家属的描述。精神健康问题的主要诊断方法是对患者进行详细问诊。精神健康问题会表现出某些可以被患者及其身边的人所注意到的症状。这些症状主要分为以下五类。

- **躯体症状** 这些症状主要影响躯体功能，包括疼痛、疲劳和睡眠障碍。请记住，躯体症状可能是精神健康问题最重要甚至是唯一的症状。

- **情绪症状** 这些症状与人的情绪有关，如伤心、担忧、烦躁或恐惧。人们一般都不太愿意公开谈论自己的感受。因此，健康工作者需要特别询问人们的情绪，也可以通过观察他们的面部表情和肢体语言来进行识别。

- **认知症状** 典型的认知症状包括觉得生活毫无价值，觉得有人要伤害自己，或是思维混乱和健忘。就像情绪症状，健康工作者可能需要主动询问患者，才会发现认知症状，但如果你善于观察，也可以通过观察发现这些症状。

- **行为症状** 这些症状与患者的行为有关，包括攻击行为、不愿与人交流或是坐立不安。只要仔细观察，这些症状并不难发现。

- **感知觉症状** 这些症状与患者的感官有关，如看见别人看不见的东西或听见别人听不见的声音（即出现幻觉）。通常情况下，你需要向患者提出相关问题，或是询问患者家属，才能确认这些症状的存在。

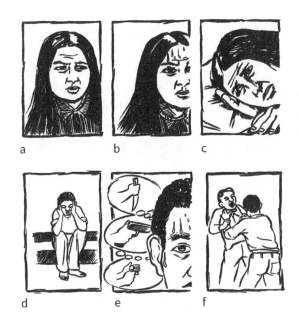

a. 担忧未来：*认知症状*
b. 感到恐惧：*情绪症状*
c. 难以入睡：*躯体症状*

d. 听见别人议论自己：*感知觉症状*
e. 认为自己受到了生命威胁：*认知症状*
f. 攻击他人以自卫：*行为症状*

现实情况下，上述这些症状都是彼此关联的。例如，一名女性可能会对未来感到担忧（认知），因此感到焦虑（情绪），继而出现头痛（躯体）。又例如，一名男性可能听到别人在议论他（感知觉），因此觉得自己会受到伤害（认知），于是出现害怕人的情况（情绪），并出现攻击行为（行为）。接下来，我们会通过这些症状来描述各类精神健康问题。

1.4　精神健康问题的类型

在世界卫生组织（World Health Organization, WHO）对于精神健康问题的国际疾病分类（ICD-10）中，共包含100多种疾病。而在这本手册中，我们将具有相似症状及治疗方法的精神健康问题归在一起，所以分类数量就要少得多。有些精神健康问题可以表现为不同的严重程度，从相对短暂的精神痛苦到较为长期的精神残疾，程度不等，而另外一些精神健康问题则总是表现为长期的精神残疾。

本手册所采用的精神健康问题分类涵盖了：

（1）常见精神障碍（如抑郁、焦虑）。

（2）引发精神健康问题的行为习惯（如酒精滥用、药物使用）。

（3）严重精神障碍（如精神病性障碍、双相障碍、强迫症）。

（4）意识错乱（如谵妄、痴呆）。

（5）儿童精神健康问题。

（6）其他精神健康问题（如癫痫、自我伤害行为）。

在第16章中，你可以找到一张有关精神健康问题诊断的表格，这些诊断都会在本手册中进行讨论。

1.4.1　常见精神障碍

顾名思义，常见精神障碍（common mental disorder）就是最为常见的精神健康问题，它们占社区人群精神健康问题的一半以上。

案例1.1

露西23岁时生下了她的第一个孩子。孩子出生后的头几天，露西感到非常悲伤，内心非常混乱。助产士安慰她说，许多新妈妈都会经历这种情绪困扰，很快就会过去的。助产士建议露西和她丈夫多花点时间互相陪伴，一起照顾孩子，这样她的情绪就会慢慢改善。几天之后，露西的情况果然有所好转，便出院回家了。接下来的一个月，似乎一切都很好。可没过多久，露西就开始感到非常疲倦、虚弱、睡不安稳，即便身体十分疲惫，她还是会在清晨就早早醒来。她的心里满是对自己的负面想法，更让她感到恐惧的是，她甚至对自己的孩子也产生了消极念头。她发现自己渐渐丧失了对家庭责任的兴趣，而露西的丈夫则认为，露西只是懒惰与冷漠，并为此感到颇为恼火。直到后来社区护士上她家做例行的婴儿检查时，露西才被诊断为抑郁障碍。

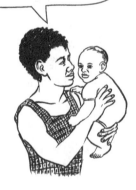

我跟孩子在一起的时候应该感到开心才对啊，可我却总是感到非常疲倦。

案例分析　露西先是出现了"精神痛苦"，虽然在助产士的解释和支持下有所好转，可后来却发展为抑郁障碍（depression，一种"精神障碍"），抑郁障碍有时会出现在产后，也就是所谓的**产后抑郁**。

案例1.2

丽塔今年58岁。她的丈夫去年突然离世，而孩子们长大后也已经离开了家乡，去大城市寻求更好的就业机会。丽

塔在丈夫去世后不久便出现了睡眠不佳和食欲不振的表现。孩子们参加完葬礼离开后，她的情况则进一步恶化，开始出现头痛、背痛、胃痛，以及其他躯体不适症状，于是她去当地的诊所看病。医生告诉她，她的身体并无大碍，但还是给她开了安眠药和维生素。之后，她感觉好多了，这主要是因为她的睡眠质量提高了。然而，两周以后，她又开始出现难以入睡的表现，于是再次去了诊所，这次她拿到了更多的安眠药和维生素。她吃了几个月的药，以致到最后不吃安眠药就无法入睡。

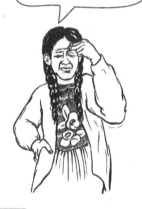

我感到浑身疼痛，而且晚上难以入睡。

案例分析　丽塔因为丈夫离世，而孩子又不在身旁，因此产生了孤独感，并最终出现抑郁障碍（一种"精神障碍"）的"躯体"症状。诊所医生在没有问过她情绪的情况下就给她开了安眠药，导致丽塔对安眠药产生了依赖（dependence，**物质依赖**，另一种"精神障碍"）。

案例1.3

拉维25岁时发生了严重的交通事故。他骑着摩托车，载着自己的好朋友，被一辆公共汽车撞上了。拉维和他的朋

友从摩托车上飞了出去，朋友被公共汽车的车轮碾过，当场死亡。拉维感到沉重的悲痛和震惊，这样几天以后，他开始经历惊恐发作。有次，他在超市购物，突然感到喘不上气来，心脏在急速跳动。他的父亲有心脏病，因此拉维担心自己可能也得了心脏病，这让他感到惴惴不安。医生给他做了检查，结果显示他的心脏并无大碍。拉维还开始做噩梦，那场事故在他的梦里一遍遍地重演。有时，他即便醒着，脑海中也会浮现出那场事故的画面，这让他感到非常恐惧和紧张。他常常辗转难眠，很快他就开始产生轻生念头。

> 有时候，我会感到自己的心跳非常快，就好像自己快要死掉了。

案例分析 拉维患有焦虑障碍，这种精神障碍会在经历创伤性事件后出现，我们也称之为**创伤后应激障碍**（post-traumatic stress disorder，PTSD）。

1.4.1.1 抑郁

抑郁字面上的意思就是情绪低落、悲伤、烦躁或痛苦。几乎每个人在人生的某个时候都会经历这种情绪，要么因为丧失，要么因为失望，要么因为受伤。对于大多数人来说，抑郁都是短暂的，是对生活逆境的某种反应，表现为某种"精神痛苦"状态。但有时，抑郁也会持续很长时间，

通常超过两周，进而对生活开始产生影响。例如，抑郁会导致疲惫，注意力难以集中，对工作或社交失去兴趣，有时甚至会感到人生毫无价值。这种情况下，抑郁就变成了精神障碍（框1.1）。

框 1.1　抑郁的主要表现

情绪：

○ 悲伤、痛苦；
○ 对生活、人际关系、工作或其他活动丧失兴趣；
○ 内疚自责；
○ 暴躁易怒。

躯体：

○ 疲乏无力；
○ 浑身疼痛。

认知：

○ 思虑过多；
○ 难以集中注意力；
○ 对未来感到无望；
○ 难以做决定；
○ 觉得自己比不上别人；
○ 觉得自己死了更好；
○ 有自杀念头和计划。

行为：

○ 睡眠紊乱（通常是睡眠变差，但偶尔会出现睡眠过多）；
○ 食欲不振（但偶尔会出现食欲增加）；
○ 性欲减退；
○ 喜欢独处，不愿社交；
○ 工作上出现问题或直接不再工作。

1.4.1.2 焦虑

人在**焦虑**（anxiety）时会感到恐惧和紧张。焦虑和抑郁一样，是一种正常的情绪。对于大多数人来说，焦虑不过是某种短暂的"痛苦"状态。例如，演员在登台前会感觉心脏怦怦直跳，学生临考时也会心跳加速。有些人长期处于精神紧张状态，总是感到焦虑不安，但这毕竟还是他们能够掌控的。对于另一些人来说，焦虑情绪的产生可能源于此前经历过的可怕事件（如交通事故）。和抑郁一样，焦虑如果持续存在（通常超过两周），并且对生活产生了影响，或是出现了严重症

状，那么就成了一种精神障碍（框1.2）。

框 1.2 焦虑的主要表现

情绪：

○ 感觉有可怕的事情要发生；
○ 感到恐惧。

躯体：

○ 心跳加速（心慌）；
○ 无法呼吸；
○ 眩晕；
○ 浑身颤抖；
○ 头痛；
○ 四肢和面部有针刺感（或蚁走感）。

认知：

○ 过分担心自己的健康状况；
○ 觉得自己快要死去、失控或"发疯"；这些想法通常伴有严重的躯体症状和极度恐惧。

行为：

○ 回避让自己感到害怕的环境，如超市和公共交通；
○ 反复寻求安慰，却仍感到担忧；
○ 睡眠欠佳。

大多数患有常见精神障碍的人都同时有抑郁和焦虑症状。对于健康工作者来说，最大的困难在于，这些症状通常不易察觉，因为抑郁和焦虑经常会表现为躯体症状，进而将患者和健康工作者的注意力吸引过去。因此，患者大多不会认为"情绪"或"思维"症状是困扰他们的主要问题，反而会向健康工作者描述自己的躯体和行为症状（正如我们在丽塔的案例里所看到的）。这有很多原因，例如患者会觉得，如果讲出自身的"情绪"或"思维"症状，他们可能会被贴上"疯子"的标签。不过，通过仔细询问，健康工作者还是可以轻松识别出抑郁和焦虑的"情绪"或"思维"症状。

除了抑郁和焦虑，还有以下四种常见精神障碍，通常表现为某些特定的或不常见的症状。

● **惊恐发作** 惊恐发作（panic attack）是表现为严重惊恐的焦虑，通常会持续数分钟。惊恐发作常突然发生，且伴随强烈的躯体焦虑症状，使人感到恐慌，认为即将发生可怕的事情或自己即将死去。惊恐发作的产生是因为我们在感到惊恐时呼吸频率会加快，从而导致血液化学成分发生变化，诱发躯体症状。

● **恐惧症** 恐惧症（phobia）是指在某些特定环境中才会出现的恐惧，常伴有惊恐发作。这些环境通常为人多拥挤的场所，如超市和公共汽车（如拉维的案例）、小房间或电梯等密闭空间，以及与人会面的社交场合。恐惧症会导致患者想要回避诱发焦虑的环境，严重时他们甚至可能完全不想外出。

● **PTSD** PTSD是一种由可怕经历所导致的精神障碍，这些经历包括战争、遇害或严重的交通事故，其特点是出现焦虑、恐惧和惊恐症状，患者会反复回想起这些可怕经历。

● **医学无法解释的躯体症状** 虽然所有的常见精神障碍都与躯体症状密切相关，但有些可能仅仅表现为躯体症状，从而难以与其他躯体疾病相区分，典型例子有慢性疲劳或头痛。

在第7章和第8章中，我们将进一步讨论抑郁和焦虑的主要表现及应对方法。

1.4.2 引发精神健康问题的行为习惯

1.4.2.1 酒精滥用

案例1.4

迈克尔今年44岁，由于各种躯体不适，他从几个月前开始经常去诊所看病。他的主诉是睡眠不好，早晨经常感觉不舒服（如经常呕吐），总感觉身体不太舒服。有一天，他胃部烧灼样疼痛明显，遂至诊所就诊。但是，一般的抑酸药效果不好，于是医生给迈克尔开了许多止痛和帮助胃溃疡愈合的药物。迈克尔准备离开诊所的时候，医生发现他大汗淋漓，并且双手发抖。医生问他是否还有哪里不舒服，迈克尔坐下便哭了起来。他说他过去的几个月里一直在饮酒，而且喝得越来越凶，想通过这种方式来排解工作压力。可如今，饮酒却成了困扰他的很大的一个问题，不到几个小时他就忍不住要喝上一杯。

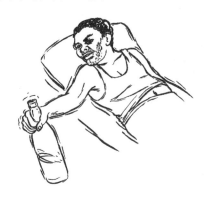

案例分析 迈克尔对酒精产生了依赖（一种精神障碍）。他的许多不适症状都来自酒精的直接影响，部分症状是由戒断反应（不饮酒时出现的身体反应）所导致的。

饮酒是一种常见的会导致精神健康问题的习惯（框1.3）。多数人饮酒后都不会危害到他们的健康，但有些人（如迈克尔）则因为饮酒过量而出现了问题，饮酒会给他们的社会、精神和躯体健康都带来影响。如果某个人因为躯体不适或对酒精（或药物）产生了强烈渴求（"戒断综合征"）而无法停止饮酒，那么就可以说这个人对酒精（或药物）产生了依赖。依赖问题会给个人及其家庭带来极大的危害，并最终危害到整个社区。例如，酒精依赖不仅会危害到酗酒者的身体健康，还会导致婚姻问题、家庭暴力、斗殴、道路交通事故、贫困及自杀。大多数人都不会因为饮酒问题而寻求医疗帮助。因此，健

康工作者必须记得询问患者的饮酒习惯，尤其是在发现患者的症状可能与饮酒有关的时候。

框 1.3　酒精依赖的主要表现

躯体：

- 胃部疾病（如胃溃疡）；
- 肝病和黄疸；
- 呕血；
- 呕吐或恶心（尤其是在早上）；
- 身体颤抖（尤其是在早上）；
- 意外事故和外伤；
- 戒断反应，如癫痫、大汗、意识错乱。

行为：

- 饮酒是第一要务；
- 喝烈性酒；
- 需要摄入更多酒精以获得相同的快感；
- 睡眠问题；
- 酒后斗殴或产生暴力倾向；
- 危险驾驶；
- 晨起以后饮酒以缓解躯体不适；
- 旷工或逃学。

认知：

- 对于酒精的强烈渴求；
- 总想再喝一杯；
- 产生自杀念头。

情绪：

- 感到无助和失控；
- 对饮酒行为感到内疚；
- 当他人问起饮酒问题时感到愤怒。

1.4.2.2　药物使用

案例1.5

法莱今年18岁，是一名勤奋踏实的普通高中生。但是最近，法莱妈妈注意到法莱每天都很晚才回家，学业成绩不断下降，钱也越花越多。上周，法莱妈妈发现自己钱包里的钱少了一部分，她担心有可能是法莱偷的。她还发现，法莱与他的老朋友及家人待在一起的时间变少了，似乎正在同一群新朋友有所往来，而这些新朋友是他从未向父母介绍过的。法莱妈妈曾经建议他去做做心理

咨询，但法莱拒绝了。后来，她向一名健康工作者提到了儿子的情况，该健康工作者遂决定去法莱家看看。起初，法莱不愿同他交流，但随着对健康工作者的信任逐渐加深，他开始承认自己正在吸食海洛因，而且已经好几个月了，现在已经"上瘾"。他曾多次尝试戒毒，但每次他都觉得自己快受不了了，就只好放弃。法莱说自己需要帮助，但并不知道该如何是好。

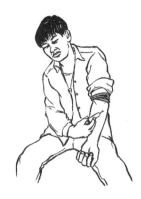

案例分析　法莱已经出现了对海洛因的依赖（一种精神障碍），这种依赖性影响到了他的学校表现，他与吸毒的朋友待在一起，还偷了妈妈的钱来购买毒品。

药物使用问题的表现多种多样，具体取决于使用何种药物（框1.4）。引发精神健康问题的最常见药物为：大麻、阿片及相关毒品［如海洛因、可卡因、甲基苯丙胺（"冰毒"）、安眠药］。大麻主要是因为会影响躯体健康而被认为有害。然而，如果年轻人吸食非常强烈的大麻品种，也会增加精神病性障碍的风险。阿片及相关毒品很快就会让人产生依赖，因此十分危险，而且它们通常是注射使用的，所以会导致严重的躯体健康问题（如艾滋病）。安眠药之所以值得关注，是因为它们在医疗保健机构里被广泛使用。安眠药依赖往往是因

为安眠药用错了地方（如用于治疗常见精神健康问题）或用药时间过长（如案例1.2中丽塔的例子）。

> ## 框1.4　物质依赖的主要表现
>
> **躯体：**
> - 呼吸问题（如哮喘）；
> - 注射药物的人会出现皮肤感染、感染艾滋病；
> - 如果未服药，会出现戒断反应（恶心、焦虑、颤抖、腹泻、胃痉挛、大汗）。
>
> **行为：**
> - 睡眠问题；
> - 易怒（即变得脾气暴躁）；
> - 偷钱买药；
> - 和警察发生冲突；
> - 无法履行日常职责和义务。
>
> **认知：**
> - 强烈的服药欲望；
> - 总想再服药；
> - 自杀念头。
>
> **情绪：**
> - 感到无助和失控；
> - 对服用药物感到内疚；
> - 难过沮丧。

最为常见的会引发精神健康问题的习惯是**烟草使用**。在所有地方，烟草使用都是导致躯体健康问题的主要原因。任何形式的烟草使用，哪怕只是每天抽一支烟或嚼一次烟草，都可能危害人体健康。

最后一种习惯问题是**赌博**。赌博与烟草或毒品不同，它并不是某种"物质"。但是，赌博"依赖"的症状和其他物质依赖很像。

参见第9章以了解如何识别并帮助有不良习惯问题的人。

1.4.3　严重精神障碍

严重精神障碍是精神健康问题中最严重的类型，该类型很罕见，每100人中只有约1人会受此影响。严重精神障碍通常发现于一个人的青年时期（18～25岁），表现为某些特定的行为和思维症状。有这些

精神障碍的人一般会被认为是"古怪"或"奇怪"的，而这些精神障碍也恰恰最容易被人们与"精神健康问题"相联系。精神科医院里的绝大多数患者罹患的都是精神病性障碍。

这类精神障碍主要包括两种：精神病性障碍［如长期发作，则被称为精神分裂症（schizophrenia）］和双相障碍［bipolar disorder，也被称为躁郁症（manic-depressive disorder）］。

1.4.3.1 精神病性障碍

案例1.6

伊斯梅尔是一名21岁的在校大学生，因为突然变得沉默寡言并把自己锁在房间里，而被父母带到了诊所。伊斯梅尔一度是个好学生，但最近的几次考试却不及格。据他母亲说，伊斯梅尔常常盯着空白地方一看就是几个小时。有时候，他会喃喃自语，就好像在对着一个想象中的人说话。于是，伊斯梅尔不得不被强行带去诊所。一开始，他不愿和护士说话。过了一阵子，他开始承认，他认为父母和邻居在密谋杀害他，还有一些恶魔在干扰他的意识。他说，他能听见邻居在议论他，并在他门外说下流话。他觉得自己好像着了魔，被什么东西控制住了，并且认为他不应该来诊所，因为自己没病。

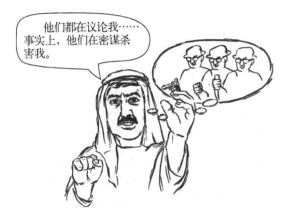

他们都在议论我……事实上，他们在密谋杀害我。

案例分析 伊斯梅尔患有精神病性障碍，并且有可能会慢性化，这让他会听见某些并不存在的声音，看见某些并不存在的东西。

患有**精神病性障碍**的人很可能会变得具有攻击性或沉默寡言（框1.5）。患者可能会词不达意，并自言自语。他们会疑神疑鬼，觉得有什么异常的东西干扰了他们的思维。他们可能会出现幻觉，例如听见别人听不到的声音。不幸的是，有些患者往往意识不到自己生了病，因而拒绝主动寻求治疗。精神病性障碍可能会持续数月至数年，因而需要长期治疗。由于精神病性障碍患者常常表现出怪异行为，所以他们往往会让家庭和社区成员感到担心，并导致患者受冷落或歧视。有些患者甚至会被拴上链条或被捆绑起来，以便控制其

框1.5 精神病性障碍的主要表现

行为：

- 回避日常活动；
- 焦躁不安，来回踱步；
- 攻击行为；
- 怪异行为（如囤积垃圾）；
- 不注意自我照顾与个人卫生；
- 答非所问；
- 自言自语；
- 词不达意；
- 举止反常（如长时间以同一姿势站立、仪式性的行为）。

情绪：

- 对日常活动缺乏兴趣和动力；
- 害怕被伤害；
- 感到生气且易怒。

认知：

- 难以清晰思考；
- 有奇怪的想法（例如认为有人要害自己或自己的意识被外在力量所操控），这些想法也称作妄想。

感知觉（幻觉）：

- 听见有人议论自己，且通常是不好的言论；
- 看见别人看不见的东西。

异常行为。长期罹患精神病性障碍往往会导致严重残疾，也会给家庭成员带来负面影响。

1.4.3.2　双相障碍

案例 1.7

玛利亚是一名 31 岁的女性，因过去 2 周行为异常而被丈夫带去诊所。她最近睡眠时间大大减少，还总是跑东跑西。玛利亚不再像以前那样把家里和孩子照看得井井有条。她话开始变多，还总是说一些不切实际、夸大其词的东西。例如，她最近常说自己能治愈他人，而且出身富贵家庭（尽管其丈夫只是一名工厂工人）。她最近还开始在衣服和化妆品上大肆消费，这对她来说很反常。当丈夫试着带玛利亚去诊所时，她变得十分生气，并试图打自己的丈夫。最终，他不得不寻求邻居帮助，将玛利亚送至诊所。

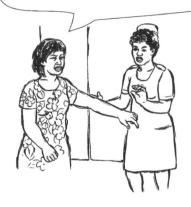

你知道我是谁吗？我很有钱。你怎么可以把我带到这种诊所？我才没病呢！

案例分析　玛利亚正在罹患一种叫作躁狂的严重精神障碍，它与双相障碍有关。躁狂会使她认为自己很了不起，并且在丈夫尝试带她去诊所时变得暴躁易怒。

双相障碍这种精神障碍与情绪的两个"极端"有关，也就是情绪"高涨"（或躁狂）和情绪"低落"（或抑郁）。双相障碍通常出现于成年早期，大多数案例往往在发过一段时期的躁狂（框 1.6）之后，才会引起健康工作者注意。双相障碍抑郁相的表现和抑郁障碍（参见 1.4.1.1）相似，只是前者往往更严重。双相障碍的一个典型特征是阵发性，也就是说，患者有时候会表现得完全正常，哪怕他们不在接受治疗。这是与慢性精神病性障碍很不同的一个地方，后者如果缺乏药物治疗，很多患者都会再次发病或出现残疾。

框 1.6　躁狂的主要表现

情绪：

- 自视甚高；
- 没来由地感到开心；
- 易怒。

行为：

- 说话快且大声；
- 行为鲁莽（如性方面过度活跃、过度消费）；
- 无法放松或静坐；
- 睡眠减少；
- 想做许多事，但一件也无法完成。

认知：

- 认为自己有特殊能力或身份特别；
- 认为有人想害自己；
- 完全否认自己有问题。

感知觉：

- 听见别人听不见的声音，通常这些声音在告诉他，他非常伟大，能成就一番大事。

1.4.3.3　强迫症

另一类可能发展为严重精神障碍的精神健康问题是**强迫症**（obsessive-compulsive disorder，OCD）。强迫症具体表现为患者反复产生某些想法［强迫思维（obsession）］或反复做某些事情［强迫行为（compulsion）］，哪怕他们知道这些想法或行为毫无必要，甚至显得很愚蠢，他们想停止这些想法或行为，又无能为力。强迫思维和强迫行为可能会发展到非常频繁的程度，进而浪费患者大量的个人时间，影响其注意力，最终导致抑郁。

关于如何应对严重精神障碍，请参见第7章。

1.4.4 意识错乱

意识错乱的主要特征是患者神志不清，例如，他们无法辨别周围环境，或记不住简单的事情。

1.4.4.1 谵妄

谵妄（delirium）的症状有些类似于精神病性障碍、躁狂或痴呆（框1.7），区别在于谵妄通常是突然发作或快速进展，并且可以找到器质性原因。

案例1.8

李是一名48岁的男性，他突然开始表现异常。三天前，他变得焦躁不安，开始说胡话，并做出一些不雅之举，在大庭广众下脱光了衣服。之前，他并没有任何精神健康问题。唯一的病史是，他有几天持续发热、头疼，在此之后就出现了异常行为。当他被带往诊所时，他显得很困惑，不知道自己在哪里，也不知道是哪一天。他可以看见一些别人看不见的东西，也无法清晰地回答医护人员的问题，与此同时，他还发着高烧。

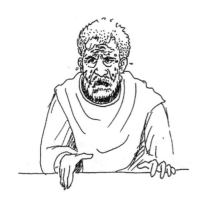

案例分析 李存在谵妄的表现，这是由某种躯体疾病所导致的，对他来说是患了脑部感染（疟疾）。

框1.7 谵妄的主要表现
◦ 意识错乱：不知道时间或日期，也不知道自己身在何处或旁人是谁；
◦ 发热、过度流汗、脉率加快及其他体征；
◦ 症状波动较大，有时相当稳定，有时则症状加重；
◦ 变得社交退缩、神情淡漠；
◦ 夜间更为严重；
◦ 坐立不安、有攻击性；
◦ 看见别人看不见的东西；
◦ 听见别人听不见的声音；
◦ 说法缺乏逻辑；
◦ 出现恐惧情绪，或情绪快速波动（从哭到笑）；
◦ 睡眠节律紊乱，如夜间反复醒来。

1.4.4.2 痴呆

痴呆（dementia）在老年人中比较常见，但年轻人也可能出现，例如慢性HIV感染者。痴呆通常会导致非常严重的残疾，而患者家属因为不得不在家照看病患，也会受到负面影响（框1.8）。

案例1.9

拉曼是一名70岁的退休邮递员，和他的儿子、儿媳生活在一起。他的妻子10年前去世了。过去几年中，拉曼变得越来越健忘，而他的家人以为他只是"年纪大了"。但拉曼的健忘日益严重，直到有一天在家附近忘记了回家的路。他还开始忘记家人的名字，包括他孙子、

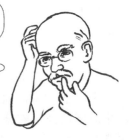

我好像记不起事情了。我甚至不记得今天是哪一天，还有早饭吃了什么。

孙女的名字。他的行为也开始变得不可预测。有时候，他会突然变得暴躁易怒，大发雷霆。有时候，他又会静坐数小时，一言不发。拉曼的身体状况也开始出现恶化。有一天，他突然出现了癫痫发作。他儿子把他带到医院做了CT检查，发现拉曼的大脑已经出现萎缩。

案例分析　拉曼患上了一种老年人常见的脑部疾病——痴呆，这种精神障碍最初的表现是健忘，随着病情进展，则最终会导致精神行为问题。

框 1.8　痴呆的主要表现

- 通常在60岁后发生；
- 健忘，如忘记朋友的名字，或是否已经吃过早饭；
- 离家走失；
- 在熟悉的地方（如家附近）迷路；
- 变得易怒，容易发怒；
- 难以跟上别人的对话；
- 不知道今天的日期或自己身在何处；
- 说话没有分寸或缺乏逻辑；
- 无法完成日常活动，如穿衣、吃饭。

关于痴呆的问题会在7.8中进一步讨论，而在第4部分中，我们则会讨论如何将精神健康服务纳入医疗保健服务。

1.4.5　儿童精神健康问题

儿童精神健康问题可分为两大类。第一类是发育障碍（developmental disorder），这类疾病有时可能持续终身。发育障碍是一个非常大的类别，在本手册中只讨论其中几个小类。

智力障碍（intellectual disability），过去也被叫作精神发育迟滞（mental retardation），是指儿童大脑发育相对较慢或滞后，也因此导致儿童心智功能发育相对较慢或滞后（框1.9），智力障碍通常在童年早期甚至在出生时就已经初露端倪。**孤独症**（autism）通常自3岁起就会出现明显症状，出现沟

通问题，如孩子和其他人说话或互动的方式出现问题，许多孤独症儿童也会出现智力障碍。**特定学习障碍**（specific learning disability）通常要等到儿童上学后才会发现，通常表现为特定学科（如语文或数学）的成绩较差或学习困难。

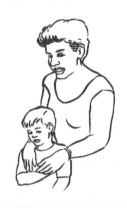

框 1.9　智力障碍的主要表现

- 儿童发育的里程碑事件（如独坐、走路和说话）延迟出现；
- 学校表现差，尤其是学习出现困难并反复出错；
- 难以与他人（尤其是与同龄儿童）进行互动；
- 青少年会出现不恰当的性行为；
- 成人日常活动（如做饭、财务、求职和工作）中会出现各种问题。

智力障碍对儿童日常生活的影响因其严重程度不同而大相径庭。例如，轻度智力障碍的儿童可能只在学业上稍有困难，而严重智力障碍的儿童可能连最简单的日常活动（如进食）都无法自理。程度较轻的患者也许在成年后能够独自生活，并从事特定种类的工作；而严重者则几乎离不开密切的监护和照料。发育障碍儿童的家长通常会因为患儿生活不善自理、在校学习困难或表现出行为问题（如攻击性）等原因而寻求医护人员或教师的帮助。（关于如何帮助智力障碍儿童，请参见11.1；关于如何预防智力障碍的某些病因，请参见第4部分。）

第二类儿童精神健康问题是**精神痛苦和精神障碍**，这类问题通常会随着患儿接受了有效治疗或长大了而逐渐消失，因此

不会持续很长时间。尽管如此，如果缺乏必要治疗，某些精神障碍还是会持续很长时间，并对儿童的一生造成影响。这些精神障碍包括：

- **多动症（hyperactivity disorder）** 儿童过于活跃（参见11.4）。
- **品行障碍（conduct disorder）** 儿童举止不当（参见11.6）。
- **尿床（bed-wetting）** 儿童在不应该遗尿的年纪仍然遗尿（参见11.7）。
- **抑郁** 青少年表现得悲伤、闷闷不乐（参见11.8）。

还有一个影响儿童精神健康的因素也很重要，那就是儿童虐待。受到虐待的儿童不仅更易罹患精神健康问题（哪怕是已经进入成年期），而且他们的躯体健康也会面临更大隐患（更多信息请参见第11章）。

最后，许多发育障碍儿童也很容易罹患精神障碍，接受和其他儿童同样的治疗，能使他们同样受益（更多信息请参见第11章）。

1.4.6 其他精神健康问题

在本手册中，我们还会讨论另外两种精神健康问题：癫痫和自我伤害行为。**癫痫（epilepsy）**是大脑的器质性疾病，表现为不同种类的癫痫发作。许多癫痫患者也同时患有精神障碍，他们往往遭受歧视，并会被送至精神健康服务机构（参见7.10）。**自我伤害行为**，即伤害自己的行为，本身并不是"精神障碍"，而是一系列精神健康问题的结果，尤其是那些因严重的生活困难而导致的精神痛苦，以及抑郁、酒精滥用和精神病性障碍等精神障碍。自杀是有精神健康问题的人最主要的死亡原因（参见7.6）。

最后，我们需要强调一点：本手册涉及的精神健康问题虽然涵盖了社区精神健康问题的90%以上，但并非全部。有些精神健康问题超出了本手册的讨论范围，要么因为这些精神健康问题在世界上的绝大多数地方都很罕见，要么因为这些精神健康问题需要精神科专科介入，故在本手册中不做展开。

1.5 精神健康问题的原因

在许多文化中，人们往往会同时诉诸现代医学和传统文化去解释并理解精神健康问题的原因。传统文化对于精神健康问题的解释通常会和灵性或超自然力量（如巫术和恶魔）联系在一起。作为健康工作者，你应该知道在自己文化中存在着哪些信仰。同时，你也应该深谙现代医学理论，并以此向患者解释精神健康问题。请记住以下这些可能会引起精神健康问题的主要因素。

- **压力事件** 人生充满了各种经历和事件。有些事件尽管本身是积极的（如结婚），但也可能会让人感到担忧和压力。大多数人会学着处理好这些事情，继续生活。但有时候，这些事件可能会导致精神痛苦，甚至对有些人来说，还会导致精神障碍。会引起巨大精神痛苦的事件包括但不限于：突如其来的或长期的失业、家人的分离或去世、经济压力（如负债）、孤

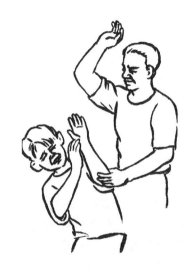

独、不孕不育、婚姻纠纷，以及遭受暴力。

- **童年不幸** 幼年时受到暴力对待或情感忽视的人，更有可能在童年及成年后面临精神健康问题。
- **大脑疾病** 一些疾病（如神经系统感染、艾滋病、头颅外伤和卒中）会导致癫痫、痴呆等精神健康问题。大多数精神健康问题都还没找到明确的大脑器质性病变，但有证据表明许多精神健康问题都和大脑的功能性改变相关。
- **遗传或基因** 对于部分精神障碍和精神残疾来说，遗传因素都非常重要。但是，即便父母患有精神障碍或精神残疾，子女罹患相同疾病的可能性也还是微乎其微。因为正如糖尿病、心脏病等躯体疾病一样，在遗传因素之外，环境因素在疾病发生发展过程中也起到了重要作用。

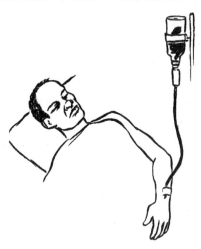

- **躯体疾病或药物** 躯体疾病（如肾衰）和某些特定药物（如某些降压药）有时也会引起精神健康问题。

所有这些因素都说明了人们为什么会罹患精神健康问题，却没有说明为什么某些特定人群更容易罹患精神健康问题。这些人群包括：女性，战争或灾区难民，因种族、宗教信仰或性取向而受排斥的人群、社会边缘人群。这些人群都更易受到精神健康问题的困扰。这些更广大的社会议题

将在第4部分得到进一步讨论。对于健康工作者来说，重要的是意识到社会因素会导致某些人群更容易罹患精神健康问题。比方说，女性通常更易遭受家暴，这就解释了为什么她们更可能出现某些常见精神健康问题。

1.6 文化与精神健康问题

精神健康问题和文化因素也是息息相关的，文化对于精神健康的影响体现在许多方面。

- **什么是精神健康问题** 不同文化对于什么是精神健康问题（精神痛苦、精神障碍或精神残疾）的认识有所不同。严重精神障碍患者（如精神病性障碍和躁狂症）最常被人们说成"不正常"，虽然人们可能会认为他们是"脑子出了问题"，而非精神健康问题。另一方面，常见精神障碍（如抑郁和焦虑）以及像酒精和物质依赖这样的问题，却很少被人们当作精神健康问题。虽然健康工作者了解这些精神健康问题，但他们在与患者沟通的时候要避免使用某些带有偏见或污名的标签。相反，他们应该换用某种更加适合当地情况的语言，向患者解释其症状及诊断，使其在文化上更易被患者接受。（关于初级保健诊所中常见的精神健康问题，请参见第4部分）
- **有关情绪痛苦的用词** 不同语言对于人类情绪和疾病的描述不尽相同。以"抑郁"一词为例，这个词指的是悲伤难过，它既可用于描述某种感受（"我感到很抑郁"），也可用来描述某种精神健康问题（"这个人有抑郁障碍"）。然而，在某些语言中，虽然有相应词汇可用于描述悲伤难过的感受，却没有专门词汇可用于描述作为精神健康问题的抑郁障碍。因此，我们需要尽可能了解，在当地语言中用来描述作为感受的抑郁和作为健康问题的抑郁

的用词分别是什么。例如，在有些文化中，"想太多"这种说法说的其实就是医学意义上的抑郁障碍或焦虑障碍。有时候，我们可能需要组合出一些短语才能够描述作为精神障碍的抑郁。本手册最后的术语表（参见第17章）提供了各种精神健康问题及其症状的术语，每个术语旁还留有空白，读者可根据需要写下相应的母语表达。

- **关于巫术与恶魔的信仰** 在许多社会中，人们都相信他们的精神健康问题是由巫术、恶魔或其他超自然力量所导致的。挑战这些信仰没什么特别大的意义，毕竟这些信仰往往是被整个社会所认可的。强行去质疑或挑战这些信仰，只会让人们感觉不适。相反，最好试着去理解这些信仰，并用通俗的语言向人们解释其背后的医学理论。

- **神父、先知和精神科专科医生：当人们处在痛苦中时，他们会怎么做** 患者往往会寻求各种替代疗法，从宗教人士或传统医学那里寻求帮助，例如，顺势疗法、传统中医、萨满、神父、牧师、先知，这背后有若干原因。首先，健康工作者无法解决所有的健康问题，尤其是精神健康问题。其次，精神健康问题的许多症状都和心灵或社会因素息息相关，因此人们会倾向于寻找这两方面的帮助。有时，传统医学可能比现代医学起效更快，但与此同时，某些传统治疗却可能会使病情进一步恶化，延误正规治疗，甚至导致人权侵犯等问题。

- **心理治疗** 在许多西方社会中，用于解决精神健康问题的心理治疗技术都是建立在某些根植于其社会文化的心理学理论中的。这些理论对于许多非西方社会来说还比较陌生，但这并不意味着这些技术没有任何用处。事实上，已有大量证据表明，哪怕这些心理治疗技术经过了文化调适，其基本原理在不同文化中都是一致的，而且同样有效。这里的调适主要是纳入某些与本土文化相适应的应对策略和资源。本手册介绍了几种心理治疗策略，这些策略适用于许多精神健康问题（参见第5章）。

1.7 精神健康问题患者的经历

案例1.10
一名患有惊恐发作和恐惧症的24岁女性

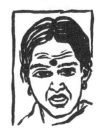

"第一次发作的时候特别吓人。当时我坐在公共汽车上，突然间心跳加快，我以为自己心脏病发作了。我觉得呼吸困难，感觉好像有蚂蚁在手上、脚上爬。我的心脏越跳越快，身体发热，全身都在颤抖。我想要下车，但车开得很快，我开始觉得自己喘不上气来。当时，我心里最害怕的就是自己可能要崩溃或疯掉。等到公共汽车终于停靠在站台上，我赶忙下了车，

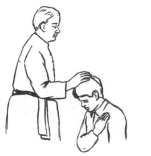
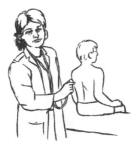
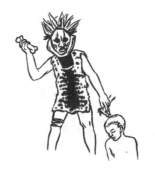

精神障碍患者会从不同渠道寻求帮助

尽管当时离家还很远。自那以后，我再也不敢乘坐公共汽车……想到坐车，我就恶心。过去2年，由于这份恐惧，我基本闭门不出，现在几乎都没什么朋友了，也没社交生活……我不知道该怎么办，也不敢去看精神科专科医生……毕竟，我并没有发疯。"

案例1.11
一名患有慢性精神病性障碍的23岁男性

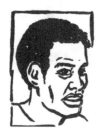

"17岁的时候，我第一次听到一些声音。一开始，我并不确定这些声音到底是存在于我脑海中的，还是真实存在的。但后来，我开始听见有陌生人议论我，说一些不堪入耳的话。有一次，我听见一个声音叫我跳到井里去，好几天我都站在井边，觉得应该听从那个声音的指示。我还感到自己的想法正在被收音机控制。有时候，我深信自己的食物被人下了毒，还有歹徒会冲出来杀害我。我总是怒气冲冲，直到有一天失控后打了邻居，才被送到医院。"

案例1.12
一名患有抑郁障碍的43岁女性

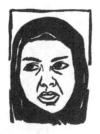

"抑郁障碍是一点一点进展的，但在我意识到自己有抑郁障碍之前，我就已经感到生无可恋了，甚至连孩子和家庭都无法使我感到快乐。我总是觉得很疲惫，可是又无法入睡。我常常凌晨两三点醒过来，辗转反侧。我对自己一度很喜爱的食物也失去了胃口，体重开始下降。我甚至对阅读也失去了兴趣，因为感觉自己注意力难以集中。我感到头疼，觉得自己很糟糕，成了家庭的负担……更糟的是，对于自己所经历的这一切，我感到相当尴尬和窘迫，我不想告诉任何人……我的婆婆说我变懒了。直到有一次我想要结束生命，但又十分害怕，那时我才向我丈夫开了口……那已经是在我感到不适两个月之后了。"

案例1.13
一名患有躁狂症的38岁男性

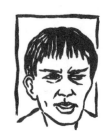

"我一度觉得自己精力旺盛，甚至都不用睡觉。事实上，那段时间我确实不怎么睡觉。我总是带着各种日程和计划东奔西跑，但并没有真正完成任何事。如果有人想阻止我，我会大发雷霆。有一次，我因为自己疯狂的方案和一位商业伙伴大吵了一架。但在兴头上，我根本意识不到自己错得有多离谱。有时候，我甚至觉得自己有超能力，可以治愈别人。这病最糟糕的一点是我花了太多钱，一度搞得自己倾家荡产。"

案例1.14
一名患有痴呆的68岁男性

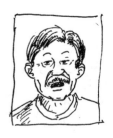

"我不知道发生了什么……我好像总是很健忘。有一天，妻子给我端来早茶，一瞬间我想不起她是谁。还有一次，我从市集往家走，尽管就在自己村子里，却突然意识不到自己在哪儿。我一直以为是自己年纪大了，才会有点心不在焉，但这显然是已经有些过头了……我父亲就是在失忆若干年后去世的，现在想来有些害怕，我担心自己也会有同样的问题……"

案例1.15
一名存在酗酒问题的44岁男性

"我的问题在我工作的时候就开始了。当时，我频频请病假。我时常觉得

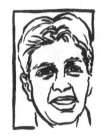

自己胃部不适，最近还出现了黄疸。直到那时，我才开始担心自己的饮酒问题。最可怕的是，我早上醒来总感觉很糟，好像必须要喝一杯酒才能开启全新的一天。最近，我甚至开始午饭前就要饮酒。我不知道自己究竟喝了多少，但感觉总是喝不够……"

第1章总结
关于精神健康问题的重点

- 根据精神健康问题的持续时间、严重程度和影响不同，精神健康问题可大致分为精神痛苦、精神障碍和精神残疾。
- 精神健康问题很普遍，通常与社会弱势地位有关，会导致重大残疾和过早死亡，并对患者家属的身心健康也产生负面影响。
- 社区或全科医疗机构中最普遍的精神健康问题是常见精神障碍及酒精滥用相关障碍。但是，许多人（甚至包括许多健康工作者）都并未意识到这些疾病属于精神障碍。
- 精神病性障碍和双相障碍是社会大众和健康工作者最可能辨认出的"精神障碍"，因为患者往往会表现出异常行为。
- 压力事件、大脑的功能性改变，以及遗传因素是导致精神健康问题的主要原因。
- 有些人认为，精神健康问题是灵魂或超自然力量所导致的。健康工作者不应该去挑战这些信仰，而应该尝试为他们提供现代医学的解释。

（译者：杨颜彦、吴佳潞）

笔记

2 精神健康服务核心技能

为了给有精神健康问题的人进行正确的评估，并为其提供最有效的治疗，你需要掌握一些核心技能。这些技能对于大多数健康工作者来说并不陌生。而且，不管你接手的是什么患者，这些技能都能帮到你。在精神健康服务中，这些核心技能尤其占据着重要地位。并非每位健康工作者都天生具备这些技能，但只要经过练习，你都可以掌握它们。

2.1 接诊有精神健康问题的人时所需的核心技能——沟通技能

我们无法通过听诊器或实验室检查来发现精神健康问题，而是要依赖我们的沟通和观察技能。对不同的人，你可能需要采用不同的方法，因此需要灵活处理，交流方式也需要因人而异。即便如此，有些沟通技能是通用的。

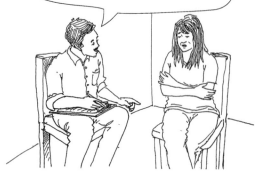

你好，我叫杰罗姆，是一名护士，我会问你一些有关你健康状况的问题。

传递尊重感，保护自尊心

对每一个人都表示出尊重，这一点至关重要。即便是有严重行为紊乱或认知功能缺陷的人，也能意识到你是否尊重他们。任何时候都要努力与患者直接交谈。你要介绍自己，解释你正在做什么，以及接下来会发生什么。如果你需要向家属或其他陪同人员提问，也应事先向患者做出说明。

由于有精神健康问题的人常遭到污名化，因此他们总是得不到重视，也不一定能受到尊重。因此，明确地告诉他们，你会像尊重其他人一样尊重他们，这一点非常重要。

待人温暖，给予鼓励，有同理心

自在地谈论自己的精神健康问题以及所面对的困境，并非易事。一个鼓励的微笑和一个友善的态度，能够给予他们信心，让他们愿意敞开心扉谈论自己的问题。所谓"同理心"，就是换位思考，设身处地想想他们的感受。

不要评判

有时患者可能会说一些你不赞同或违背你价值观的话。例如，他们可能会告诉你，他们吸过毒或有第三者。你也许会想告诉他们这样做不对，并指导他们应该怎样做。但切记，你作为健康工作者的职责是提供帮助，而不是评判。尽可能将注意力集中到患者前来咨询的主要问题上，如他们的自杀想法，并且要意识到，他们来找你是为了寻求支持和引导。我们的职责是针对患者的精神健康问题提供照护和帮助。

积极倾听

门诊工作繁忙的时候，要集中注意力倾听患者，这并不容易。我们可能会因为其他要事而分心，或专注于完成文书工作，也可能会感到疲惫或饥饿。如果你正低头看着门诊记录，写个不停，或一会儿看看手表，一会儿看看窗外，又或是在椅子上坐立不安，那么患者会感到很难跟你谈论自己的精神健康问题。有个小窍门是，在每位患者进诊室之前，先做个深呼吸，让自己做好准备，可以集中注意力听对方讲的事情。尽量不要打断他们，抑制住在未充分了解对方的问题之前就先给出建议的冲动。应保持平静和专注，注视对方，发出鼓励性的声音（如"嗯嗯"），并适时总结对方所说的重点，以此表明你确实在听对方讲话。

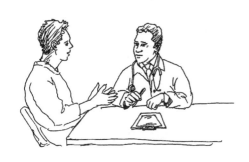

以正确的方式提问

你提问的方式会影响到对方的回答。举个例子，如果你问"你没有自杀倾向，对吧？"，那么大部分人都会回答"没有"，即便他们真的有自杀想法。因为这种提问方式的隐含之意是，你作为健康工作者并没料到对方有自杀倾向，或是并不想听到这种回答。换个问法可能更好："事情有没有糟糕到让你想结束自己的生命？"（如果有的话）"可以跟我具体说说发生的事情吗？"健康工作者通常习惯问很多只需要

肯定或否定回答的问题，例如，你有头痛吗？你会喘不上气吗？但对于精神健康问题来说，如果你想要获得更多信息，"开放式"的提问通常会更好，尤其是在评估刚开始的时候。表2.1给出了一些例子。更多关于问题类型的内容，请参见第3章。

保持冷静

精神健康问题可能会使患者生气易怒、带有敌意（如果患者觉得有人要杀害他们）、粗鲁无理（如果患者正处在躁狂状态）或容易惹恼健康工作者（例如患者由于担心自己的健康而反复询问健康工作者）。因此，任何时候，你都要保持冷静，并展现出自己专业的态度。如果你大喊大叫，表现出不耐烦，或与患者发生争执，问题会变得更加严重，甚至可能恶化为暴力事件。显然，如果到了那一步，那你就不可能有效地帮助对方了（参见2.2.1）。

表 2.1　健康工作者对患者的开放式和封闭式提问

开放式提问	只需肯定或否定回答的封闭式提问
"你最近感觉怎么样？"	"你曾经感到过情绪低落吗？"
"你在与人相处时会遇到什么问题？"	"你会觉得别人在议论你吗？"
"你觉得别人待你如何？"	"你会觉得自己比别人更重要吗？"

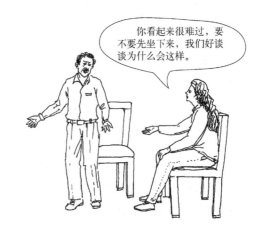

你看起来很难过，要不要先坐下来，我们好谈谈为什么会这样。

善于观察

尽管患者说的话对评估很重要，但通过仔细观察，我们也能获取重要信息。需要重点观察的内容，详情请参见第3章。学会如何观察，这本身也是一项技能，是有一套系统方法的。与评估任何健康问题时一样，我们需要观察患者的言行举止。此外，我们还可以观察患者所说的话与他们的情绪和行为是否存在出入（例如，他们口头上说自己很开心，可看起来却很悲伤），可以观察他们带给我们的感觉（如恐惧）。

这些信息将帮助我们对患者的精神健康问题有一个全面评估，并帮助我们制定出帮助策略。

尊重对方的宗教信仰

正如第1章所说，有些人可能会使用宗教术语来理解并定义他们的精神健康问题，例如，他们会觉得自己是被恶灵附身了，或是做了错事，正在受罚。有时候，精神健康问题的症状本身就带有宗教性质，例如，躁狂症患者可能会宣称自己受到了上帝委派，前来拯救世界。切记，你为精神障碍患者提供的照护应当与躯体疾病患者一致。也就是说，你应当尊重患者的宗教信仰，同时不能让对方（或你自己）的信仰影响到你所提供的照护。如果对方寻求的是心灵或宗教上的帮助，你可以为他们介绍宗教或心灵方面的专业人士，但提供宗教或心灵方面的服务，并非健康工作者的职责或专长。

遵守保密原则

与所有医疗服务一样，患者提供给健康工作者的任何信息都应当得到保密。由于精神健康问题的敏感性，且患者容易遭到歧视，这一点对精神健康服务来说尤为重要。不要与同事以外的任何人讨论患者的经历。即便是与同事交流，你也只能在必要情况下讨论患者的隐私。应当向患者

做出说明，他们告诉你的事情，你都会保密，你只有在希望向同事征询建议时才会告诉同事。仅在极少数情况下，才有必要打破这种保密。例如，患者告诉你，他准备自杀，且拒绝接受任何帮助，或者患者明确表示自己要伤害某人。

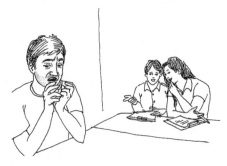

不要在背后议论患者

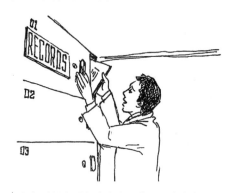

任何时候都要把患者的医疗记录存放在安全的地方

让患者保持治疗动力

大多数人都希望能快速解决自己的问题，他们也许希望自己只接受一次治疗就可以好转。可惜，许多精神健康问题都不是一次治疗就能解决的。即便接受了恰当的治疗，这些症状也不会立刻消失，患者可能需要接受数月甚至数年的持续治疗。更难办的是，一些患有精神健康问题的人不认为自己有问题。若想提供有效的精神健康服务，健康工作者必须努力让患者坚持治疗，以便获得最佳效果。下面是一些在治疗过程中让患者保持动力的方法。

- 展现良好的沟通技能，让对方感到

你能理解他们（正如本章所述）。

● 关注对方最在意的问题（如他们是因为睡眠问题而求助于你，你就需要首先针对该问题进行讨论，并且向对方清楚地解释，后面的治疗会如何帮助解决这个问题）。

● 确保对方理解自己的精神健康问题及治疗方法。

● 说一些鼓励性的话，例如，"你能来医院跟我讲这些问题真的特别好。我保证，如果你能按照我们刚刚讨论过的方案坚持治疗，肯定会很快好起来。"

● 给对方一个前来复诊的理由："一周之后你得再来一次，这非常重要，这样我才能知道你的情况如何，然后重新评估你的治疗方案。"

保持职业距离

医患关系是建立在信任和尊重之上的。患有精神障碍的人很容易在这种关系中被利用，因为他们的健康问题常常与个人生活困难有关。如果你与患者生活在同一个社区，并且在非工作场合有许多碰面的机会，那么，想要在任何时候都与其保持工作关系，就会显得尤其困难。但是，作为健康工作者，有些界线是绝对不能越过的，你不可以做的事情包括：

● 收受患者的礼物。

● 让患者帮你做事，却不给予合理报酬。

● 与患者建立亲密关系或恋爱关系。

● 任何形式的性接触。

与家属沟通

患者通常会与家属一起来看病，有时也会由朋友或其他照料者陪同。除了与患者交流之外，你也要尽可能与其照料者交流，以便帮助你进行评估，这一点非常重要。通过与家属沟通，你能发现患者本人对其问题的看法与他人对该问题的看法是否存在区别。有时候，这能为你提供重要线索，以分析患者精神健康问题的性质和影响。与家属建立联系，对治疗非常重要（参见第4章）。在观察患者健康状况并鼓励患者遵医嘱接受治疗等方面，家属能够起到重要作用。

与家属沟通时，需要牢记以下几点：

● 健康工作者必须把握好与家属交流和保护患者隐私之间的平衡。

● 在询问家属之前（且家属不在场时），尽可能先问问患者的想法。你的首要职责是帮助患有精神健康问题的那个人。

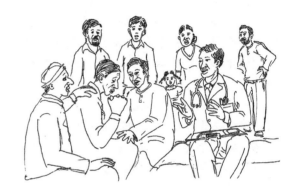

● 在单独与家属谈话之前，应先征得患者同意，并与患者确认，是否存在某些话题（如吸毒），他们不希望你跟家属谈论。

● 患者也许会不愿意让你跟家属交流，有时候，这是因为精神健康问题影响了他们的判断力（如他们认为妻子在自己的食物里下毒），但不管出于什么原因，你都应该尽量尊重他们的意愿。首先，你可以设法让对方安心，告诉他们，你与家属交流的首要目标是给患者本人带来最大的好处。如果患者还是拒绝你的提议，接下来你就应向家属解释，你无法与他们讨论有关患者的细节问题，但你可以给他们提供一些关于如何更好地帮助患者的指导，并愿意倾听他们的任何担忧。唯一的例外是，患者告诉你，他们准备伤害自己或伤害他人，遇到这种情况，你应向患者说明你会告知其家属，因为你担心他们的安危。

● 尽管在帮助有精神健康问题的人时，家属通常扮演着重要角色，但有时候他们可能就是问题所在，甚至可能会虐待患者。要谨记这一点，并时刻注意患者与家属的交流方式。如果患者表现出害怕，那你就必须找机会与患者单独进行交流，并且考虑到他们的安全。

文字记录应清楚明白且紧扣主题

如果诊疗记录清晰明确，那你就能轻松地跟踪患者的治疗进展，减少诊疗差错，并与同事更好地交流你的评估结果。任何时候都要写明日期，在诊疗记录的每一页纸上，都要写好患者的名字，并且要在每次记录下签名。想要做好诊疗记录，有个简单的办法，就是遵循 SOAP 准则。

● **主观信息（subjective）**　患者自己所反映的主要问题（如头痛、睡眠问题）。

● **客观信息（objective）**　健康工作者所发现的主要问题（如抑郁）。

● **评估结果（assessment）**　患者目前的状况〔如"使用三周抗抑郁药后，患者病情部分好转（自上次门诊后情绪好转了50%），但每天还是会感到难过和绝望，婚姻关系仍面临困难"〕。

● **诊疗计划（plan）**　为对方提供的建议、治疗重点、治疗目标、用药剂量、处方、下次评估的日期〔如"在本次评估中，我们讨论了如果患者的无望情绪继续恶化，可以采取哪些应急措施；患者需继续服用氟西汀，每日一次，每次20 mg（已开具两周用量）；两周后会进行下一次评估，届时患者会带伴侣一起过来"〕。

2.2　为了你自己而需要掌握的核心技能

2.2.1　保护好自身安全

精神健康问题很少会导致暴力行为，但如果患者的精神健康状态极其不好，你就需要提高警惕，以将健康工作者受到伤害的风险降到最低。要做到这一点，可以采用以下几个方法。

● **保证你所在空间的安全性**　将任何可能用作武器的物件都清理掉，确保房间的布置方式是合理的，以便你能迅速走到门边。

● **注意观察暴力行为的危险信号**　例如，患者表现得非常不安、来回踱步、大喊大叫、充满敌意、醉酒、疑神疑鬼、认为自己正受到威胁、侵犯你的私人空间（如试图触碰你）或让你感到害怕。

● **如果出现危险信号，应采取恰当措施保护自己**　不要单独会见该患者，将情况告知同事，并确保自己准备好了镇静剂（口服或注射），以备不时之需（参见流程图6.1）。如果你觉得自己的安全受到了威胁，立即终止这次诊疗。

2.2.2　坚持学习

我们的工作做得越好，我们就越能从工作中获得满足。健康工作者在刚开始提供精神健康服务时，可能会缺乏自信。即便你的经验已经相当丰富，也总会有新事物需要你去学习。下面三种方法可以帮助我们提供高质量的精神健康服务。

第一，回顾并反思自己的工作，是个好习惯。尽可能把你不确定的事情都记录下来，然后一定要查阅相关资料（如本手册）。

第二，任何时候都要尽可能跟上精神健康领域的新进展，例如，查阅可靠网站获取最新资讯（参见第18章）。

第三，积极参加督导，至少每月一次，与同事或精神健康专家进行交流。通过这一过程，你能够回顾病例，并取得支持，以解决自己在提供精神健康服务时碰到的困难和不确定性因素。

要想从这一方法中取得最大收获，你可以：

- 安排固定的讨论时间。
- 准时参会，重视这些会议，并积极参与其中。
- 对讨论内容严加保密。
- 轮流谈论你们的患者。
- 先对诊疗工作的积极方面进行反馈。
- 任何时候都要以建设性的方式对别人提出批评，将重点放在诊疗工作的质量上，而非服务提供者身上。
- 不要觉得别人对你工作的批评都是在针对你，别人评估的是你的工作，而非你本人。
- 查阅诊疗指南（如本手册）以确定合适的治疗方案。
- 如有改进必要，应将重点放在问题的解决以及合理目标的设定上。

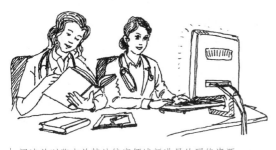

阅读并浏览有关精神健康领域新进展的网络资源

也许，你最需要记住的一点是，要了解自己的局限。如果患者情况很复杂，或你已经尽了最大努力，可患者病情还是没有好转，你就应该咨询精神健康专家或其他在精神健康领域比你经验更丰富的人。与别人讨论病例，不仅能帮助你提升专业技能，提高你的服务质量，还能成为你重要的支持来源。

2.2.3 关注自己的精神健康

健康工作者可能会得感冒和传染病，自然也有可能会有精神健康问题。这背后有很多原因。其中之一就是：健康工作者也是人，自然会像其他任何人一样感到担

心和忧愁。此外，健康工作者常常把大多数时间都花在照顾其他人身上，却可能忽视自己的问题和感受。

健康工作者的工作或所处的工作环境可能会给他们带来异常大的压力。下面是几个例子。

- 当健康工作者自身也是灾害或战争的受害者时，尽管他们自己也受到了影响，却不得不忽略自己的需求，以安抚其他人。
- 当健康工作者面对重病之人（如临终患者）或不得不接诊大量患者（如艾滋病患者）时，每当目睹患者离世，健康工作者可能都会感到十分痛苦。
- 当健康工作者自己曾经历过创伤时，如果他们要为暴力受害者或施暴者服务（如在监狱工作或面对强奸案受害者），健康工作者可能会产生强烈的情绪反应。

如果你的精神状态不佳，这不仅会影响到你的健康，也会影响到你的工作能力。因此，你一定要了解自己的精神健康状况。如果对此感到担忧，你就要向他人求助，这一点非常重要。有时，你可能会觉得，承认自己在工作中压力很大，是软弱或对工作投入不够的表现，但事实并非如此。如果有健康工作者向你寻求帮助，你应该像对待其他患者一样遵守保密原则，这一点至关重要。

2.2.4 压力管理

有压力并不一定是坏事，但可能会导致一些问题。框2.1中列举了一些在承受压力时可能会有的表现。

如果在压力很大的环境中工作，想一下该如何照顾好自己，是很有帮助的，这可以避免自己在日后出现精神健康问题。那些常见的促进精神健康的活动，健康工作者也都可以尝试。

- **放松和冥想** 每天进行放松训练（参见5.12）可以缓解压力，这类训练与瑜

伽、祷告等冥想技巧非常相似。

● **创造性和趣味性活动** 每天腾出一些时间做自己觉得有趣且与工作无关的事情。与家人或朋友共度快乐时光、读书、做园艺、做针线活、散步，都可能是你会喜欢的简单活动。创造性活动包括写诗、写故事、画画等。

框 **2.1** 健康工作者在承受压力时可能会有的表现

- 总是忧心忡忡；
- 睡眠不好；
- 易怒；
- 饮酒过多或使用其他药物（包括处方药）；
- 不想与他人共处；
- 感到身心疲惫；
- 出现躯体疾病（如高血压、消化性溃疡）；
- 因为小事而陷入争执（如与同事、家人或伴侣）；
- 出现抑郁或焦虑障碍。

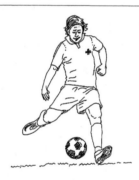

● **改善身边的环境** 如果你的工作环境很乱，你的精神健康肯定也会受到影响。把房间收拾干净，修好坏掉的窗户和椅子，在墙上挂些鲜艳的图画或海报，尽量减少噪声，让房间的自然光线尽可能充足，这都可以帮助你改善工作环境和精神健康。最好是能跟同事一起做这些事情。

● **分享和社交** 想要改善精神健康，没有哪种方法会比与他人分享或交谈来得更好。花点时间跟伴侣或朋友聊聊一天的工作。听一听同事的经历，以便在他们遇到困难时能提供支持，并向他们学习。

● **组建支持性团体** 这种方法能非常有效地帮助到你的同事和你自己。支持性团体是由一群有着某些共同点的人组成的，在这里，大家的共同点是都是健康工作者。团体成员应当定期会面，讨论大家共同的担心和问题（参见第5章）。

2.3 寻求专业帮助

在某些情况下，寻求专业帮助是非常有必要的。

● **自杀想法** 我们可能都会在某些时刻感到绝望或想要结束自己的生命。不管多么尴尬，向你信任的人倾诉这些想法，都非常有帮助。如果你发现自己开始计划如何了结生命，或自杀想法一直挥散不去，就应当向其他健康工作者寻求专业帮助。

● **饮酒及药物使用问题** 健康工作者出现酒精或物质依赖问题的风险更高，尤其是对安眠药的依赖（参见9.3），因为健康工作者很容易获得这些药物。如果你担心自己出现了药物使用或饮酒问题，或你的家人、朋友对你的习惯表现出担忧，你就应当寻求专业帮助。

● **出现了需要接受治疗的精神障碍** 例如，抑郁或焦虑障碍。

● **寻求帮助** 你可以寻求比你资历更高而且你愿意对其分享个人健康问题的人的帮助。

第 2 章总结
关于精神健康服务核心技能的重点

- 仅仅具备知识是不够的：良好的医患沟通对精神健康服务来说至关重要。
- 沟通技能是可以通过学习而掌握的：即便这些技能不是与生俱来的。
- 有精神健康问题的人可能无法轻松表达自己的问题：慢慢来，与照料者进行交谈并仔细观察。
- 所有人都应当得到尊重：任何时候都要尊重对方，并有同理心。
- 为他人提供照护可能会给自己带来很大压力：保护好自己的精神健康。

（译者：李佳颖）

笔记

3 对有精神健康问题的人进行评估

本章会介绍精神健康问题诊断的问诊技巧，会涉及精神健康问题的常见症状，以及在复杂情况下（例如，人满为患的初级保健诊所或面对拒绝交谈的患者）进行问诊的注意事项，还会介绍一些为了明确精神健康问题可以向患者或其家属提出的问题。

3.1　我有能力进行精神检查吗？

并不是只有精神科专家才能评估精神健康。精神健康评估所需要的主要是第2章已经介绍过的那些"核心技能"，以及本手册介绍的其他知识。

对于评估有精神健康问题的人，部分健康工作者可能有着相当复杂的感受，例如：

- 他们可能会因为评估有精神健康问题的人所需时间往往要比评估其他人更长而感到沮丧。
- 他们可能会因为患者的怪异行为而感到好笑。
- 他们可能因为觉得这个人"并没有真正的疾病"而感到愤怒，觉得自己的时间被浪费了。
- 他们可能会担心患者攻击自己。
- 他们可能会厌恶患者不讲卫生。
- 他们可能会担心自己没有足够的技能来进行合格的精神检查。

这些感受通常会让健康工作者在为有精神健康问题的人提供帮助时感到相当困难，同时也会让患者感到很不舒服，更加不情愿与健康工作者分享他们的感受。在对待有精神健康问题的人时，健康工作者要像对待其他任何人一样展示出尊重和同情。这样，你就会发现，为有精神健康问题的人提供帮助，既是一种挑战，同时又能给你带来满足和回报。**评估精神健康问题时，最重要的就是要给患者足够的时间。**

3.2　我有时间和他交谈吗？

请记住，花些时间找出患者症状背后的原因，实际上反倒会给你节省很多时间。我们知道，许多精神健康问题（尤其是常见精神障碍和酗酒问题）都很少被健康工作者识别出来。在忙碌的诊所里，健康工作者往往只是简单地对症用药，碰到患者有疼痛症状的就开止痛药，碰到患者有疲劳症状的就开维生素，碰到患者有睡眠问题就开安眠药。可是，患者真正的问题（即其精神健康问题）却没有得到治疗。因此，很多人会反反复复跑来诊所找你看病，占用你更多的时间。因此，从长远来看，花些时间找出患者来看病的真正问题，实际上可能会为你节省许多时间。此外，当你看到自己的患者确实在一点点改善，而不是反反复复来找你开更多的药的时候，这本身也会令你感到非常欣慰。

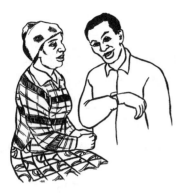

不要着急！现在多花些时间，可能你以后就可以省下许多时间

第二件要记住的事情就是，询问患者的精神健康问题，并不需要花很长时间。要想用好自己的时间，关键还在于问对问题（参见3.4）。

3.3 谁可能罹患精神健康问题？

人们对有精神健康问题的人最常见的印象就是胡言乱语、行为怪异。实际上，绝大多数有精神健康问题的人的外表、行为和言谈都与有躯体疾病的人无异。

首先，你可以通过"筛查"来初步识别出成人的精神健康问题。然后，你可以花更多时间，与这个人交谈，找出问题所在，并开始治疗。在本节中，我们将介绍成人常见精神障碍、酒精和药物滥用障碍，以及严重精神障碍的筛查办法。对于其他类型的精神健康问题［如意识错乱（confusion）、痴呆和儿童精神健康问题］，请参见本手册中的具体章节。

在繁忙的临床工作中对成人进行筛查有两种方法。第一，如果患者表现出了某些精神健康问题的典型症状，那么你就应该怀疑他存在精神健康问题（框3.1）。第二，你可以问一组"黄金问题"（框3.2），这些问题可以帮助你识别出全科医疗机构中最常见的两种精神健康问题，即常见精神障碍和酒精滥用问题。如果其中任何问

题的回答是肯定的，那么你接下来就可以询问更多有关这些情况的问题。

框 3.1　提示成人可能存在精神健康问题的表现

- 他或他的家属直接向你抱怨他的精神健康问题（如抑郁障碍或酗酒问题）；
- 他或他的家属怀疑他的健康问题是由超自然力量所致；
- 显然存在可能导致精神健康问题的特定因素（如酗酒或家庭暴力）；
- 你知道他的感情生活出现了问题（如婚姻问题和性功能问题）；
- 你知道他生活上出现了问题（如失业或亲友去世）；
- 有各种各样的躯体不适，但都不符合任何已知的躯体疾病的表现；
- 有精神健康问题的个人史或家族史；
- 异常安静或行为怪异。

框 3.2　在全科医疗机构中可用于识别精神健康问题的"黄金问题"

- 你晚上睡觉还好吗？
- 你是否觉得自己对平时的活动失去了兴趣？
- 你最近是否感到悲伤、不开心或烦躁不安？
- 你是否经常感到疲劳？
- 你是否总是担心这担心那，感到压力很大或紧张？
- 你是否对任何事情都感到害怕？
- 你是否担心自己最近喝了太多酒或服用了太多_____药（药物种类及名称根据当地情况而定）？

如果其中任何一个问题的回答是"是"，那么你就需要围绕这个问题详加询问，以明确诊断。

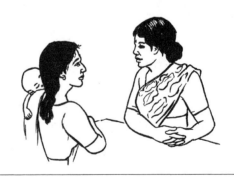

3.4 当你怀疑某人有精神健康问题时，该问哪些问题？

如果你通过筛查怀疑某人可能有精神

健康问题，那么你就可以开始进行标准程序的问诊（框3.3）。为了了解患者究竟存在什么问题，你需要得到三种类型的信息（这些信息也可以帮助你找到治疗方法）。

框3.3　当你怀疑某人有精神健康问题时应收集的信息

基本信息：

◦ 性别；
◦ 年龄；
◦ 职业；
◦ 婚姻状况。

现病史：

◦ 什么时候起病的？如何起病的？
◦ 症状是否加重？
◦ 是否正在服药（或接受其他治疗）？
◦ 患者对于自身状况的认识——他觉得自己究竟出了什么问题？为什么会这样？你可以问他是不是存在压力或其他可能导致问题出现的超自然力量。

其他信息：

◦ 是否存在精神健康问题的既往史（如果存在，问他过去吃什么药，让他把以前的病历带来）？
◦ 相关的疾病史（如近期是否发生头部外伤）；
◦ 相关的用药史（包括酒精和烟草）；
◦ 最近的重大压力事件（如分居、亲人死亡、失业等）；
◦ 社会支持——尤其是：与谁同住？谁在照顾他？除了家人以外，是否有其他形式的社会支持（如宗教或朋友）？

● 关于年龄、住址、家庭和工作的基本信息。

● 关于精神健康问题的信息，应从了解症状开始（如这些症状持续多久了？如何影响到他的生活？）。

● 社会状况以及他们对病因的认识，应该包括他们与谁同住？他们的主要社会支持来自哪里？关于最近的压力事件的问题（如家庭成员的死亡）可能有助于解释精神健康问题的成因。

3.5　如何进行问诊？

在问诊可能有精神健康问题的人时，

下面是一些小提示：

● **向他介绍自己**　　在问诊的时候，他们可能会感到很困惑或对你很怀疑，因此，请清楚明白地说明你是健康工作者，你想跟他谈谈他最近的健康状况。

● **建立融洽的关系**　　为此，你可以从某个日常话题（如最近的新闻事件）开始问起。

● **使用良好的沟通技巧**（参见第2章）。

● **尽量确保隐私**　　在拥挤的诊所里，保护隐私可能很难做到，但即使如此，你可以放低声音，以免房间里的其他人听到你们之间的讨论。你也可以请他等到诊所里人少了再私下交谈。

● **不忘自身安全**　　但请记住，绝大多数有精神健康问题的人都并不危险（参见2.2）。

● **对于每一个人都可以问问他们"黄金问题"**　　如果有任何一个问题的回答是肯定的，那么就用症状清单做一个更加彻底的评估（框3.2）。

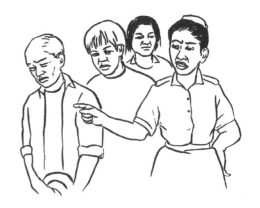

● **牢记精神障碍的主要类型及其症状**　　这一点非常重要，因为很多人可能不会公开说出自己情绪上的问题，除非你特别问起（参见1.4）。

● **尽量不要表现得很急**　　例如，不断地看手表。记住，短短10分钟时间就能帮助你了解他的问题，并指导治疗选择。当然，如果你能抽出更多的时间，那就更好了。

- **给他一个没有家人在场的、与你单独交谈的机会**　千万不要单单因为他们有精神健康问题就认为他们的回答是"不可靠的"。

- **试着与家人交谈**　但在此之前一定要征得患者同意。有些有精神健康问题的人可能会否认他们的问题。有些人可能并不完全了解他们行为的性质。他们的家庭成员和朋友经常可以给你提供更多信息，这些信息对你做出临床决定很有价值。

- **根据文化习俗，适当进行眼神交流**　这可以让他们感到你对他们所说的话是有兴趣的。

- **记录关键信息，以备将来参考**　尤其是患者的主要症状、目前诊断，以及其他重要信息（如是否存在婚姻问题）。

3.6　在评估时应重点关注什么？

- **面部表情**：悲伤或恐惧（可能提示精神病性障碍和抑郁障碍）。

- **坐立不安**，即不能放松地坐着（可能提示精神病性障碍、抑郁障碍、药物和酒精依赖，以及某些精神科药物的副作用）。

- **动作怪异**（可能提示精神病性障碍，也可能是某些精神科药物的副作用）。

- **答非所问**（可能提示精神病性障碍和谵妄）。

- **语速飞快**（可能提示躁狂症）。

- **语速很慢**（可能提示抑郁障碍、物

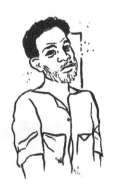

质依赖和精神病性障碍）。

- **个人卫生**和自理能力差（可能提示抑郁障碍、药物和酒精依赖、谵妄和精神病性障碍）。

3.7　如何得出诊断？

诊断很重要，原因有二：

- 明确诊断有助于向患者解释其症状的原因。

- 明确诊断可以帮助制定治疗方案。

在全科医疗机构中，只有几种诊断是需要得到额外关注的。在第3部分中，我们将介绍不同类型的精神健康问题的诊断方法，关键是要熟悉本章所讨论的精神障碍的类型（参见1.4）以及在评估精神健康时所需要询问的问题。与你的同事一起练习这些问题吧。

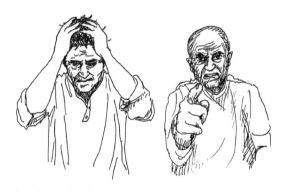

注意患者的面部表情

3.8　评估时的特殊情况

在评估精神健康问题时，可能会碰到一些特殊情况，包括：

- 患者拒绝交谈。

- 需要评估有精神健康问题的人的躯体症状。

- 需要进行电话评估。

- 需要在有家人在场的情况下进行评估（第23页）。

- 患者有暴力倾向（参见流程图6.1和7.2）。
- 患者意识错乱（参见7.1）。
- 患者有自杀倾向（参见7.6）。
- 需要评估有精神健康问题的儿童（参见第11章）。

3.8.1 患者拒绝交谈

有时候，你的患者可能拒绝与你交谈。这有很多原因，他们可能觉得自己被强行带到诊所，感到很愤怒；他们可能觉得与你交谈会被贴上"精神病人"的标签，感到很害怕；他们可能怀疑你的动机。

在以上这些情况下，一般的建议是给他们更多的时间。如果可能的话，在一个私密的房间里与他们进行面谈。如果条件不允许，那至少可以请他们的家属先回避，这样他们的家属就听不到你们的谈话内容了。这可能有助于他们建立起与你分享个人问题的信心。不要威胁他，例如说你没有时间可以浪费，相反，向他保证，你对他的问题很感兴趣。如果对方拒绝交谈，而你又有其他工作要做，就说你需要去完成其他工作，等你可以腾出更多时间的时候，你会再回来与他交谈。这样，就可以让对方有更多的时间去思考，同时也能体现出你的关心。当然，你一定要记得遵守承诺，在合理的时间内回到患者身边。

3.8.2 需要评估有精神健康问题的人的躯体症状

想象一下，一个有精神健康问题的人来到诊所，跟你说，他最近头疼得厉害。通常情况下，健康工作者会认为，这种躯体症状只是精神健康问题的症状之一。然而，这种想法可能导致他们的严重躯体疾病被漏诊。对于有精神健康问题的人来说，他们的躯体健康也应得到足够的关注。不要还没对新出现的躯体症状进行适当的评估及检查，就对其不理不睬。记住，有精神健康问题的人很有可能会忽视自己的躯体健康。

有些精神健康问题与躯体疾病密切相关，最重要的例子包括：

- 酒精和物质依赖会严重损害患者的躯体健康（参见9.1和9.2）。
- 遭受暴力伤害或强奸的女性（参见10.3）。

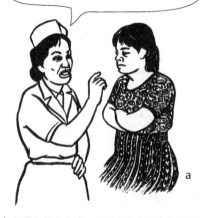
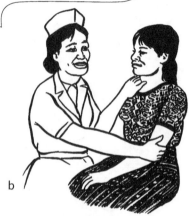

如果他拒绝交谈，不要威胁他说你没有时间（a），相反，向他们保证，你对他们的问题很感兴趣（b）

● 意识错乱和焦躁不安往往是由躯体疾病所导致的（参见7.1）。

● 接受抗精神病药治疗（通常是为了治疗严重精神障碍）的人可能会出现躯体疾病。

● 老年人的行为紊乱（参见7.1、7.8）。

3.8.3 需要进行电话评估

大多数地方都有手机，如果你觉得方便，可以鼓励患者打电话给你，告诉你他们最近的情况或寻求你的建议。事实上，这样做可以避免许多不必要的就诊，从而为你和患者都节省下许多时间。但是，对于这种专业性的工作，一定要使用单独的电话号码，作为工作电话。

有时候，人们可能会因为各种精神健康危机而给你打电话，这种例子包括：

● 某个人想寻死。

● 某个儿童需要帮助。

● 某个人烂醉如泥，意识错乱。

● 某个人怒气冲冲，骂骂咧咧。

避免在电话中给予模糊的建议或保证，你应该以这种方式与来电者进行交谈：

● 确定对方的姓名、年龄、地址及电话号码。

● 请他们准确地告诉你问题是什么？如何开始的？最近发生了什么？了解他们目前所处的状况。

● 找出他们可以与之倾诉的亲戚朋友，鼓励他们现在就向这些人倾诉苦恼。

● 如果某人有辱骂行为，告诉他们你很想帮助他们，但如果他们不改变自身态度，你就无法帮助他们。如果来电者仍旧很刁难，那就挂断电话。

● 如果某人言语混乱，告诉他你很难理解他说的话，请他们立即到诊所来。

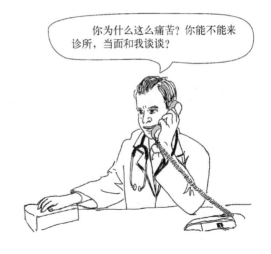

你为什么这么痛苦？你能不能来诊所，当面和我谈谈？

● 如果你觉得某人需要面对面评估，请他到诊所来。

● 对于身处困境的儿童，立即通知当地的儿童福利组织或警察。让儿童留在原地，告诉他马上有人会来帮助他。

3.9 诊断精神障碍的症状清单[1]

常见精神障碍
抑郁（参见7.4）
至少有以下其中一种症状，影响到患者的日常活动，持续至少2周：
感到悲伤或烦躁 ☐
对日常活动失去兴趣 ☐
疲惫不堪或精力不足 ☐
其他经常出现的、需要询问的症状有：
睡眠紊乱 ☐
疲倦 ☐
食欲不振 ☐
注意力不集中 ☐
感到无价值或内疚 ☐
无望或自杀念头 ☐
全身酸痛 ☐
焦虑（参见8.2）
感到紧张/焦虑，经常担心至少2周（影响到日常活动） ☐
其他经常出现的、需要询问的症状有：

---

[1] 这里的清单指的是成人的主要精神障碍，儿童的精神障碍请参见第11章。

睡眠紊乱	☐
疲倦	☐
食欲不振	☐
注意力不集中	☐
心悸（心跳加速）/颤抖/头晕	☐
持续的恶心、呕吐或腹泻	☐
全身酸痛	☐

对于那些急性起病、症状严重且持续30分钟以内的焦虑症状，请参见8.2.1（**惊恐发作**）。对于那些发生在特定情境中的焦虑症状，请参见8.2.2（**恐惧症**）。

严重精神障碍（精神病性障碍）（参见 7.3）

至少有其中两种症状：

相信一些不真实的事情（妄想，例如，他们的思想被外力控制、有人要毒害他们）

听见或看见别人看不见或听不见的东西（幻觉）；通常内容可怕

烦躁不安，退缩和兴趣缺乏 ☐

如果症状持续时间不到一个月，而且患者意识错乱（不知道自己在哪里，不认识人，也不知道日期或时间），那么可能是**谵妄**（参见流程图6.2和7.1）。如果患者意识错乱，并且年龄超过60岁，那么可能是**痴呆**（参见7.8）。

如果间断发作，且发作间期似乎完全正常，那么可能是**双相障碍**（参见7.5）。"心境高涨"或躁狂发作可根据如下症状进行诊断：

语速飞快	☐
不需要睡觉	☐
躁动不安	☐
心情烦躁（容易生气）	☐
关于自己的夸大想法	☐

酒精（或药物）依赖（参见 9.1、9.2）

至少有其中两种症状：

饮酒（或药物使用）导致个人问题（如失业）或健康问题（如交通事故或黄疸） ☐

即使饮酒（或药物使用）已造成问题，仍旧难以控制 ☐

整天饮酒（或使用药物）	☐
如不饮酒（或使用药物），就会感到恶心或不适	☐
酒精（或药物）使用量越来越大	☐

第 3 章总结
评估有精神健康问题的人时的注意事项

- 在评估有精神健康问题的人时，关键在于确保隐私、耐心倾听并给予充足时间。
- 大多数有精神健康问题的人都能提供清晰完整的病史，家庭成员也可以提供其他有用信息。
- 系统的评估与问诊是治疗患者的第一步（也是非常重要的一步）。
- 大多数的常见精神健康问题可以通过询问特定症状轻松得到诊断。
- 有精神健康问题的人也可能有躯体疾病；千万不要因为他们有精神健康问题就否定他们的躯体症状。

（译者：周杰）

笔记

4 治疗精神健康问题的一般性方法

曾经有一段时间，很多有精神健康问题的人被关进精神病院并受到有辱人格的对待。人们会指责这些有精神健康问题的人的行为方式，并且虐待他们。即使到了今天，有精神健康问题的人也可能在传统疗愈中心和精神科医院里遭受人权侵害。很多人根本无法获得有效的治疗，并且会由于缺乏其他选择而被约束在家中。

关于精神健康问题的治疗有许多误解。例如，有的人认为精神健康问题是无法治愈的，有的人无法理解为什么"谈话"（或"心理治疗"）可以被视为是"医学的"治疗方法。然而，事实却是截然不同的。

大多数的精神健康问题都可以得到有效治疗。真正的问题在于，有精神健康问题的人很少会去找健康工作者看病，他们即使去看了，也往往只能得到无效的甚至是有害的治疗。和治疗躯体疾病的药物一样，治疗精神健康问题的药物只有在足量足疗程服用的情况下才会起效。心理治疗也可以和药物治疗一样有效，但这取决于进行心理治疗的方式和原因。解决人们在社会生活上的困难，也能够缓解他们的精神痛苦。

在阅读本章时，健康工作者需要记住以下两个要点。

- **全科医疗工作者都可以治疗精神健康问题**   只要具备了本手册所介绍的基本知识，那么，任何健康工作者都可以自信地治疗绝大多数的精神健康问题。因此，诊断了精神健康问题并不意味着这个人就一定需要被转介到专科医生那里去接受治疗，而是意味着你现在知道他究竟需要什么类型的治疗。

- **治疗精神健康问题的有效方法有很多**   我们总是习惯于对症用药，看到精神健康问题表现出了什么躯体症状，就用什么治疗。例如，看到患者有睡眠问题，就用安眠药治疗；看到他有疲倦，就用补品和维生素治疗；看到有疼痛，就用止痛药治疗。然而，从长远来看，这种方法却往往是最没用的。我们需要做的是了解精神健康问题的类型并提供针对性的治疗，这对于治疗精神健康问题和治疗躯体疾病都同样重要。

下面将介绍治疗精神健康问题的一般性原则。（更加针对性的治疗方法将会在第5章中详细介绍。）

4.1 全人治疗

在为精神健康问题制定治疗方案时，

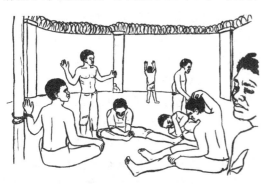

即使在今天，有精神障碍的人在很多地方仍然受到不人道的对待

需要从整体上考察患者，包括他们的躯体、精神和社会需求。精神健康问题的治疗方法可以被简单地划分为**药物治疗、心理治疗**和**社会干预**。对于大多数有精神健康问题的人来说，将这三种治疗方法结合起来是很有必要的。决定最终采用哪种治疗方法，取决于精神健康问题的具体类型，也取决于患者的个体情况，这些个体情况可能正是精神健康问题的源头，或可能有助于或有碍于疾病康复。框4.1给出了一个例子。

框 4.1   制定全人治疗计划

塞拉姆是一名35岁的女性，患有中度抑郁障碍。她的母亲在2年前去世了，并且在这之后，她丈夫的家庭暴力不断增加。她不再与家人、朋友见面聊天，因为她觉得没有人会愿意听她说自己的问题。由于动力不足和感到自卑，她正努力挣扎着照看自己的孩子（他们分别是2岁和5岁）。她大部分时间都在流眼泪，并且想要放弃生活。

如果想要帮助塞拉姆，我们可能需要结合以下干预措施：

○ 心理治疗——给予希望（参见5.9.2）、解决问题（参见5.11）、活跃起来（参见5.13）和健康思考（参见5.14）；
○ 药物治疗——抗抑郁药（参见框5.2和表14.1）；
○ 社会干预——加强与自己的亲朋好友的联系（参见5.18）、开展针对家庭暴力的社区干预（参见13.10）。

"全人治疗"同时也意味着，我们要考虑到有精神健康问题的人的躯体健康。通常，他们的躯体健康会比没有精神健康问题的人更糟糕。出现这种情况的原因有很多：受到其家人或健康工作者的忽视；不太可能接受健康促进或疾病预防干预；难以告诉别人自己哪里不舒服；精神障碍影响到他们自我照顾的能力；药物副作用以及他们的生活方式（如吸烟、不良饮食习惯）。有精神健康问题的女性的生殖健康需求（如计划生育）也很容易被忽视。有精神健康问题的人比普通人更需要躯体健康方面的保健服务（框4.2），但是他们往往

只能得到更少的并且质量更差的保健服务。在理想情况下，全科医疗工作者的职责应该是帮助这些患者同时管理好其躯体和精神健康。因此，作为健康工作者，你在治疗患者的心理问题时，请注意不要忘记他们的躯体健康。

框 4.2   有严重精神健康问题的人的躯体健康问题

○ 某些传染病的患病风险增加，如艾滋病和性传播疾病、结核病；
○ 心脏病；
○ 糖尿病；
○ 口腔卫生不佳；
○ 晚期癌症；
○ 意外怀孕和妇科疾病；
○ 肥胖或营养不良。

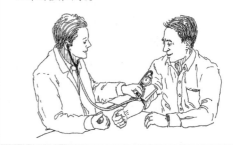

4.2   以患者为中心的治疗

精神健康问题的治疗方案需要视每个人的特殊情况而定，你可以通过下列方法为患者提供以患者为中心的治疗：

● **始终让患者参与治疗决策**   大多数有精神健康问题的人都能在他们的治疗过程中发挥积极作用。同时，他们也应当参与到治疗决策中来。极少数情况下，健康工作者认为患者需要接受治疗，可患者却因为身体过于不适而无法做出决定。这种情况中，你就需要遵循你所在国家的法律规定，在未经患者同意的情况下，你是否应对其精神健康问题给予治疗？何时给予治疗？如何给予治疗？如果法律允许，那么只有在满足以下条件时，你才应该实

施治疗：① 情况紧急；② 你相信，如果不进行治疗，患者的健康将遭到重大危害；③ 你已经尽了自己最大的努力来支持患者自己做出决定，却未成功；④ 你已经征求其他人的意见，如患者家属、其他健康工作者或社会工作者，而且他们同意你的想法。

● **尽力确保你所提供的治疗所解决的是最困扰患者的问题**　例如，精神病性障碍患者可能最担心的是自己的睡眠问题或交不到朋友的问题，而非幻听。在这种情况下，你应该给患者选择一种助眠药或专注于社会干预，这样你就能解决患者的主要困扰。

● **与传统疗愈者和宗教疗愈者合作** 即便患者已经在医疗保健机构中就诊，他们仍然很有可能会继续求助于宗教疗愈者或传统疗愈者。对你来说，重要的是要了解你提供给患者的治疗是否与他们正在接受的其他治疗相适应。请不要轻视其他治疗方法！尽力去了解不同的治疗方法可以在哪些方面互补，从而给患者带来最大的益处。如果传统疗愈者给出的建议与你给出的建议直接冲突，请试着与这位疗愈者见面谈一谈，或想办法协调冲突的地方。

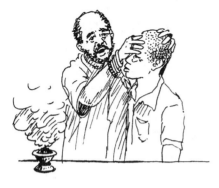

理解并尊重患者对传统疗愈的看法

4.3　以超越个体的方式去思考问题

精神健康问题可能是家庭问题（如家庭暴力）或社会问题（如贫困、不平等、儿童虐待和政治动乱）的结果。虽然关注有精神健康问题的个体的治疗需求十分重要，但不要忘记精神健康问题背后更加宏观的社会因素（参见13.11）。有些患者可能需要明确的家庭干预才能康复，例如解决家庭暴力问题。如果这样的家庭或社会干预超出了健康工作者的工作范围，你至少可以为患者提供或介绍相对应的帮助资源。

4.4　从长远角度去思考问题

精神健康问题可能会在短时间内出现然后消失（例如，在面对重大压力事件时）。然而，有些精神健康问题也可能进展缓慢且持续数月，有时甚至会持续数年。

即使患者从某次发作中恢复过来，将来也有可能复发。如果我们用与治疗疟疾或腹泻等急性感染性疾病相同的原则来治疗精神健康问题，那么我们的治疗很有可能不会像我们预期中那样有效。例如，虽然患者需要依靠长期服药来保持健康并预防复发，但他很有可能会在症状好转后立即停止服药。因此，对于所有慢性健康问题（包括许多精神健康问题）来说，我们需要更加关注以下治疗原则：

● 让患者积极参与治疗。
● 设定目标并跟踪进展情况。
● 在自我照顾方面支持患者。
● 让患者身边的人也参与治疗。
● 与其他健康工作者（包括专科医生）协作治疗。
● 积极随访。

关于如何使患者及其家属参与治疗，我们已经在第2章中讨论过。接下来，我们会讨论上述原则中的其他几个方面，同时，这些内容也会在第4部分中讨论到（参见12.4）。

4.5 设定目标并跟踪进展情况

如果你不知道治疗目标是什么，那要实现它就会显得很困难！每次与患者会面时，你都应该回顾一下上次制定的治疗目标（这是你与患者达成的共识）的进展情况如何。通常，健康工作者会将"治愈"或症状控制作为治疗目标。这些目标的确重要，但它们不是唯一的或最重要的治疗目标。特别是对于慢性严重精神障碍患者来说，其治疗目标也许会有所不同。例如，他们的目标可能是找一份工作、谈一段恋爱或是找到心灵上的安宁。他们甚至会希望自己宁可带病生活，少用些药物，而不愿忍受药物副作用（如药物对于其性功能的影响；药物导致其昏昏欲睡而无法工作）。作为健康工作者，我们始终要根据患者自己的期待及其价值观来设定治疗目标。

患者家属在目标设定中也发挥着重要作用。如果某人因为精神残疾（如痴呆或发育障碍）而无法理解并决定治疗目标，那么你就需要与其家属交流，以便了解最能提高患者生活质量的治疗目标。有时，家属和患者对于治疗目标可能会有不同的优先次序。例如，药物副作用对于患者来说可能是个负担，可家属却更希望患者服药从而控制住他们的症状。再次强调，我们始终需要优先考虑患者的福祉和偏好，但同时也要对患者家属感同身受，并尽力减轻患者症状（如攻击或失禁行为）对于家庭的影响。

虽然治疗目标并不总能实现，但健康工作者需要就治疗目标和患者达成共识。在与患者讨论治疗目标时，尽量基于"SMART 原则"，即：

- **具体（specific）** 治疗目标力求具体明确。例如，对于精神病性障碍患者来说，"能更好地进行自我照顾"可以具体

为：能每天给自己洗澡。

- **可衡量（measurable）** 对于目标是否实现，需要有相应的衡量方法。例如，患者在一周中可以给自己洗澡的天数。
- **可实现（achievable）** 把目标拆解为更小的步骤，使其可以一步步实现。例如，虽然我们的最终目标是"能照顾好自己的个人卫生"，但第一步可以是先做到在他人帮助下洗澡，这样的目标更加现实。
- **相关（relevant）** 治疗目标应该是精神障碍患者重视且优先考虑的。
- **有时间限制（time-bound）** 始终要为达到目标设定一个时间范围，例如，"在本周结束之前"。

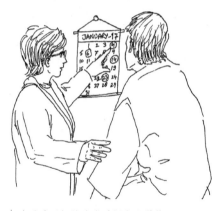

在治疗目标的达成时间上取得共识

关于如何实现治疗目标，你可以在第 5 章（参见 5.20）中找到更多信息。当你再次见到患者时，请不要忘记问问他们治疗目标的进展情况。在 5.11 中，我们会教你一些问题解决策略，通过这些策略，你可以了解为什么治疗目标没有按计划达成。如果有必要的话，你可以重新制定一个目标。通过不断回顾和制定目标，你可以帮助患者充分发挥其最大的潜能。

4.6 在自我照顾方面支持患者

除了健康工作者提供的治疗之外，患

者自己也可以做很多事情来保持精神健康。健康工作者可以通过许多方法来帮助患者进行自助。

● **要想帮助患者更好地做到自我疾病管理，信息的清晰准确是关键**　我们需要明确告知患者及其家属有关疾病的性质、各种可以选择的治疗方法、这些治疗方法如何才能起到最大效果，以及他们该如何改善自己的健康。重要的是，这些信息要用患者熟悉的语言和易于理解的方式进行表达。如果在你们当地，有专门的词语来描述精神健康问题，而且这些词语不带有伤害性或侮辱性，那么你就可以用这些词来进行表达。始终要询问患者是否明白了你的意思，他们是否有任何疑问。花些时间向患者说明他们可能会觉得难以理解的问题。

● **有益于精神健康的行为**　问问患者什么事情可以改善他们的精神健康。很多人会找到自己的方法来控制症状。鼓励患者坚持那些有益于精神健康的行为，尽量不要去做那些有害于精神健康的行为。

○ 有益于精神健康的行为可能包括：与信任的人交谈、做祷告或参加其他宗教仪式、充分休息、听音乐、运动、规律进食及睡觉。

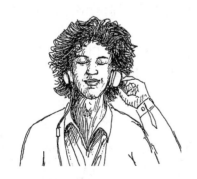

○ 有害于精神健康的行为可能包括：酒精或物质滥用（drug abuse）、整天睡觉、一直不停地工作、回避让自己感到焦虑的人或场合、忽视个人卫生、对他

人生气。这些行为可能会导致精神健康问题恶化，并且会妨碍治疗工作的顺利进行。

● **应对压力的策略**　压力是生活的一部分，但它并不总是坏事。例如，适当的工作压力可以提高我们的工作效率。但如果压力过多，则会导致精神健康问题，或影响疾病康复。每个人都有应对压力的方法，你可以在压力应对策略上给予患者建议。

○ 建议患者避免过多的压力，例如，不要承担太多工作，尽量不要卷入冲突。

○ 告诉患者，他们需要在压力过大之前就意识到压力对于自己的影响。有些人会注意不到自己的压力。压力的征兆包括：感到紧张、容易心烦意乱、对人大喊大叫、头痛、睡眠问题。

○ 建议患者找出压力的原因，并针对性地采取措施。忽视压力或把它放在心里，只会使情况更糟。可以通过与他人交流、使用问题解决策略（参见5.11）或放松技巧（参见5.12）来应对压力。

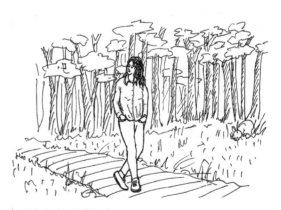

散步有助于缓解压力

● **增加运动**　如果一个人平时不怎么运动，那么做一些运动将是有益于其精神健康的。当然，运动的好处还包括改善其躯体健康，特别是避免由不健康的生活方式或药物治疗的副作用所导致的体重增加。让患者动起来可能具有一定挑战性，你可以采取以下方法：

○ 向患者明确说明运动的益处（改善其精神和躯体健康、降低疾病复发风险）；

○ 使运动计划尽可能简单，并使其自然融入患者当前的生活方式。

每天步行20分钟而不是乘公交车去上班，让运动成为日常生活的一部分，而不是额外负担。我们会在后面介绍该如何通过心理治疗提高患者的动力（参见5.17）。

● **帮助患者取得最佳的治疗效果**
无论是哪种治疗方式，通常只有在按预期进行治疗时才能获得最大益处。对药物治疗而言，这就意味着要按规定服药（正确的剂量、频率和疗程）。对心理治疗而言，这就意味着积极参与治疗，不能只是期待治疗师告诉你该如何解决问题，而要努力改变自己待人处事或看待世界的方式，心理治疗也需要以适当的频率和疗程来进行。在这里，与患者建立信任关系十分关键，确保他们得到正确的治疗信息，倾听他们对于治疗的担忧，并在必要时对治疗方案做出调整，支持患者继续参与治疗。

更多信息参见药物治疗（5.1～5.8）和心理治疗（5.9～5.17）部分。

4.7 与患者的家人合作

大多数情况下，照顾有精神健康问题的人的工作是由其家人进行的。为了方便起见，我们在这里使用了"家人"一词，但这里的所有内容其实也适用于家人以外的其他照料者（如朋友或护工）。虽然我们治疗的是患者的精神健康问题，但我们也需要考虑到他们的家人。这有以下几个原因：第一，我们需要保证照料者对于患者的精神健康问题及其治疗方案有清晰的认识。第二，患者可能在很长一段时间内都需要每天得到支持和鼓励，而提供这种支持的是他们的家人，因此我们需要与患者家人合作。第三，患者的家人有时也会感到沮丧或不知所措，他们的所作所为可能反倒会加重患者的精神健康问题。在这种情况下，我们需要帮助家属学习对待患者的方式。第四，患者的疾病会让他们的家人也经历困难和压力，因此后者也需要得到照顾和支持。对于慢性疾病（不论是躯体疾病、精神疾病还是两者兼而有之），患者的照料者需要掌握的知识，我们会在第4部分中进行介绍（参见12.4）。对于精神健康问题来说，患者的家人可能会碰到一些特别的问题，这些问题包括：社会污名和歧视、对暴力行为的恐惧，以及照料患者的情感负担（参见5.23和5.24）。

4.8 团队合作

因为有精神健康问题的人可能有很多治疗需求（例如，治疗躯体疾病、药物治疗、心理治疗、精神康复、生活支持），所以，他们可能会需要求助于很多人，包括精神科医生、心理治疗师、社区工作者。但是，找不同人求助，可能会让患者感到非常困惑和混乱！所以，要尽量明确所有提供治疗的人，以及他们的工作内容，并确保不同治疗者之间沟通清晰。例如，你在修改了患者的医嘱之后，可以给患者的家庭医生发一份简短说明，解释你目前的治疗计划。本质上，精神健康服务是一项团队工作，需要各方合作。（第4部分介绍了不同卫生部门之间的合作及协作机制问题。）

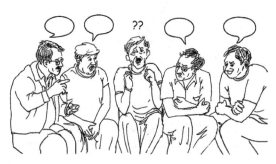

从不同人那里得到不同的建议会让人感到相当困惑

4.9 积极随访

随访是精神健康问题治疗过程中相当重要的一个部分。积极随访的重要原因之一是，你可以借此观察治疗进展，评估患者的治疗反应，然后根据需要修改治疗方案。框4.3中给出了一份检查清单，你可以在每次随访时以此来对患者进行评估。

对于慢性精神障碍患者，请尽量建立一种检查患者是否错过了随访并联系他们的机制。如果你有在社区工作的同事，则可以让他们进行家访，以确定患者是否一切正常，并鼓励患者前来随访。相比那些中断治疗然后重启治疗的患者，按计划接受治疗的患者通常症状控制得更好，生活质量更高。

框4.3 随访检查清单

（1）筛查精神健康问题的症状，并注意这些症状是否在改善或恶化。

（2）评估患者功能及目标实现情况。

（3）评估伤害自己或他人的风险，评估患者是否面临着遭受他人虐待的风险。

（4）检查患者是否在遵医嘱接受治疗。

（5）筛查药物副作用及躯体健康问题（如患者正在服用抗精神病药，则需检查其体重）。

（6）借此机会确保患者参加了健康促进和疾病预防活动（如针对有性生活的女性开展宫颈癌筛查）。

（7）评估患者家属的应对方式及精神健康状况。

4.10 在必要时进行转介

尽管大多数精神健康服务可以由全科医疗工作者提供，但有时也需要转介给专科从业者。表4.1给出了能够提供精神健康服务的专科从业者类型。

表4.1 提供精神健康服务的专科从业者

精神科医生	精神科医生是在完成了全科医学培训后专门治疗精神障碍的医生。很多国家的精神科医生都主要是在医院工作，要么是综合性医院的精神心理科，要么是在精神专科医院。精神科医生的主要职责是：① 评估并治疗严重精神障碍（如精神病性障碍和双相障碍）、精神科疑难杂症（如物质滥用和精神障碍共病），以及危险性或破坏性行为；② 给那些对一线治疗无反应的患者提供治疗建议；③ 提供住院治疗或专科治疗。精神科医生主要提供药物治疗，但有的精神科医生也接受心理治疗方面的训练，可以提供心理治疗。精神科医生也分为许多亚专科，例如，儿童和青少年精神医学
精神科护士	精神科护士是专门在精神科工作的护士。他们可能在医院或社区工作。所有的精神科护士都接受过精神科住院治疗相关的培训，在某些缺乏精神科专科医生的地方，他们可能也会承担一定精神科专科医生的工作。很多精神科护士都掌握了一定的心理治疗技术，可以为慢性精神残疾患者提供心理治疗和相关支持。在为初级保健工作者及全科医疗工作者提供督导和会诊方面，精神科护士正扮演着越来越重要的角色
临床心理学家和心理治疗师	临床心理学家和心理治疗师接受过相关训练，可以使用心理治疗策略来治疗精神健康问题
社会工作者	精神健康社会工作者通常在医院或社区工作，帮助有精神健康问题的人解决其社会和生活问题。同时，精神健康社会工作者也积极保护着有精神健康问题的人不受虐待，并帮助其行使权利。精神健康社会工作者也可能接受过心理治疗相关培训
神经科医生	神经科医生是专门治疗神经疾病（即大脑或神经的器质性疾病）的医生。有些疾病是神经科医生和精神科医生都会治疗的，如癫痫、痴呆、头痛或肢体功能障碍
儿科医生	儿科医生是专门给儿童看病的医生。他们擅长评估儿童的发育障碍及癫痫
言语和语言治疗师	言语和语言治疗师可以帮助发育障碍的儿童及成人患者学习言语表达及其他沟通策略
其他治疗师	还有许多其他类型的治疗师，如职业治疗师和游戏治疗师，他们可以为患者提供心理社会干预，特别是针对严重精神障碍及儿童精神健康问题

4.10.1 紧急转介

通常在下列情况下，最好立即把患者转至精神科专科从业者。

需要紧急转至综合性医院的情况

● 患者企图自杀，情形严重，需要立即得到治疗（如有机磷中毒、过量服用三环类抗抑郁药）。

● 患者变得神志不清，出现异常行为或躯体疾病（如头部外伤或高热）的表现。

● 患者出现难以控制的癫痫样发作。

● 患者长期大量使用酒精或毒品，突然停用导致严重的戒断反应。

需要紧急转至精神科病房住院的情况

● 患者精神症状严重，在家难以控制。

● 患者有即将自杀的风险。

4.10.2 转介至精神科门诊

在下列情况下，最好把患者转给精神科专科医生或请其会诊，但这并不限制初级保健机构或全科医疗机构为患者提供医疗服务。

● 在给精神病性障碍、双相障碍或癫痫患者启动药物治疗之前，最好先把患者转给精神科专科医生或请其会诊。有时候可能转不了或请不到会诊，这时候你可以先给患者开医嘱，然后尽快请专科医生进行审阅。

● 如果要评估发育障碍儿童或痴呆症患者的病因，最好把患者转给精神科专科医生或请其会诊。

● 如果要给孕妇、哺乳期女性、合并其他疾病的患者或年龄过小或过大的患者启动精神科药物治疗，最好先把患者转给精神科专科医生或请其会诊。

● 如果患者在经过你的仔细治疗后仍表现出生活或工作方面的严重功能损害，请把患者转给精神科专科医生或请其会诊。

● 下列患者在接受精神科治疗时也需要得到专科医生的监督。

○ 需要接受药物治疗的多动症患儿。

○ 对常规的抗精神病药无反应且需要接受氯氮平治疗的精神病性障碍患者。

○ 需要接受替代戒毒治疗的阿片类物质依赖患者。

○ 可以通过药物治疗来降低复发风险的酒精依赖患者。

○ 可能需要联合使用两种抗癫痫药物的癫痫患者。

○ 可能从抗胆碱酯酶治疗中获益的早期痴呆患者。

在把患者转给精神科专科医生之前，你最好写一份简要说明，介绍患者目前的主要问题以及尝试过的治疗方法。你也可以请专科医生给你写信，告诉你在社区中为患者提供照护服务的相关建议。

我们做了个表，罗列了你把患者转给其他人时需要提供的重要信息。下面的第一张表是个示例，表中已经填好了相关信息（第43页），第二张空表是供你填写使用的（第43页）。

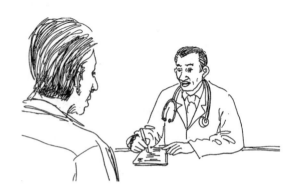

转介单示例	
转介日期：	2016年9月22日
转介人：	王某某（社区护士）
卫生机构名称：	某某社区卫生中心
患者姓名：	张某某
患者年龄：	56岁
患者性别：	男
主要问题：	健忘、出走、发脾气
可能诊断：	痴呆？
存在风险：	长时间走失
目前治疗：	维生素、安定
治疗效果：	欠佳
转介原因：	烦请协诊并制定后续治疗方案

转介单	
转介日期：	____年____月____日
转介人：	
卫生机构名称：	
患者姓名：	
患者年龄：	
患者性别：	
主要问题：	
可能诊断：	
存在风险：	
目前治疗：	
治疗效果：	
转介原因：	

第 4 章总结
关于精神健康问题治疗的重点

- 在制定治疗方案时，需要考虑到患者的精神健康、躯体健康和社会需求。
- 精神健康问题的治疗需要联合药物治疗、心理治疗和社会干预。
- 基于"SMART原则"与患者共同设定治疗目标，并始终让他们参与治疗决策。
- 治疗方案应力求清晰，从而患者、家属及其他健康工作者都可以了解目前的治疗计划。
- 跟踪患者的治疗进展，并根据需要修改治疗方案，直到达成治疗目标。

（译者：曾艺欣）

笔记

第 2 部分
治疗

在介绍了精神健康问题的一般性治疗原则之后，我们将详细介绍三种主要的治疗方法：药物治疗、心理治疗和社会干预。这些方法都是基于证据的，并且在任何场合都是可行的且具有较高性价比的。

5 精神健康问题的具体治疗方法

第1节　药物治疗[1]

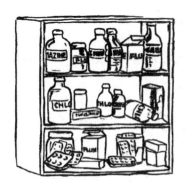

5.1　我何时应该使用药物治疗？

药物治疗对某些精神健康问题来说是必不可少的，但对于其他精神健康问题来说却可能毫无用处。

首先，健康工作者必须决定是否要使用药物。原则上，仅当特定精神障碍有用药指征时才使用药物，不要仅仅因为患者想要，就给他开具药物。如果某人希望服药，通常是因为他们养成了每次看病都要开药的习惯。他们可能觉得，治病的方法只有吃药和打针。他们可能没有意识到心理治疗、生活方式改变，以及情感支持的重要性。如果你没有借此机会向他们进行宣教，而是不必要地给他们开药，那么他们的精神健康问题可能就得花更长时间才

能改善。从长远来看，他们可能会更加频繁地来找你开药，并占用掉你更多的时间。

而另一方面，在某些情况下，患有精神健康问题的人可能压根就不愿意服药！这在以下情况下可能会发生：

- 没有充分告知患者有关他们的问题性质或服药原因。
- 患者乃至健康工作者都担心药物治疗太过危险。
- 患者倾向接受心理治疗。
- 患者在服药后出现了不愉快的副作用。
- 患者病情很重，无法做出决定。

目前，我们针对不同的精神健康问题有不同的药物可供选用。每当开药时，你都应该遵循一些一般原则（框5.1）。如果遵循了这些一般原则，那么治疗精神健康问题的药物会与其他任何药物一样安全。如果有明确证据表明某人有精神健康问题，并且可以从药物治疗中获益，就不要错失治疗机会。

根据经验，以下精神健康问题都可以从药物治疗中获益：

- 严重精神障碍，如精神病性障碍、双相障碍和癫痫。
- 持续时间超过2周并严重影响患者日常生活，导致自杀意念或行为的常见精神障碍（参见1.4.1）。

1　与 Abebaw Fekadu 合写。

- 严重的酒精或药物使用障碍，尤其是在有躯体依赖的时候。

- 部分儿童精神障碍，尤其是注意缺陷多动障碍（attention deficit/hyperactivity disorder，ADHD）（参见11.4）。

框 5.1　精神健康问题药物治疗的合适做法

- 明确诊断有助于更准确地选择治疗方法；
- 根据症状或诊断的类型，以及精神健康问题的严重性，决定是否需要药物治疗；
- 治疗同种精神障碍的不同药物可能会有不同的副作用，选择患者最有可能耐受的药物；
- 请注意，对于孕妇、哺乳期女性、儿童、青少年、60岁以上患者，以及合并躯体健康问题的患者，药物安全性可能有所不同；
- 向患者解释药物治疗的原因、用药方式及疗程；
- 从推荐的起始剂量开始，逐步加量，直至治疗剂量；
- 始终密切关注药物副作用。大多数治疗精神健康问题的药物都是相当安全的；
- 切勿超过最大使用剂量；
- 大多数患者只需要接受单药治疗。尽量避免多药联合治疗，尤其是同类药物；
- 有些药物的疗程一定要足（如抗抑郁药和抗精神病药），而另一些药则要避免长期服用（如苯二氮䓬类药物）；
- 大多数药物会与其他药物、酒精或毒品产生相互作用，导致副作用加重，视情况减少剂量；
- 药物治疗需要联合心理治疗及社会干预；
- 随访时不要偷懒，不要只知道维持原治疗方案。如果患者已经规律服药很长时间，请评估一下他们是否还需要继续服药；
- 建议患者及其家属把药物放在远离儿童的安全地方；
- 请了解你所在地区的药物商品名及价格。你可以在第14章相关信息下方的空白处填上这些信息。

5.2　我应该使用哪种药物？

一旦确定要启动药物治疗，那么下一步就是确定使用哪种药物。全科医疗工作者可以开具的治疗精神健康问题的主要药物包括：

- **抗精神病药**（治疗精神病性障碍、严重行为紊乱和双相障碍）。

- **抗抑郁药**（治疗中度至重度抑郁或焦虑障碍）。

- **心境稳定剂**（控制双相障碍）。

- **抗癫痫药**（控制癫痫）。

- **苯二氮䓬类药物**（用于激越患者的紧急镇静、焦虑障碍或睡眠问题的短期治疗、酒精戒断的处理，以及癫痫发作的紧急处理）。

- 其他用于全科医疗机构的精神类药物包括：治疗睡眠问题的**镇静类抗组胺药**和处理抗精神病药副作用的**抗胆碱能药**。

框5.2～框5.8罗列了不同精神类药物的使用原则。这些药物的可及性取决于你所在地区及药物价格。因此，我们在每个类别下面都给出了多种药物（并附以通用名），对于这些药物，我们通过如下方式加以区分：

（1）WHO在《消除精神卫生缺口行动计划干预指南》（*mental health Gap Action Programme Intervention Guide*，*mhGAP-IG*）中推荐使用的精神类药物以**粗体**表示。

（2）其他费用可能更高，但可由全科医疗工作者开具的精神类药物以常规字体表示。

（3）需要由专科从业者监督使用的精神类药物以*斜体*表示。

（4）*mhGAP-IG*推荐使用但需要由专科从业者监督使用的精神类药物以***粗斜体***表示。

不同药物的常用剂量及副作用参见第14章。

框 5.2　抗抑郁药

抗抑郁药可用于持续存在的、症状严重的（如出现自杀想法）并且影响到患者日常生活的抑郁和焦虑障碍，也可用于其他精神健康问题（如酒精依赖或精神病性障碍）所伴发的抑郁症状。

抗抑郁药的种类

全科医疗工作者可以使用两类主要的抗抑郁药。

- 三环类抗抑郁药：包括**阿米替林**、氯米帕明、度硫平、多塞平、丙咪嗪、洛非帕明、去甲替林和曲米帕明；

- 选择性5-羟色胺再摄取抑制剂（selective serotonin reuptake inhibitor, SSRI, 也称SSRI类抗抑郁药）：包括氟西汀、西酞普兰、艾司西酞普兰、氟伏沙明、帕罗西汀和舍曲林。
- 其他抗抑郁药：包括阿戈美拉汀、安非他酮、度洛西汀、米安色林、米氮平、瑞波西汀、曲唑酮、文拉法辛和伏硫西汀。

　　另一类抗抑郁药只能由精神科专科医生开具。

- 单胺氧化酶抑制剂（monoamine oxidase inhibitors, MAOI）：异卡波肼、苯乙肼、反苯环丙胺和吗氯贝胺。

开具抗抑郁药时的注意事项

- 即使开具了抗抑郁药，心理治疗和社会干预也依然很重要。
- 抗抑郁药在青少年中可能会导致自杀想法增加，需要严密观察。
- 不要给12岁以下的儿童开具抗抑郁药。
- 对于12岁及以上的青少年，不要开具三环类抗抑郁药（它们对该年龄段患者的疗效不佳）。如果心理治疗对青少年没有帮助，请考虑使用氟西汀（而不是其他SSRI类抗抑郁药）。
- 避免给双相障碍患者开具抗抑郁药（治疗双相抑郁的相关建议参见框5.6）。

　　给刚失去亲人的人开药一定要小心（参见10.4）。除非该人患有严重的抑郁，否则最好先提供心理支持和心理治疗，并给予"观察与等待"，而不是直接开具抗抑郁药。

- 抗抑郁药没有成瘾性。
- 总体而言，所有抗抑郁药在治疗成人抑郁方面效果都一样好，但其副作用则不尽相同，并且不同人对于不同抗抑郁药的反应可能不同。
- 药物副作用通常持续时间较短，可自行缓解。但如果它们持续存在，请考虑换用另一种耐受性更好的抗抑郁药。
- 大多数抗抑郁药需要2～4周才开始起效。因此，你应留出足够时间来观察疗效（还在工作的成人需要观察4～6周，老年人和青少年需要观察6～12周）。
- 患者康复后，必须以推荐剂量继续治疗至少9～12个月，以免复发。
- 如果抑郁发作不止一次，则抗抑郁药至少服用2年。
- 同时使用两种抗抑郁药可能有一定危险性，并且通常不会增加治疗获益。
- 应逐步减停抗抑郁药，告诉患者停药过程中可能症状会反复。如果症状反复，请放慢减量速度。

框5.3　抗精神病药

　　抗精神病药用于治疗精神病性障碍和躁狂发作并预防双相发作。对于谵妄或痴呆患者来说，如果所有其他非药物治疗均告失败，则可使用抗精神病药来让表现出攻击性的谵妄或痴呆患者冷静下来。

抗精神病药的种类

　　抗精神病药有很多类，可以将它们简单分为三类。

- 典型抗精神病药：**氯丙嗪**、**氟哌啶醇**、硫利达嗪、珠氯噻醇、哌氟嗪、奋乃静、匹莫齐特、舒必利、

三氟拉嗪和珠氯噻醇；

- 非典型抗精神病药：奥氮平、**利培酮**、氨磺必利、阿立哌唑、阿塞那平、伊潘立酮、鲁拉西酮、帕利哌酮、喹硫平、舍吲哚、齐拉西酮和氯氮平；
- 长效注射型（long-acting injectable, LAI）抗精神病药（长效针）：**氟奋乃静**、阿立哌唑、**氟哌噻吨**、**氟哌啶醇**、帕利哌酮、奥氮平、哌泊噻嗪、**利培酮**和珠氯噻醇。

　　非典型抗精神病药与典型抗精神病药一样有效，但有一个例外很重要，那就是：对于使用其他抗精神病药疗效均欠佳的患者，氯氮平可能有效，但它仅用于其他治疗均告失败时，因为氯氮平存在罕见的但可能致命的副作用。通常，氯氮平应由精神科专科医生开具。

开具抗精神病药的注意事项

- 抗精神病药可由全科医疗工作者开具，这有助于患者及时得到治疗，而非等到他们看了精神科专科医生才开始治疗。
- 如有可能，患者应在启动抗精神病药治疗后由专科医生进行复诊，并定期（如至少每年一次）随诊。同时，全科医疗工作者可继续为患者开药，并提供持续照料与监测。

治疗精神病性障碍的抗精神病药

- 抗精神病药要充分起效，可能需等待数周。
- 对于任何精神病性障碍的急性发作，急性期缓解后应继续治疗至少一年，以防复发。很多人可能需要接受更长时间的抗精神病药治疗。
- 抗精神病药也可用长效针给药，这可以减少患者必须记住每天吃药的烦恼（参见5.7）。
- 抗精神病药也可用于治疗躁狂发作或双相障碍（参见框5.6）。

副作用

　　根据患者更耐受何种副作用来进行抗精神病药的初步选择。如果副作用很大，请换用副作用不同的其他药物。

　　典型抗精神病药的副作用

- 最常见的副作用是肌震颤、肌强直和运动迟缓（"假性帕金森综合征"）。抗胆碱能药（环丙环定、**比哌立登或苯海索**）可减轻这些副作用。不建议你常规同时开具抗精神病药和抗胆碱能药，但对于那些一旦出现副作用可能很难来看病的首发精神病性障碍患者，你可以同时开具抗精神病药和抗胆碱能药，这有助于提高治疗依从性。
- 需要紧急处理的严重副作用见框5.5。另一种严重的副作用可能进展缓慢（通常需要在治疗数年后才会出现），那就是出现不自主运动（如噘嘴、伸舌、咀嚼、咬唇等动作），即"迟发性运动障碍"。出现该问题的患者应前往精神科专科就诊。

　　非典型抗精神病药的副作用

- 应定期监测血糖、血脂、血压和体重，因为非典型抗精神病药会增加糖尿病和心血管疾病风险。给患者提供健康饮食（如低脂低糖饮食）和生活方式（如运动）方面的建议。

框 5.4　抗精神病药的副作用

抗精神病药的副作用

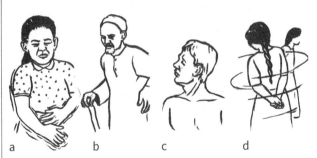

a. 震颤（运动性震颤，双手尤为明显）
b. 僵硬（患者可能感到全身僵硬，可影响运动，如走路）
c. 肌张力障碍（身体某处突然运动，如头部）
d. 静坐不能（感到坐立不安）

缓解或减轻这些副作用的方法

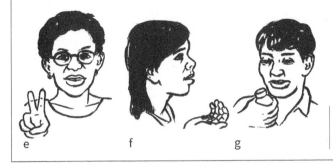

e. 减少药量
f. 尝试另一种药物以减轻副作用
g. 换用其他治疗该精神障碍的药物

框 5.5　需紧急处理的抗精神病药严重副作用

1. 颈、舌或眼部肌肉的突然痉挛（肌张力障碍）。更常见于典型抗精神病药，尤其是**氟哌利多醇**和三氟拉嗪，其发生率约为1/10。对患者而言，这种副作用会引起疼痛，并令人恐惧。
- **苯海索**4 mg 或**比哌立登**2 mg 处理。根据严重程度，选择口服、肌注或静注的给药途径。
- 如有可能，改用较低效价的典型抗精神病药（如**氯丙嗪**）或非典型抗精神病药。
2. 引起痛苦的严重坐立不安（静坐不能）。需排除由精神病性症状或抑郁症状所导致的激惹，并筛查自杀观念或自杀计划。
- 减量或换为非典型抗精神病药（奥氮平）。
- 普萘洛尔 30 mg ～ 80 mg/d，10 mg tid 起始。
3. 发热、僵硬、血压波动、意识模糊（恶性综合征）。这种抗精神病药的罕见副作用多见于首次使用抗精神病药或使用**氟哌啶醇**等典型抗精神病药物，需紧急处理。
- 静脉输液，进行液体复苏。
- 停用抗精神病药。
- 转至医院紧急治疗。

tid：一日三次。

框 5.6　心境稳定剂

心境稳定剂可用于治疗躁狂发作，并降低双相障碍患者复发风险（包括抑郁和躁狂）。

预防双相障碍复发

- 一线治疗药物：心境稳定剂（**锂盐**和**丙戊酸盐**）和/或非典型抗精神病药 [奥氮平、利培酮（长效针剂或片剂）、喹硫平、阿立哌唑、帕利哌酮缓释剂型]。
- 二线治疗药物：心境稳定剂**卡马西平**和/或典型抗精神病药。

治疗躁狂发作

- 典型抗精神病药（如**氟哌啶醇**或**氯丙嗪**）或非典型抗精神病药（如奥氮平或**利培酮**）或心境稳定剂（**如锂盐**或丙戊酸盐）。

治疗双相抑郁

- 如果患者正在使用心境稳定剂，可首先调整药物剂量。有证据表明**锂盐**更好。
- 考虑心理治疗。
- 喹硫平（一种非典型抗精神病药）单药可用于双相障碍患者抑郁症的治疗。
- 若以上方法不可用或无效，请咨询精神科专科医生。

○ 考虑使用抗抑郁药，但患者必须同时使用心境稳定剂或抗精神病药。应密切观察，若患者出现情感高涨表现，立即停用抗抑郁药。

使用心境稳定剂时的注意事项

○ 心境稳定剂的首次应用可由全科医疗工作者开具。如果有可能，还应尽快由精神科专科医生对患者进行检查，以明确是否需使用心境稳定剂，并由其进行定期复诊（如每年至少一次）。同时，全科医疗工作者可继续为患者开药，并提供持续的照护及病情监测。

○ 除非能开展临床及实验室监测，否则不得使用*锂盐*。

○ 孕妇或备孕女性应避免使用任何心境稳定剂。**丙戊酸盐**对胎儿的风险最高，因此，除非精神科专科医生建议，否则不应给育龄期女性使用这种药。

○ 在开始使用**丙戊酸盐**或**卡马西平**之前，请检查患者是否有心血管、肾脏或肝脏疾病。如果存在上述情况，请咨询精神科专科医生。

○ 心境稳定剂与其他药物有很多重要的相互作用（参见第14章）。请确认患者已充分知情。

○ 如果要从一种心境稳定剂过渡到另一种心境稳定剂，请在患者继续服用原有心境稳定剂的基础上加新的心境稳定剂。在原有心境稳定剂缓慢减停之前，请同时使用两种心境稳定剂治疗至少2周。

　　心境稳定剂需长期服用（至少2年）。如果有可能，停药前请咨询精神科专科医生，如果患者曾有严重的疾病发作或频繁复发，则应对停药格外谨慎。缓慢减停的过程应至少持续一个月。心境稳定剂突然撤药可导致疾病复发。

框 5.7　苯二氮䓬类药物

　　苯二氮䓬类药物有时也被称为抗焦虑药或安眠药，但它们作为长期治疗用药解决焦虑或睡眠问题并不好，因为它们容易引起物质依赖。

　　苯二氮䓬类药物用途广泛：

○ 短期治疗急性且严重的睡眠问题、焦虑或痛苦；

○ 躁狂或精神病性障碍的行为紊乱（但不推荐用于谵妄或痴呆患者的行为紊乱）；

○ 处理对酒精有躯体依赖的患者的戒断反应；

○ 癫痫的紧急处理。

苯二氮䓬类药物的种类

　　以下是苯二氮䓬类药物的常用品种：**地西泮**、**劳拉西泮**、**硝西泮**、**氯硝西泮**、**阿普唑仑**、**奥沙西泮**。其作用持续时间各不相同。

使用苯二氮䓬类药物时的注意事项

○ 避免饮酒；

○ 避孕；

○ 适应药物之前，谨慎开车或操作重型机械；

○ 老年人用药时需格外注意跌倒风险；

○ 避免对患有呼吸问题的人使用。

　　开具苯二氮䓬类药物处方时，注意不要超过2～3周，因为人们很容易对它产生依赖。

框 5.8　抗癫痫药

　　抗癫痫药用于预防癫痫患者的癫痫发作。一些抗癫痫药也可用作心境稳定剂。

抗癫痫药的种类

○ 治疗惊厥发作的一线抗癫痫药包括**苯巴比妥**、**苯妥英**、**卡马西平**和**丙戊酸盐**。

○ 对于HIV感染者，如果药物可及且能够负担，推荐使用新一代抗癫痫药：**左乙拉西坦**、**托吡酯**、**加巴喷丁**和**普瑞巴林**。

使用抗癫痫药时的注意事项

○ 如果患者为孕妇：禁用**丙戊酸盐**。

○ 对于育龄期女性，除非必要且咨询过精神科专科医生，否则避免使用**丙戊酸盐**。若使用**丙戊酸盐**，每日补充叶酸5 mg（即便该女性患者无怀孕计划），并确保该女性患者采取有效避孕措施（口服避孕药在使用某些抗癫痫药时效果欠佳）。

○ 如果患者存在智力障碍，尽量避免使用**苯巴比妥**和**苯妥英**。

○ 注意不同抗癫痫药之间的相互作用以及抗癫痫药与患者使用的其他药物之间的相互作用。

○ 如果抗癫痫药在最大剂量下仍旧无效，请谨慎换用另一种抗癫痫药：在继续使用原有药物的同时加用新药，从小剂量起始，缓慢加至有效剂量（或最大剂量），然后才能将原有药物缓慢减停。

○ 如果患者仍有癫痫发作，请将患者转介至专科医生。专科医生可能会联合使用多种抗癫痫药和/或尝试新一代抗癫痫药：拉莫三嗪、左乙拉西坦和托吡酯。

○ 告知患者药物起效可能需要一段时间，且如果突然停药或漏服药物，有癫痫发作的风险。

　　如果患者2年内未再出现癫痫发作，可考虑停止使用抗癫痫药。但是，如果存在癫痫发作难以控制、既往尝试停药时出现新的癫痫发作、头部外伤及颅内感染所致癫痫的情况，则可能需要长期治疗。如果计划减药，应缓慢减量，为期至少2个月。

5.3　我还需要知道哪些药物？

　　精神科的部分药物只能由精神科专科医生开具，且需要由专科医生进行持续监测。但是，全科医疗工作者需要对这些药物及其副作用有一定了解，以防使用这些药的患者需要在全科医疗机构中接受治疗（参见第14章以获取这些药物及其副作用的详细信息）。

5.3.1　哌甲酯

　　*哌甲酯*是一种中枢神经系统兴奋剂，

用于治疗儿童的注意缺陷多动障碍（参见11.4）。该药物仅可开给6岁及以上儿童。服用**哌甲酯**的儿童需监测是否出现发育迟缓、低体重和睡眠问题。如果出现这些问题，请转介至精神科专科医生。

5.3.2 氯氮平

氯氮平是一种非典型抗精神病药，适用于其他抗精神病药疗效欠佳的患者。由于可能出现威胁生命的副作用，必须在精神科专科医生的指导下开具**氯氮平**。你应该对以下内容有所了解：

● 服用氯氮平的患者需定期复查白细胞计数。如果白细胞计数低，请立即咨询精神科专科医生，可能需要立即停药，以防出现致命性的骨髓抑制。

● 氯氮平还会引起严重的便秘，可能导致肠梗阻甚至死亡。如果遇到正在服用**氯氮平**的患者，请务必询问他们的排便情况，并建议他们多吃水果和蔬菜。重视任何有关便秘的主诉。

● 极少数情况下，**氯氮平**可引起心脏炎症（"心肌炎"，体征包括发热及脉数）或引起肺栓塞（呼吸问题）。如出现该情况，需急诊处理。

● 氯氮平其他较常见但危险性相对较低的副作用包括：夜间流涎（建议患者在枕头上放一条毛巾）、镇静和体重增加。

5.3.3 治疗阿片类物质依赖的药物

美沙酮

美沙酮是一种长效的阿片类物质替代药物，可用于治疗阿片类物质（如海洛因）戒断的急性症状，或可长期服用以减少阿片类物质的有害使用（如注射使用和违法行为）。**美沙酮**是糖浆制剂。**美沙酮**也可能出现滥用，因此有必要在诊所或患者家中（每日）监督患者饮用**美沙酮**。如果患者服用**美沙酮**的同时吸食街头贩卖的阿片类物

质，则很容易出现药物过量。在处理药物过量时，请记住美沙酮的药效需要一定时间才会消失（参见流程图6.5）。

丁丙诺啡

丁丙诺啡是一种阿片类物质替代药物，可用于戒断和长期替代治疗。它是舌下含服的片剂。没有美沙酮那么危险。但是，如果患者在服用**丁丙诺啡**的同时使用街头贩卖的阿片类物质，仍然可能会出现意外过量。

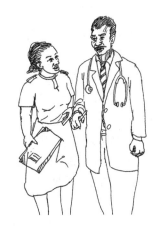

可乐定、洛美替丁

可乐定或**洛美替丁**可用于减轻阿片类物质的戒断症状。它们有头晕和镇静的副作用。需要监测血压。

5.3.4 预防酒精依赖复发的药物

● **阿坎酸**有助于降低酒精渴求。患者停止饮酒后需服药12个月。服用**阿坎酸**的罕见副作用包括皮肤反应，需要去医院紧急处理。

● **纳曲酮**是另一种有助于降低酒精渴求的药物。患者停止饮酒后需服药12个月。如果使用**纳曲酮**的患者需镇痛，请避免使用阿片类药物（如曲马多、哌替啶、吗啡）。**纳曲酮**会阻断这些止痛药的作用，导致它们起不到镇痛作用。

● **双硫仑**同酒精一起使用会出现令人非常难受的反应，从而可帮助戒酒。这种

反应可能很危险。患者可能出现面部潮红、恶心、呕吐和晕厥等症状。即便患者停止饮酒，**双硫仑**也可引起严重的副作用，包括精神病性障碍。

5.4 如果患者未按医嘱服药怎么办？

如果一名健康工作者希望支持患者用药，那他能做的最重要的事情就是与患者建立信任关系，并为其提供有关疾病与药物的信息。以下列举了一些要点。

● 向患者解释其症状是由精神疾病所引起的，并且精神疾病也像躯体疾病那样，药物是可以起到一定作用的。

● 向患者说明，为了降低复发风险，在病情好转后的一段时间内仍需继续服药。

● 向患者说明，很多用于治疗精神健康问题的药物需要一定时间才能起效，要保持耐心。抗抑郁药就是最常见的例子，它通常需要至少3周才开始起效。

● 为了降低出现副作用的可能性，药物需从小剂量起始，逐步加量至治疗剂量。

● 至少每两周对患者进行一次随访（如果可能，随访可以更加频繁），直至患者出现好转迹象。鼓励患者坚持治疗。

● 如果出现副作用，请按照框5.4中的步骤进行处理。

● 如果患者同意，那么也可以让患者家属参与进来，鼓励患者坚持用药。

● 尝试一些提高动机的策略（参见5.17）。

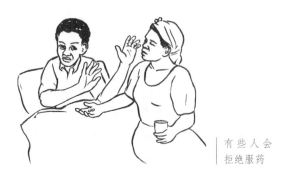

有些人会拒绝服药

● 简化用药方式，很多精神科药物都可以每日只服用一次（如大多数抗精神病药和抗抑郁药）。

● 监督患者是否遵医嘱服药，例如，你可以算算患者药瓶里还剩几片药，从而判断患者是否遵医嘱服药。

有的家属可能会试图给患者暗服药物，例如，把药片碾碎后掺入食物中。对于这种行为，我们要加以理解，理解家属的难处，同时也要告诉他们蒙骗患者的潜在后果：

● 这样做可能没有尊重患者对于治疗的知情权。

● 患者可能会出现危险的副作用，却不知何故。

● 患者如果发现此事，可能会不再信任家人。

● 患者如果没有发现此事且病情有所改善，可能会不知道药物在其康复过程中所起到的重要作用。

因此，与其蒙骗患者，不如把所有能支持患者服药的办法都尝试一下。如果这些方法都失败了，且患者仍处于疾病状态或有伤害自己或他人的风险，可考虑静脉用药（参见5.7）或住院治疗。

5.5 患者病情无明显好转时该怎么办？

考虑如下可能的原因。

● **患者依从性差** 患者依从性差的原因可能是因为他们感觉自己病情已经好转，没有必要再继续服药了。另一种原因是他们担心服药会上瘾。药物副作用也可能使人停药（参见5.6）。

● **剂量不足** 如果没有服用合适的剂量，药物可能无法起效。

● **疗程不足** 多数药物需要按推荐剂量服用至少数周才会起效。

● **诊断有误** 如果患者已经足量足

疗程使用了至少两种不同类型的药物，而病情却完全没有好转，请重新考虑你的诊断。

● **合并物质使用问题**　如果患者用药期间还在使用某些精神活性物质（如酒精），可能会影响他们的药物治疗效果。

● **持续存在的社会应激源**　持续存在的社会压力可能会阻碍患者的康复过程。

如果你成功找到并解决了患者疗效欠佳的原因，可患者的病情仍无明显改善，那你可能就需要考虑将患者转介至精神科专科医生那里。如果无法转介，那么你可以尝试换用另一类药物（如从典型抗精神病药换为非典型抗精神病药、从三环类抗抑郁药换为SSRI类抗抑郁药）。通常情况下，请避免联用两种同类型的药物（如两种抗抑郁药或两种抗精神病药），除非是在换药期间——换药期间需要两药联用从而实现过渡。

5.6　如果出现副作用该怎么办？

首先，请明确患者所说的问题确实是由药物副作用所导致的。如果是药物副作用，那么症状应该是在开始用药后才出现的。有时候，患者所说的那些症状可能在用药前就已经存在了，是由其精神健康问题所导致的，而患者则可能误以为是药物副作用。在这种情况下，请向患者指出这一点，好让他安心。你需要熟悉精神科药物的常见副作用。如果患者主诉与这些副作用不符，请考虑其他原因。

一旦确定患者出现了药物副作用，你有如下选择。

● **患者能否忍受这些副作用？** 大多数药物都有副作用，但多数是轻微且暂时的。问问患者，副作用给他们带来了多少痛苦。人们通常会说，如果药物确实可以在短时间起效，那他们可以忍受药物的副作用。

● **药物能否减量？** 有时候，药物可以适当减量，这样的话，既可以减轻副作用，又不至于让病情恶化。

● **能否换药？** 对于许多精神健康问题来说，往往有许多药物可以选择。如果某种药物出现了无法耐受的副作用，可尝试换用其他药物。

● **能否加用减轻副作用的药物？** 例如，关于典型抗精神病药副作用的治疗，可参见框5.5。

● **能否通过非药物干预来减轻副作用？** 例如，为了控制由某些精神科药物所导致的体重增加，你可以建议患者低热量饮食，避免摄入含糖饮料，并进行体育锻炼。

框 5.9　长效注射型抗精神病药

　　长效注射型抗精神病药一般是采用肌内注射（通常在臀部）的方式，由此药物可以被缓慢释放到血液中。注射频率多为数周一次（通常每月一次）。

长效注射型抗精神病药的类型

- 长效注射型抗精神病药多为典型抗精神病药。最常见的包括：**氟奋乃静**、癸酸氟哌噻吨、癸酸**氟哌啶醇**、哌泊噻嗪棕榈酸酯、癸酸珠氯噻醇。
- 新型长效注射型抗精神病药越来越多。暂无证据表明它们的疗效更优，但它们的副作用可能更容易被患者所接受。这类药物包括：**阿立哌唑针剂、奥氮平棕榈酸酯、帕利哌酮棕榈酸酯和利培酮微球**。

使用长效注射型抗精神病药时要记住以下几点

- 切勿给从未口服过抗精神病药的患者使用长效针剂；
- 如果条件允许，请在开始使用长效针剂之前咨询精神科专科医生；
- 务必从测试剂量开始（例如，氟奋乃静12.5 mg肌注），以防出现药物或溶剂的副作用，并连续观察5～7天；

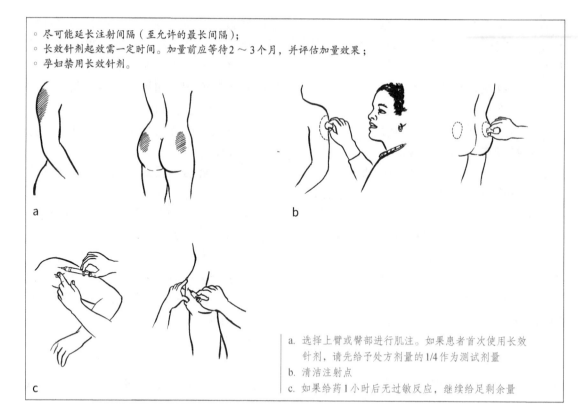

○ 尽可能延长注射间隔（至允许的最长间隔）；
○ 长效针剂起效需一定时间。加量前应等待 2 ~ 3 个月，并评估加量效果；
○ 孕妇禁用长效针剂。

a. 选择上臂或臀部进行肌注。如果患者首次使用长效针剂，请先给予处方剂量的 1/4 作为测试剂量

b. 清洁注射点

c. 如果给药 1 小时后无过敏反应，继续给足剩余量

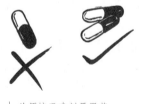

必须按正确剂量服药

5.7　什么时候需要注射针剂？

针剂在处理精神健康问题中的作用非常有限。极少数情况下，当患者出现暴力行为或易激惹（irritability）时，有必要给予针剂，以作为紧急干预措施（参见流程图 6.1）。长效针（框 5.9）有助于减少患者的住院需求，最常用于那些拒绝口服抗精神病药，但一旦停药，疾病就容易复发的慢性精神病性障碍患者。在无法获得心境稳定剂的情况下，长效针有时也用于双相障碍复发的预防。有些人倾向于使用长效针，因为它们比每日用药更方便。除此以外，建议不要使用针剂治疗精神健康问题。对于主诉疲劳或虚弱的患者，避免使用不必要的药物注射（如维生素），这可能是常见精神障碍而非维生素缺乏的表现。

5.8　降低药物治疗成本

在所有治疗精神健康问题的药物中，有些新药可能比老药更有优势，尤其是在副作用的类型方面。然而，这些新药的价格总是很高，就像治疗其他疾病的新药那样。因此，在选择药物时，应始终考虑到价格这一因素。对于某些患者来说，副作用上的差异可能不如价格上的差异来得那么重要。你可以在第 14 章的空白处记下你所在地区的不同药物的价格，方便你为患者选择合适的药物。

第2节　心理治疗

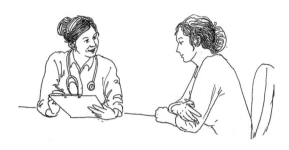

有些健康工作者可能会觉得，心理治疗或者说"只是谈话"，不算是"正经的"医疗服务。很多人甚至会怀疑，心理治疗是否可以被视作某种治疗手段。这就解释了为什么患者每次来到诊所的时候，很多健康工作者都会倾向于选择药物治疗。患者通常自己也会对药物有所期待。甚至，有些患者会告诉健康工作者说，他们只需要打一针就好了！因此，我们首先需要澄清一些关于心理治疗的疑问和迷思。

"心理治疗"这个词，在不同语境下，对不同人来说，可能会有很不同的含义。一个没有受过正规训练的人，只要他们足够关心别人，那么他们也可以为自己处在痛苦中的朋友提供所谓的"心理治疗"。在这种心理治疗关系中，提供心理治疗的那个人通常是根据他们的直觉和同情心来工作的。虽然这种方法也有它的长处，但是，正规的心理治疗和朋友间的谈话还是有很大的区别（表5.1）。

本手册里，我们用"心理治疗"这个术语来指代所有形式的心理治疗手段。心理治疗包含一套技术和方法，任何对此有兴趣并且能够保持开放态度的健康工作者都可以学习这些技术和方法。

5.9　心理治疗的一般性原则

5.9.1　心理治疗适合谁？

在下一个小节中，我们会介绍一些心

理治疗的基础治疗技术，例如，给予希望。这些都是非针对性的心理治疗技术，你在面对任何患者的时候都可以使用它们，这些技术能够帮助你有效提高医疗服务质量和患者满意度。

还有一些心理治疗技术，例如，"问题解决""健康思考""活跃起来""增强动机"和"处理人际问题"，是针对特定种类的精神健康问题的。我们称这些技术为"针对性的"心理治疗技术。

心理治疗和药物治疗并不相互排斥。对于部分人来说，心理治疗就足够解决他们的问题，但对于其他人来说，他们可能还需要加用药物治疗。

5.9.2　适用于所有人的基础心理治疗技术

下面我们会介绍一些适用于每个有精神健康问题的人的基础心理治疗技术。

给予安慰

健康工作者经常会觉得，有精神健康问题的人只是"想太多"或"过于敏感"。这些说法似乎是在说，这些人并没有"真实存在的"健康问题。对于健康工作者来说，有件事情很重要，那就是要避免对患者说："你什么问题都没有。"大多数人都会因为这样的话而感到沮丧。毕竟，他们确实遇到了一些问题。他们确实感觉不好，这正是他们来向你求助的原因所在。很多人会担心他们是否患上了某种严重的躯体疾病，这让他们感到更加紧张和难过。因此，健康工作者应该告诉患者，他们完全能够理解患者正在经历的痛苦症状，但这些症状并不会危及生命或导致严重疾病。健康工作者还应该告诉患者，这些症状很常见，并向患者保证，他们将进一步解释问题所在及治疗手段。

提供解释

向患者解释问题所在，能够帮助患者认识到他们症状背后的原因，消除他们的疑惑。首先，用通俗的语言向患者解释其症状。以案例1.1中的露西为例（第5页），你可以通过以下方式来向她解释其症状：

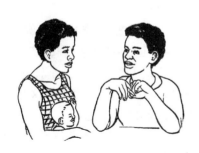

"在生完孩子以后，很多女性都会时常感到痛苦和不适。事实上，女性在生完孩子以后出现疲劳和睡眠问题的情况非常常见。有些女性可能还会感到非常悲伤，并对她们的孩子丧失兴趣。"

接下来，你可以把关注点转移到患者向你讲述的具体症状上。如果你知道这些症状是为什么会出现的，你还可以进一步向患者解释这些症状的产生机制。例如，

你可以向案例1.2（第6页）中的丽塔女士说：

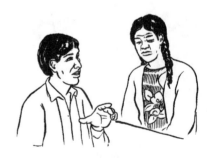

"当我们感到压力大、很难过或是不开心的时候，通常都会出现一些睡眠上的问题，会感到身体疼痛，会产生各种各样的担忧。你在过去一个月里都感到很疲劳，而且不开心。这可能是因为在你的丈夫去世和你的孩子离开村子以后，你感到压力很大。因此，你就变得情绪很低落。这不是因为你懒惰或者'想太多'，这是一个会影响到我们身边很多人的常见问题。你跟我讲的所有这些问题都是因为这个情绪障碍所导致的。"

表 5.1 专业心理治疗和朋友聊天的不同

心 理 治 疗	朋 友 聊 天
专业伦理要求谈话的保密性	没有保密要求
聚焦、结构化、目标导向	不聚焦于某个具体目标
引导患者自己找到解决方案	给建议
心理治疗师不会评判或站边	朋友可能会有评判或站边
根据对患者出现精神障碍的原因的理解，运用特定方法	没有理论基础的指导

我们还可以看看案例1.3中的拉维的例子（第6页）：

"你所说的呼吸困难、心动过速、恐惧等这些症状其实都是因为惊恐发作。这十分常见，不会导致什么危及生命的疾病。事实上，这些症状的出现是因为你对某些事情感到非常紧张或担心。当你感到紧张的时候，你就会呼吸加快，这时候，你的

身体就会发生某些变化，你的心跳会随之加快，你会感到非常恐惧，觉得可能会发生某些灾难性的事情。其实，如果你可以控制自己的呼吸，就可以很快终止这次惊恐发作。你之所以会出现惊恐发作，很可能是因为你在朋友去世的那次事故中受到了惊吓。任何人都可能出现这种情况。"

让我们再看看案例1.4（第8页）中迈

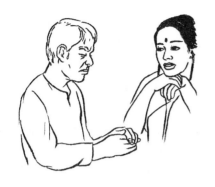

克尔的例子：

"你所提到的睡眠问题、晨起不适感，还有胃部烧灼样疼痛，都和你的酗酒问题有关。酒精非常容易让人上瘾，所以你现在才会总想要饮酒。你早上总觉得不舒服，这部分是因为你正在经历酒精戒断反应，这也是为什么你早上喝杯酒就会感觉好一点的原因。而你变得抑郁和不开心，则是因为你觉得自己已经失去了对饮酒行为的控制，也可能是因为你感觉自己身体不舒服，总像生病了一样。如果你能够戒酒，那这些问题就会消失，你也会感觉好很多。"

如果某人不认为自己有精神障碍（如严重精神障碍患者），那么向他解释他们的问题则变得更加困难。但即使如此，在避免冲突的前提下，让患者理解你的想法，也是非常重要的。方法之一可能是：

"你跟我说，有人在你的食物里下毒，有人在计划谋害你。我知道，这让你感到非常痛苦，但我想要帮助你。以我的经验，这可能是因为你的大脑跟你开了个'玩笑'，让你觉得有些事情虽然没有发生，却感觉特别真实。虽然我没办法向你证明这种说法，但你是否愿意尝试一下我建议的这种治疗办法呢？我想，这或许可以帮到你。"

此外，问问患者的想法也同样重要。问问他们：他们自己觉得是什么导致了他们的疾病？什么样的治疗可以帮助他们？

理解患者的想法，能在很大程度上帮助健康工作者制定接下来的治疗计划。举个例子：患者可能会觉得，他们的疾病是由鬼神所导致的。健康工作者可以告诉他们，如果他们这么想，那他们一方面可以找神父谈谈，以获得精神上的指引，另一方面也要明白，他们的症状可能是由压力太大所导致的，他们应该同时向健康工作者寻求帮助，以获得相应的治疗。请不要忽略患者的想法，即便他们的想法有时听起来可能不太科学。通过倾听并认可患者对他们自身疾病的理解，你会获得更好的治疗结果。每当你向患者解释了什么，都请记得给患者一些提问和澄清的机会。

给予希望

让患者明白，在接受治疗后，他们的症状可以有所好转，比如面对一名抑郁障碍患者，你或许可以这么说：

"虽然你现在可能觉得什么都无法帮助你，但是就我的经验，许多得了这种疾病的人都可以好起来，而且也确实好了起来。"

不要低估健康工作者给予患者希望所能带来的影响力。事实上，让患者感到希望，可以提高他们遵从医嘱的动力，进而增加他们痊愈的可能性。与此同时，你也应该保持现实和诚实。严重精神障碍患者可能不会痊愈，但通过治疗，他们的症状可以得到改善。了解到这种可能性，可以给患者带来希望。

识别并处理当前的社会问题

社会问题通常会导致精神健康问题。有时候，你可以找到患者的家人朋友，来帮助患者解决他们的社会问题。或者，你可能知道某些可以提供帮助的社会组织（如专门帮助家暴受害者的组织）。即便没有相关资源，你也可以让患者谈谈他们当前遇到的困难，并给予共情与倾听，这也能帮助到患者。每次患者来的时候，你都可以问问他们当前遇到的问题。这样能让患者知道，你在倾听他，你也很关心他。

给患者直接提供解决问题的建议，或许可以在短期内帮助到他们，却无法帮助他们学会如何更好地解决他们可能遇到的社会问题（这从长远来看可能更有益处）。因此，如果你有时间，可以通过"问题解决"策略给患者提供更有深度的支持（参见5.11）。

回顾、鼓励与支持

对所有的心理治疗流派来说，回顾患者的治疗进展，并提供鼓励和支持，都是非常重要的。多多鼓励患者，帮助他们建立自信，让他们相信一定可以克服困难。也许，患者在某段时间内没有取得任何进展，这时候，请告诉患者"这是正常的，请不要放弃。"

评估治疗进展的时候，问问题一定要问得具体。如果你只是问"你最近怎样？"，然后患者只是耸耸肩，跟你说"还行"或其他模棱两可的答案，这并不能起到什么帮助作用。你应该更加具体地问患者他们最近的情况。

- 为了实现我们上次会谈时所讨论的目标，你最近做了什么？
- 实现这些目标是简单还是困难？
- 实现这些目标对你的感受和情绪有什么影响？
- 如果上次的目标完成了，请向患者表示祝贺，并询问他们是想继续练习同样的内容，还是想开始向下个目标进发。
- 如果上次的目标没有完成，那就问问患者究竟哪里出了问题？患者将会采取什么行动来应对这些在完成目标过程中可能遇到的困难？

5.9.3　提供心理治疗的方式有哪些？

提供心理治疗的方式有很多种，包括个体或团体治疗（表5.2）、面对面治疗、基于网络的心理治疗或基于电话的心理治疗。人们也可以通过网络或看书来自学一些心理治疗技术。这些不同的心理治疗技术各有利弊。

表 5.2　个体治疗和团体治疗的区别

个 体 治 疗	团 体 治 疗
治疗时间更灵活	治疗时间必须对团体的所有参加者都合适，需要招募到足够的组员才可以开始
可以在小型心理治疗室中进行	需要一个足够大的房间或私密空间
对门诊心理治疗可能更具可行性	对社区心理治疗可能更具可行性
治疗内容更加个体化	治疗内容取决于整个团体的需要
治疗进展取决于患者自身及咨访关系	治疗进展可能更快，因为在团体中患者可以接触到更多真实案例
	可以帮助患者认识更多与他们有相同经历的人
个体治疗可能更易被部分患者接受，因为患者不需要在他人面前谈论有关自己的敏感话题	团体形式可能更易被部分患者接受，因为治疗过程不会只集中在某个患者身上
对资源的要求通常更高：一名健康工作者只服务一名患者	可能更有效率：一名健康工作者可以同时为多位患者提供治疗
健康工作者只需要了解心理治疗技术	健康工作者还需要学习如何带领团体

个体治疗还是团体治疗

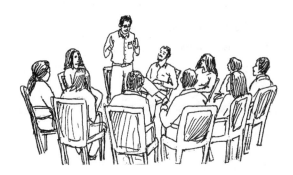

个体治疗和团体治疗在有效性上没有显著差异。因此，你可以根据工作环境来选择最合适的方法。

心理自助还是面对面治疗

心理自助指的是患者通过自己寻找某些资源（如图书、小册子或网站），获得并尝试有关自身精神健康问题的简单建议或结构化的心理治疗策略，从而改善自身精神健康问题的办法。心理自助最大的优势在于：患者可以方便、快捷、低成本地获得某些资源，不会受到精神健康问题污名的影响，并且只要有需要就可以随时取用。不过，对某些人来说，单纯依靠心理自助是远远不够的。将心理自助和面对面或电话心理治疗结合起来，可以让心理自助的效果更好。作为健康工作者，你可以多多了解电子或书本形式的不同心理自助材料，确认这些材料的内容是有严谨的实证依据的，并且与本手册里给出的建议是一致的。你也可以考虑在你工作的地方准备一些心理自助手册，方便患者取用。

5.9.4 需要做多少次心理治疗？

本手册所提到的心理治疗策略都是有次数限制的。但是，心理治疗的具体次数及每次治疗时长应尽可能根据患者需要而定。我们可以把心理治疗的过程分为"起始阶段""中间阶段"和"结束阶段"。

在"起始阶段"，你需要：

- 评估患者遇到的主要问题，并与患者共同决定哪些问题需要得到解决。
- 决定哪些心理治疗策略可能对患者有帮助。
- 与患者建立信任关系。
- 向患者解释你将用到的具体心理治疗技术及这些技术会如何帮助到他们。
- 鼓励患者成为心理治疗的积极参与者。

在"中间阶段"，你需要：

- 通过具体的心理治疗策略帮助患者。
- 回顾心理治疗进展并提供鼓励和支持。
- 如果心理治疗策略效果不明显或在心理治疗过程中出现新的问题，考虑换用其他心理治疗策略。

在"结束阶段"，你需要：

- 帮助患者学习如何继续使用心理治疗中所学到的策略来保持良好状态。
- 为结束治疗关系做好准备。

在一个疗程的心理治疗结束后，有些患者可能还需要几次巩固治疗。在开始心理治疗之前，务必向患者说明，他们通常需要接受1次以上的心理治疗才能从中获益。如果可能，事先和患者商定好他们接受心理治疗的次数。理想情况下，我们建议至少进行3次心理治疗，这样就包括了起始、中间和结束3个阶段。通常，一次有效的心理治疗需要包括6～8次治疗。

提前和患者讲好每次心理治疗的时长及心理治疗的频率也很重要。每次心理治疗的时长应至少达到20分钟（平均需要30分钟），但不要超过1小时。心理治疗的频率通常是每周或每两周1次。对精神病性障碍或双相障碍患者来说，应降低心理治疗频率（如每月1次），但延长总疗程（如1～2年）。

5.9.5 挑战

表5.3列举了一些心理治疗中可能遇到的问题及相应的解决方案。高质量的督

导（尤其是来自心理治疗专家的高质量督导）可以解决表中大部分问题。如果无法得到正式督导，那么你可以尝试与你领域内的专业人士建立非正式联系。这样的话，当你不确定该怎么做的时候，就可以咨询他们的建议。与同事讨论也很有帮助，即使他们不是心理治疗专家。另外，最好能够定期参加案例讨论（如每月1次）。

表 5.3 心理治疗中可能遇到的问题及相应的解决方案

问 题	解 决 方 案
患者情绪很痛苦或有自杀倾向	有时候，患者的情况在好转之前可能会先恶化。 如果患者感到很痛苦，请为他们提供支持并保持冷静。允许他们去表达他们的痛苦。如果患者的痛苦情绪迟迟没有缓解，建议终止心理治疗，评估患者的自杀风险及伤害他人的风险（参见流程图6.3）。如果可能的话，联系患者家属或朋友来医疗保健机构接他，并安排一次简短随访
患者反复缺席治疗或在非预约时间来访	或许患者有缺席的正当理由，但有时这可能意味着患者并不确定心理治疗是否有效，或觉得自己没能从心理治疗中获益。 回到"起始阶段"，重新检查你是否找准了患者的主要问题。你还需要检查患者是否愿意接受你所采取的心理治疗策略。同时，确保患者已清楚了解你采取这些策略的理由
治疗超时	治疗超时可能是因为你在时间管理上有问题，也可能是因为患者不愿意结束这次心理治疗（如他不停地和你说新的事情）。每次心理治疗开始前，都清楚地告诉患者这次治疗的时长。在治疗结束前5分钟，提醒患者将会在5分钟后结束这次心理治疗。如果他开始讲新的问题，请告诉他，你会在下次治疗时再和他一起处理这个问题，除非你担心他可能有自杀或者伤害他人的风险（参见7.6）
患者不愿意结束心理治疗	提前做好规划是有帮助的。在刚开始心理治疗的时候，就和患者说好心理治疗的预计次数，并在心理治疗过程中，反复提醒患者还剩多少次治疗。在最后一次治疗时，把重点放在患者该如何继续保持良好状态，从而给予他们自信。如果患者在心理治疗结束后又出现状态不好的问题，可以为他们提供几次巩固治疗，但要向患者强调，他们应该先试着自己通过心理治疗中所学到的策略来解决问题
患者和心理治疗师发展出亲密关系	咨访关系可能是非常亲近的，患者可能会把他们生活中非常私密的部分告诉心理治疗师，并对心理治疗师产生很深的感激之情。心理治疗师也可能会觉得自己对患者来说是非常重要的。在这种情况下，亲密关系就很有可能会发生。但是，这样的亲密关系是绝对不正确的。在你做出具体行动之前，一定要与你的同事或督导讨论此事，讨论你对于患者所产生的感情。终止治疗，但要确保他可以继续从其他健康工作者那里得到治疗，并让他们知道发生这种事情不是他的责任
心理治疗师被患者惹恼或对患者生气	有时，你可能会被患者及其行为惹恼。你可以和督导或同事讨论此事，并找出更加理解患者（以及为什么他们会做出令你生气的行为）的办法。永远不要在患者面前表现出你的气愤和恼火。如果你无法控制住自己的生气情绪，请终止心理治疗，但要确保他可以继续从其他健康工作者那里得到治疗
患者在你的非工作时间联系你	你的患者可能会在社交场合找到你，给你打电话，甚至去你家里找你。这些情况会让心理治疗师感到非常疲惫和烦躁。不要接受这种非正式的心理治疗，礼貌地告诉患者你很乐意在医疗保健机构中接待他们。唯一的例外是，患者正处于紧急状况，此时你需要帮助他们联系急诊
过度卷入	有些患者会在我们心中挥之不去。即使不在工作，我们还是会忍不住想到他们的问题和痛苦。如果出现这种情况，请与你的督导或同事讨论此个案，并分享你的担忧

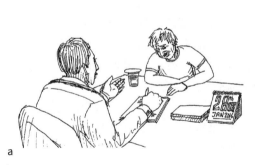
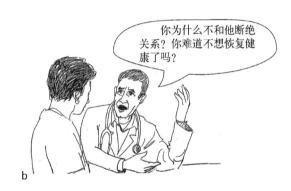

心理治疗中的挑战：
a. 患者情绪很痛苦或有自杀倾向
b. 健康工作者被患者惹恼

5.9.6 针对具体症状和问题的心理治疗策略

如果能够针对患者的主要问题和症状进行心理治疗，那么心理治疗会更加有效。

在表5.4中，我们列举了针对具体症状和问题的多种心理治疗策略。

接下来，我们将会详细介绍如何使用这些具体的心理治疗策略。

表 5.4 心理治疗策略及其所针对的问题

具体治疗策略	使用场景
心理急救	适用于性侵受害者（参见10.3）、因个人危机而情绪崩溃的人、对创伤事件反应强烈的人（参见10.1）及丧亲者（参见10.4）
问题解决	当患者因面临众多问题而出现情绪崩溃的时候，可以使用这一策略。所有有精神健康问题的人都可能会出现这种情况，但在常见精神障碍患者中尤为常见（参见14.1）
放松训练	适用于任何让患者感到压力、紧张或焦虑的精神健康问题
活跃起来	适用于任何使患者出现活动减少和社交回避的精神健康问题
健康思考	适用于经常对自己和自己的生活有负面想法且思虑过多的人
改善关系	适用于任何有人际关系困扰的人。人际关系困扰可能是导致他们出现精神健康问题的原因，也可能是精神健康问题的结果
控制愤怒	适用于恼火或生气状态中的人及家庭暴力受害者的伴侣
增强动机	适用于所有需要做出生活方式改变的人（如饮食、锻炼、物质使用）和需要改善药物依从性的人

5.10 心理急救

当某人被他所面临的问题完全击垮或感到崩溃的时候，我们就说此人正处于心理危机之中。对不同人来说，可能导致出现心理危机的情况不尽相同。因此，心理危机的定义必须基于我们对当下处境的认识及该处境对我们问题解决能力的影响程度。就像我们需要为那些在事故中身负重伤的人提供急救一样，健康工作者也需要为那些处于心理危机之中的人提供"心理急救"。心理急救的基本想法是，有时候人

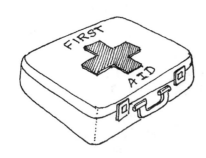

们在遇到严重危机的时候可能会需要得到一些短期支持，以帮助他们找到解决危机的方法。随着时间慢慢推移，大部分人都可以从危机中恢复过来。

5.10.1 什么时候应该使用"心理急救"策略

当出现严重的危机事件并给人们带来强烈的精神痛苦的时候，就应该进行心理急救，这些事件包括：

- 遭遇严重事故。
- 遭受暴力侵犯（包括性侵）。
- 目击死亡惨状。
- 经历重大灾害，如地震（参见13.1）。
- 经历战争或冲突（参见13.1）。

在发生严重的危机事件之后，心理急救可以起到帮助，但不是每个人都需要心理急救。只有那些精神上非常痛苦并希望得到帮助的人才需要心理急救。如果某人需要的是更加专业的医疗服务，那么就不要使用心理急救，如

- 某人身负重伤，可能危及生命。
- 某人过于痛苦，以至于无法照顾自己及其子女。
- 某人有自杀倾向，可能会伤害自己（参见7.6）。
- 某人可能会伤害他人（参见7.2）。

5.10.2 如何使用"心理急救"策略

- 确保他已经治疗了由危机所导致的躯体伤害（如外伤）。
- 评估需求及担忧，例如，了解他目前最迫切需要的东西。
- 尝试提供解决方案，这些解决方案包括：和他人分享自己的问题，联系警方和其他援助机构，情况严重的话，需转介至医院接受短期住院治疗。
- 倾听，但不去强迫他谈论自己的经历。
- 保持冷静并提供安慰，即便他表现得非常愤怒和焦躁。
- 安慰他说，这些情绪反应都是正常的。
- 帮助他找到相关信息，并联系相关服务及支持。
- 保护他，以免受到二次伤害。
- 如果他因为感到非常不安而出现了睡眠问题，你可以给他开几天的苯二氮䓬类镇静剂（参见框5.7）。
- 让他一两天后再来复诊。大多数人在复诊的时候都已经冷静了下来，也更能掌控他们当下的处境了。在复诊的时候，你应该给他做一个更加全面的精神科检查。

5.10.3 挑战

对于健康工作者来说，听到某些心酸的故事是很叫人沮丧的，也会让人想要去把这些事情变好。但要记住，对那些已经发生的创伤，你是无法让它们消失的，帮助患者的最好办法就是助其自助，帮助他们找到自己解决这些问题的方法。

5.11 问题解决

"问题解决"策略是一种心理治疗策略，它可以帮助患者看到他们生活中的问题是如何让他们感到焦虑和抑郁的，以及这些情绪又是如何让问题解决变得更加困难。使用这个策略的目标，并不是由健康工作者去解决患者的问题，而是教会患者某些问题解决技巧，从而可以让他们自己有效地解决问题。

5.11.1 什么时候应该使用"问题解决"策略

"问题解决"策略应该是所有心理治疗的基础结构,尤其是当这里的"问题"既包括社会问题(如家庭暴力)也包括心理问题(如抑郁或焦虑)的时候。因此,"问题解决"策略对几乎所有的精神健康问题都适用,但对常见精神障碍来说是尤为适用的。

5.11.2 如何使用"问题解决"策略

在心理治疗中,我们可以采取以下几个步骤来解决问题。

第1步:解释心理治疗策略

第一步是向患者解释"问题解决"这个心理治疗策略,指出他们所面临的问题与他们的情绪症状之间的关系,这些情绪症状反过来又会影响到他们解决问题的能力。你可以像这样解释:

"多多了解自己应对压力和处理问题的方式,可以帮助到你和其他遇到相似问题的朋友。我想讨论一下你所遇到的某些问题,然后想一想你可以尝试什么办法来解决这些问题。"

第2步:定义问题

问问患者在生活中遇到什么问题。一个比较好的办法是从相对"安全"的问题开始问起(如工作相关的问题),然后再进入到比较个人化的一些问题(如性相关的问题)。记得询问有关患者个人生活的问题,这些问题通常是最重要但也是最让人沮丧的问题。为了询问有关患者个人生活的问题,你可以这样说:

"有时候,当人们不开心的时候,他们对于性爱的兴趣会下降。你曾经也有过这样的经历吗?"

"当人们感到忧虑的时候,他们通常会比平常喝更多的酒。你最近饮酒多吗?"

这种询问私人话题的方式,也是在告诉对方,即便他们回答的是"是",你也不会感到意外(框5.10)。

框 5.10　可能影响精神健康的生活问题

- 和夫妻/伴侣的关系问题,例如,缺乏沟通、吵架、家庭暴力、性生活不和谐;
- 和其他人的人际关系问题,例如,与公婆的关系、与孩子的关系、和其他亲友的关系;
- 工作问题,例如,找不到工作、加班太多;
- 经济问题,例如,缺钱、欠债;
- 住房问题,例如,住在一个嘈杂或充满暴力的街区;
- 社交隔离,例如,孤身一人来到一个新的地方、没有朋友;
- 躯体健康问题,尤其是在这些问题会带来疼痛或长期存在的情况下;
- 性相关问题,例如,缺乏性欲;
- 丧亲或失去所爱之人;
- 法律问题。

第3步:总结问题

在你得知患者所面临的问题之后,你需要就其中的关键问题进行总结。你可以这样说:

"听上去你孩子的出生给你的生活带来了很大改变。你现在不再工作,不得不经常半夜起来哄小孩,你也不怎么去见朋友了,你和你丈夫的关系也受到了影响。"

总结问题可以起到如下几个作用。首先,它可以让患者知道,你在认真倾听他的问题。其次,由此也可以看出,这些问题背后是存在着某些结构的。最后,也可以引出更多有关对方私人信息的问题。

第4步:选择问题并确定目标

下一步,你需要选择并解决某个具体的问题,并确定一个患者希望达成的目标。下面这些办法可以帮助你选择合适的问题:

- 请患者列举出他们面临的所有问题,并找出其中最困扰他们的问题。
- 确定一个可以在短期内得到解决的问题。例如,长期存在的夫妻关系问题可能就并不适合先做处理。反之，最近在工作上遇到的问题，或者最近感到缺乏社交和孤独，则可能比较适合先做处理。

- 选好了要处理的问题之后，就和患者再次确认，他们确实想通过心理治疗解决这个问题。

记住，问题解决策略的目标是教会患者如何使用问题解决技术，而不是帮他们解决所有问题。

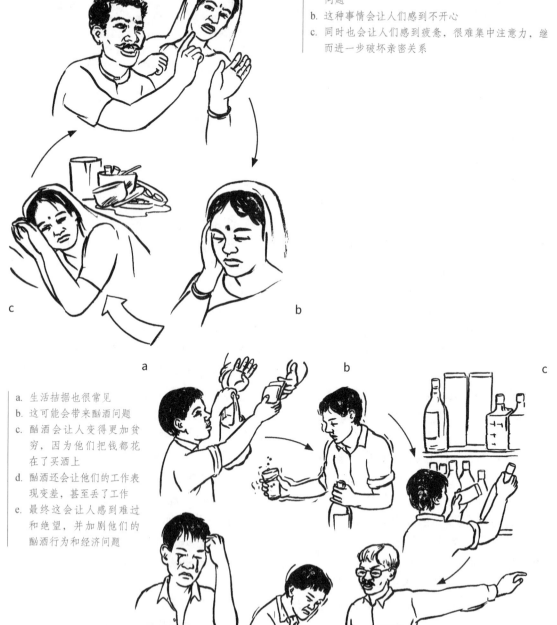

a. 亲密关系中的不愉快是人们在生活中经常碰到的问题
b. 这种事情会让人们感到不开心
c. 同时也会让人们感到疲惫，很难集中注意力，继而进一步破坏亲密关系

a. 生活拮据也很常见
b. 这可能会带来酗酒问题
c. 酗酒会让人变得更加贫穷，因为他们把钱都花在了买酒上
d. 酗酒还会让他们的工作表现变差，甚至丢了工作
e. 最终这会让人感到难过和绝望，并加剧他们的酗酒行为和经济问题

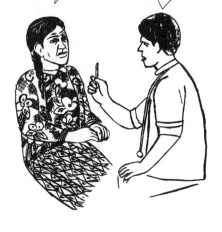

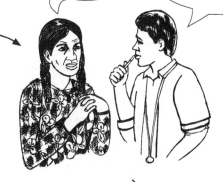

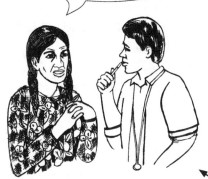

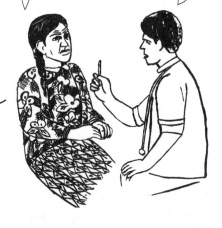

第5步：确定解决方案

这包括以下几个步骤。

（1）找出解决方案：和患者一起想出多种不同的解决方案。

（2）缩小范围：如果你们有很多选择，那么就聚焦在对患者当前的社会状况来说最现实的方案上。

（3）考虑结果：考虑不同解决方案的结果。

（4）选出最优的解决方案。

（5）计划如何实施这个解决方案。

（6）为患者设定一些在下次面谈前可以达成的具体目标。

（7）考虑在最坏的情况下（例如，这个解决方案完全失败了）该怎么办。

鼓励患者自己找出解决问题的方法。这样一来，你就可以帮助他们提高自信。例如，患者说他的主要问题是孤独，那在这种情况下，请不要跟患者说：

"我想你可以多见见朋友，这样你就能解决这个问题。"

即便这种说法在逻辑上是完全正确的，而且也行得通。相反，你可以这么跟患者说：

"那现在我们已经找到了你想要解决的一个问题，你觉得接下来可以采取怎样的措施来解决它呢？"

通常，找到解决方案是很难的，你可能需要多多提问，或者直接提供建议，来帮助患者找到解决方案。

● 明确患者主要的社会支持系统，让患者意识到在他身边有哪些关心他的人。

● 明确患者的个人优势，例如，过去他曾经靠自己克服了哪些困难。

● 你需要熟悉当地所有的援助资源，以便在患者需要的时候，你可以为他们提供实用具体的建议，你可以在这本手册的最后列出一个你当地的援助机构的清单（参见第15章）。

● 对部分患者来说，你可能需要提供一些更为直接的帮助，如帮助一个不能读写的患者给其他援助机构写信。

● 你可能需要给患者提供一些能够解决他问题的方案，尤其是在治疗初期。不过，你还是应该努力让患者自己去想出解决问题的办法。

简短回顾面谈过程中涉及的所有内容，尤其是要回顾问题解决的具体目标和计划。

第6步：回顾、鼓励与支持

接下来几次面谈的主要目标有：

● 评估患者解决目标问题的进展。

● 如果问题解决有了进展，那么可以尝试其他新的方案，或用同样的方案去解决其他问题。

● 如果问题解决没有进展，那么想想究竟是哪里出了问题，和患者讨论该如何解决这些问题（参见5.11.3），并设定新的问题解决目标。

5.11.3　挑战

有些问题可能解决起来会更加棘手，如果以上这些步骤都无法顺利解决这些问题，你可能需要给患者提供一些更加具体的建议。你可以在本手册的其他部分找到解决如下问题的具体建议：

● 家庭暴力（参见10.1、10.2）。

● 孤独和社交隔离（参见7.6.4）。

● 丧亲（参见10.4）。

● 亲密关系问题（参见5.15）。

● 酗酒和物质滥用问题（参见9.1、13.8）。

● 照顾患病的家属（参见12.6）。

5.12　放松练习

放松可以有效降低压力对人的心理所产生的影响，对减少焦虑和紧张来说尤为有效。肌肉放松和呼吸练习是两种主要的放松练习。在你教别人做这些练习之前，你可以自己先尝试一下。你会感到放松和平静。这是一种在健康的时候也可以使用的治疗方法！

5.12.1 什么时候适合做放松练习

放松练习适用于那些感到紧张、烦躁、痛苦或担忧的人，也适用于那些有多种躯体不适的人。虽然两种放松练习都很有效，但有时人们会更喜欢其中一种。如果你感到恐慌和焦虑，那么呼吸练习可能更有帮助，如果你有躯体不适（尤其是头痛）并感到肌肉紧张，那么肌肉放松可能更有帮助。

5.12.2 如何进行放松练习

框 5.11 介绍了两种最常见的放松方法，后面的插图则介绍了呼吸练习的相关步骤。

5.12.3 挑战

放松练习需要每天都做才有效。

框 5.11　放松练习

- 在一天中的任何时间都可以做这些练习。
- 最好在一个安静且不受打扰的房间做这些练习。每天至少花 10 分钟来做放松练习。
- 告诉患者，如果他们坚持每天练习，大概两周后就会感受到放松练习的效果。如果他们练得足够充分，甚至可以学会在许多不同情况下进行放松，例如，在乘坐公共汽车的时候。
- 以一个舒适的坐姿坐下，并开始练习。具体坐姿没有要求，只要觉得舒适就行。
- 练习的时候请闭上眼睛。

呼吸练习

- 大概 10 秒之后，练习者应该开始将注意力集中在自己的呼吸节律上。
- 现在，练习者应该通过鼻子进行缓慢、规律且稳定的呼吸。
- 如果患者问你呼吸得有多"缓慢"，告诉他们吸气时默数三秒，呼气时也默数三秒，接着暂停三秒后再开始下一轮吸气。
- 可以建议患者在每次呼气时默念"放松"或其他类似的词语。如果患者有宗教信仰，也可以选择一个与其信仰有关的词。例如，印度教信徒可以默念"唵"。
- 为患者展示如何做缓慢深长的呼吸。

肌肉放松

- 首先，请患者尽力收紧脚趾，默数到 3，然后缓慢放松脚趾。
- 请患者把注意力放在缓慢放松脚趾时肌肉的感觉上。

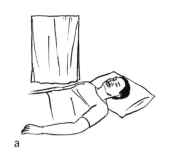

a

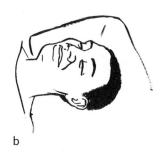

b

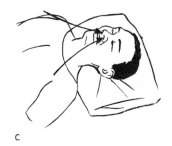

c

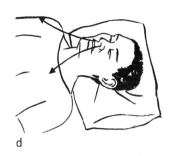

d

a. 找一个安静且不受打扰的房间躺下
b. 闭上你的眼睛，将注意力放在你的呼吸节律上
c. 现在，将注意力集中在呼吸上，请你缓慢、规律且稳定地呼吸，接着深吸一口气
d. 然后，慢慢把气吐出来

每天至少练习 10 分钟

> - 你可以让患者在收紧脚趾的同时深吸一口气，在放松脚趾的同时慢慢呼气。有些人可能没法同时做到这两件事，那就让他们先把注意力放在肌肉的收紧和放松上。
> - 接着，请患者尽力上翘脚趾，从而绷紧小腿肌肉，默数3秒，然后放松。
> - 从下到上对身体不同部位的肌肉（大腿、臀部、腹部、胸部、背部、肩部、颈部、嘴和下巴、眼睛和脸颊、额头、小臂、手）重复上述步骤，重点练习患者压力大时会觉得紧张的部位，例如，面部肌肉（用力皱眉）、颈部（尽可能低头，让下巴触碰到前胸）、手臂（弯曲手肘）、背部（弯腰）、腿和脚。

5.13　活跃起来

5.13.1　什么时候使用"活跃起来"策略

精神健康问题通常会导致人们出现社交退缩，不再参与那些曾经让他们感到快乐的活动，抑郁患者在这方面的问题尤其严重。对于那些好像已经陷入不活跃的恶性循环的人们来说，"活跃起来"策略可以发挥作用。

5.13.2　如何使用"活跃起来"策略

第1步：向患者解释该策略

当人们感到沮丧或缺乏精力时，想要保持活跃实在是太难了。相比之下，整天待在家里会轻松很多。然而，人们会因此陷入不活跃的恶性循环，宅在家里会让他们错过许多可以改善情绪的活动。想象一下，如果你整天宅在家里，不和任何人说话，会是什么感觉？就算你不再沮丧，这也会让你感到很难过。而且，如果丢掉了保持活跃的习惯，你也往往会失去自信。而"活跃起来"策略可以帮助人们重新拾起那些有益的或让人感到愉快的活动，改善人们的情绪，帮助他们重新开始享受生活。

"活跃起来"策略主要通过以下方式来帮助改善抑郁障碍和抑郁症状（如情绪低落和低自尊）：

- 让人们更多地参与让他们觉得有益

和满足的活动；

- 支持人们不去逃避必要的活动。

第2步：确定有益的活动

问问患者有哪些活动曾经让他们感到愉快或有益，但在出现精神健康问题之后就再也无法从中感受到快乐了？如果对方非常抑郁，他们可能会想不出任何曾经让他们感到愉快的活动，可能会跟你说"没有什么活动能够让我感到开心"。你要明白，他们这样想可能是受到了抑郁障碍的影响。你可能需要给对方一点提示，告诉他们通常有哪些活动可能会给人们带来快乐，例如，

- 散步。
- 同子女玩耍。
- 同朋友喝咖啡。
- 看电影。
- 参加宗教聚会。
- 听音乐。

有了这样一份清单以后，你就可以询问对方：在过去一周时间里，他们做过多少次清单里的活动？有没有什么活动是他们想要回避的？

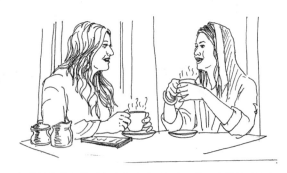

通过和朋友见面来让自己活跃起来，从而改善精神健康

第3步：计划活动

下一步是和患者共同计划他们下周需要做的活动。我们应该先从患者认为比较容易做的活动开始。对一个非常抑郁的人来说，每天出去散步10分钟或许都已经是他的极限了。你需要具体询问对方，他们

计划在什么时间开展活动（如周一下午约朋友出来喝杯咖啡）。你还需要让他们清楚地明白，即使他们不太情愿，他们也必须做这些活动，因为一旦开始做这些活动，他们就会感觉越来越好。

鼓励患者努力尝试参与活动是很重要的。在人们抑郁的时候，他们很难会去计划要做什么活动。你可以帮他们把活动计划分解成更小的步骤。例如，如果他们想和朋友出来喝杯咖啡，那么这个计划就可以分解成：与朋友联系；安排喝咖啡的时间和地点；想想自己该穿什么衣服；想想该什么时候出门；到点准时出门等步骤。

第4步：将活动与情绪联系起来

请患者记录他们做了哪些活动（不论他们是完成了这些活动，还是完成了一部分，还是根本就没去做）。另外，请他们留意活动前后的情绪变化，方法之一是让他们给自己的情绪打分：1分表示很难过，5分表示一般，10分表示很开心。即使患者无法读写，我们仍然可以让他们指着图片来打分。

在你每周给患者进行复查的时候，看看不同活动能如何改善他们的情绪。将你发现的模式明确地反馈给他。找出那些能给他带来最多的积极影响的活动，并鼓励他们更多地从事这些活动。

第5步：解决逃避行为

注意患者是否存在逃避行为，例如不想见不熟悉的人。一方面，他们逃避的多是难度较高的活动，所以可以等他们有了更多信心后，再鼓励他们从事这些活动。另一方面，你也可以和他们讨论从事这些活动的阻碍。在这里，"问题解决"策略

（参见5.11）或许会有所帮助。

下面是一名心理治疗师在应对抑郁学生的逃避行为时的做法。

心理治疗师：我知道你尝试了许多我们说好要去做的活动，那你后来有去公园散步吗？

学生：没有去。

心理治疗师：怎么了呢？你愿意多谈谈吗？

学生：数学作业太难了，我要花很长时间才能做完，所以早上就没时间去公园散步了。而且，我一旦开始学习，就不想离开自己的房间了。

心理治疗师：所以到晚上的时候，你也没有时间出去散步，是这样吗？

学生：晚上外面太黑了。

心理治疗师：那你早晨几点起床呢？

学生：大概8点钟。

心理治疗师：什么时候开始学习呢？

学生：最早也得11点。

心理治疗师：我在想，有没有可能你在开始学习之前出门散个步呢？

学生：嗯……好像也是可以的。

心理治疗师：太好了！那我能把它写进我们的计划里吗？

第6步：在其他情况下使用这些步骤

一旦患者开始从事更多有益于他们健康的活动，并且他们的情绪也开始出现改善，那接下来，你就可以和他们更进一步地谈谈，在其他情况下或是在未来该如何使用这些步骤。你可以和他们一起想想，在什么情况下他们会回避某些活动或是退出某些活动。接着，罗列出那些在使用"活

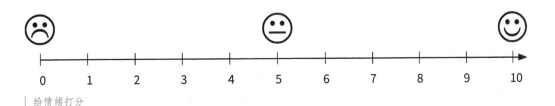

给情绪打分

跃起来"策略时锻炼出来的、能够帮助他们继续参与活动的技能。例如,某位学生可能会告诉你,每逢考试,他就很焦虑,忙于应考,然后就不再从事那些能让他感到愉快的活动(如体育锻炼)了。这时候,你可以和他谈谈,为什么在面临压力的时候停止体育锻炼是最错误的决定,相反,即使他很担心考试,也应当坚持每天锻炼,因为体育锻炼是每日必需,而且也可以缓解压力。

第 7 步:回顾、鼓励与支持

在这个部分,你可以参照 5.9.2 里给出的建议。如果患者没法尝试"活跃起来"策略,想想可能的原因(参见 5.13.3),并帮助他们制定出一个更加现实的计划。

5.13.3 挑战

● **患者不理解这个策略** 为了解决这个问题,你需要具体而清晰地讲解这个策略。例如,你不应该只是跟他们说"让自己开心起来",而是应该花时间向他们解释,活动量减少会如何影响他们的精神健康,并弄清楚他们喜欢的活动究竟是什么,以及从事这些活动需要哪些具体步骤。

● **缺乏技能** 人们之所以很难完成某些活动,可能是因为他们想要逃避,也可能是因为他们缺乏必需的技能(例如,某人可能因为缺乏沟通技能而不愿意参与社交活动)。在这种情况下,我们可以先采取其他策略(如帮助他们提高社交技能,参见 5.22),然后再让他们参与社交活动。

● **活动难度太高** 常见错误之一是没有遵循"从简单开始"的原则。在确定活动目标之前,需要先对各种活动的难度进行评估,这样可以在最大程度上提高成功的可能性。

5.14 健康思考

有精神健康问题的人有时会面临"过度思考"的问题,例如,反复担心某件事情或反复出现负面想法。而"健康思考"策略可以帮助人们减少过度思考,帮助他们以更积极的方式进行思考。这样做可以改善他们的感受,并帮助他们重拾起过去的活动。

5.14.1 什么时候使用"健康思考"策略

这种策略对于存在以下两种想法的人很有用:

● 消极的想法,例如,"我是个失败者""没人喜欢我""我没有未来""我的生活一团糟"。

● 担忧的想法,例如,"要是我死了,我的家人怎么办?""要是我没有通过这次考试怎么办?""我还能脱单吗?"(对生活问题的担忧);"我这么累是不是意味着我得了癌症""我身上会不会有什么医生没有发现的问题"(对健康问题的担忧)。

过度思考的人无法将消极或担忧的想法从他们的脑海中清理出去,这些想法会不断出现,让他们感觉越发糟糕,而且还会妨碍他们去做那些能给他们带来良好感受的事情(如花时间陪伴家人或朋友)。作为健康工作者或是他们的家人,看到他们这个样子,想必会很难受。但是,仅仅告诉他们"不要想太多""没有什么好担心的"或是"你为什么老是纠结于事情的消极面?",可能无法帮助到他们。我们需要一套更加结构化的方法,来帮助他们做到"健康思考"。

对那些在惊恐发作时产生恐惧念头的人(如"我心脏病发了""我要死了""我快疯掉了"),或是那些对特定场景或事物产生恐惧念头的人,或是那些反复出现相同的痛苦想法(如认为自己的手是脏的)且常常伴有强迫行为(如洗手)的人,请使用 8.2 中的方法。

5.14.2 如何使用"健康思考"策略

第1步：认识到过度思考的后果

首先，需要认识到过度思考的后果。

● 过度思考可能会成为某种自动的过程。人们会自动陷入过度思考的状态，却意识不到过度思考对他们生活的不好影响。我们可以帮助人们认识到过度思考对他们情绪的影响。我们可以这么说：

"安贾纳，当你躺在床上，一遍遍地想着自己的背痛，还有老板给你定的要求时，你是什么感觉？然后，当你从床上爬起来，去给家人准备晚饭的时候，又是什么感觉呢？这会让你感到更累，还是会好受一些？"

或者也可以这么说：

"安贾纳，当你每时每刻都在想着自己在生活中犯下的错时，你是什么感觉呢？这样反反复复地想，是让你感到更加快乐，还是相反？"

通过这种方式，我们可以帮助人们逐渐认识到过度思考对于他们情绪的影响。

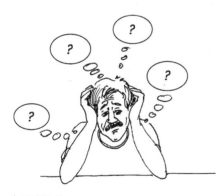
过度思考

● 他们或许也会觉得，"过度思考"可以帮助解决他们生活中的问题。因此，我们可以帮助他们认识到过度思考对这些问题的影响。我们可以这么说：

"安贾纳，我们之前谈过，你总是一个人待着，然后一直想着你丈夫的事情。但

好像你这么做并没能帮你解决你和丈夫之间的问题。对此，你同意吗？我知道，要改变过度思考的习惯是有些困难的，但要想改变的话，首先就是认识到过度思考虽然看起来好像能解决你的问题，但其实并不能。"

● 你需要帮助他们做到在陷入过度思考的状态时能够及时察觉，并注意到过度思考在那一刻所产生的影响。我们可以这么说：

"安贾纳，要想改变过度思考的习惯，首先要学会察觉到它的存在。在这一周的时间里，我建议你每天下午都试着至少一次察觉到过度思考的时刻，同时去体会自己在那一刻的感受。你愿意试试看吗？"

第2步：引导人们学习该如何停止过度思考

下一步，你需要引导人们在察觉到他们正在经历过度思考的状态时能够采取一些替代性的行动。主要有三种办法可以帮助人们停止过度思考。

一名男士没能获得想要的工作，并产生了这样的想法：
a. "我真是没用，我永远也找不到工作了。"
b. "我要失业一辈子，穷一辈子了，没人会想和一个没工作的人结婚。"
c. "我还不如死了算了。"

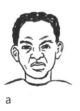 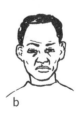 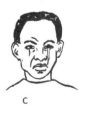
a　　　　b　　　　c

这些想法带来的是不快乐和抑郁

现在，让我们看看该如何换个角度看待这个问题：
a. "现在经济不景气，很多人都找不到工作。"
b. "我知道自己申请书写得不好，我应该找人在这方面帮帮我，然后再重新申请。"
c. "好吧，我没有得到这份工作，但我还有好多机会的嘛，我过去有过工作，而且干得很好。"

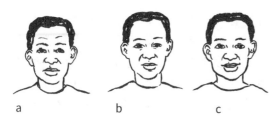

a　　　b　　　c

这些想法可能会让人们更加充满希望

解决问题

帮助患者找出他们翻来覆去在思考的问题，接着列出解决这些问题的步骤（参见5.11）。例如，我们可以教会安贾纳该如何确定让她反复思考的问题，并在心理治疗过程中共同解决这些问题，我们关注的焦点应该是：如何以更有效的方式和她丈夫沟通？如何从她的邻居那里获得支持？如何减轻工作压力？

关注我们的感官

过度思考会让我们的注意力远离当下，我们不再关注自己正在做什么，正在发生什么事情，正和谁待在一起，而是反反复复地纠结于心里那些消极的或令人担忧的想法。有时候，过度思考的人甚至看起来会有点自私，或是沉浸在自己的世界里，仿佛他们只对自己心里的事情感兴趣。

我们可以教会人们该如何把更多的注意力放在自己的感官上（如声、味、色、嗅、触），这些感官会给他们传递许多有关当下环境的信息，从而，他们可以将注意力重新集中在他们身边所发生的事情上，而不是自己心里的那些想法。如果你想要将这个技巧教给他们，可以参照以下步骤。

（1）首先，向他们解释这个策略的目的：

"今天，我们会学习一项新的技术，这项技术可以帮助你摆脱过度思考的问题，它能教会你该如何更多地去关注自己眼睛所看到的、耳朵所听到的，以及鼻子所闻到的，这样你就可以摆脱过度思考的问题，进而关注当下。"

（2）其次，让他们把注意力集中在自己的某种感官上，例如可以让他们观察你们所在房间的样子，然后说出房间里的所有颜色。

（3）最后，问问他们在练习过程中有什么感受。在描述颜色的时候，他们在想些什么？有怎样的感觉？接着，你们可以再换一种方式，例如把注意力集中在自己的触觉上。问问他们正坐在什么东西上面（如椅子）？这个东西有怎样的质地？跟他们强调说，这个技巧可以如何帮助他们摆脱过度思考的问题。

也许是他朋友搞的鬼？

也许是老师自己心情不好，所以就无缘无故地骂了他？

也许是他自己的错？

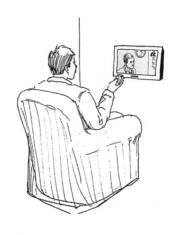

分散注意力

将注意力从过度思考中抽离出来，让他们多去关注周围环境中的新鲜事物。可以和患者共同探索某些有益的活动，例如，体育锻炼、拜访邻居、出门散步、和朋友一起看一部有趣的电影、和朋友聊天等等。这些活动可以结合"活跃起来"策略（参见5.13）。

人们可以提前规划好这些活动，首先明确在哪些情况下容易过度思考，然后想想在那种情况下可以做哪些活动来分散自己的注意力。

第3步：学习如何质疑消极想法

纠结于某些让人担忧的想法，只会让人们感到更加担忧，而消极的想法只会让人们产生更多有关生活的负面情绪。有精神健康问题的人往往会不自觉地产生负性思维。我们可以通过以下方式帮助他们摆脱这种不健康的思维习惯。

表5.5 思维日记范例

日　期	时　间	当时我在做什么？	当时我在想什么？	我的情绪如何？
星期一	早上八点	吃早饭	我好孤独	情绪得分：2/10
星期二	_____	_____	_____	_____

1. 让人们注意到自己何时产生了不健康思维

让他们记录思维日记（表5.5），记下自己的想法，并用5.13.2中的情绪量表将这些想法所导致的情绪以1～10分进行打分（1分代表"最糟糕"），同时还要记下当时正在发生的事件（从而确定是什么事情导致了这些不健康的想法）。举个例子：

周三下午：当时我正在想，我作为母亲是多么失败啊。

当时自己的情绪：很伤心（我哭了）。得分：1/10。

当时正在发生的事情：儿子从学校回来，告诉我说，他因为在课堂上捣乱而挨了骂。

2. 让人们质疑这些不健康想法

让他们想一想，这些消极想法是否符合现实，是否准确。可以尝试下面的方法：

"你觉得自己是个糟糕的母亲。你有几分确信这个消极想法是准确无误的？请用1到10分进行打分（1分代表'完全不准确'，10分代表'绝对准确'）。"

"好吧，让我们换个角度想想。如果你的朋友告诉你，她因为自己的儿子在学校里捣乱而觉得自己是一个糟糕的母亲，你

会对她说些什么？"

"你觉得儿子挨骂都是自己的错。那么，可以请你想想其他可能导致你儿子挨骂的原因吗？也许是他自己的错，也许是他朋友搞的鬼，也许是老师自己心情不好，所以就无缘无故骂了他，这些解释说得通吗？"

"好的，我们现在已经想出了好几种原因，可以解释你儿子为什么会在学校里挨骂。那么，现在你有几分确信自己是个糟糕的母亲？请用1到10分进行打分（1分代表'完全不准确'，10分代表'绝对准确'）。"

通常，经过以上步骤，人们会发现自己在看待同一问题时可以换用其他更积极的想法，而这些方式对于人们情绪的负面影响也是更少的（不会让他们感到过于悲伤或焦虑）。

第4步：练习与学习

如果人们可以同时在家里练习这些技巧，他们的进步就会更快。可以让他们制定居家练习的计划：什么时候练习？花多长时间练习？人们可以根据自己最容易产生过度思考的情况来安排自己的练习时间及地点，不过也可以选择那些相当轻松的

时候进行练习，从而熟悉基本技能。另外，记得问问他们：有什么东西可能会妨碍到他们的练习？有什么相对应的解决办法？

第 5 步：回顾、鼓励与支持

参照 5.9.2 中有关如何回顾、鼓励与支持的一般性意见。

5.14.3 挑战

如果人们的情绪太过低落或太过担忧，或他们的想法太过消极，这一策略可能很难适用于他们。在这种情况下，最好是先尝试药物治疗，等他们的情绪好转后，再尝试"健康思考"策略。

对某些人来说，"健康思考"策略可能难于理解。对他们来说，其他心理治疗策略（如"问题解决"或"活跃起来"）可能更加合适。

如果患者无法读写，那他们可能就无法记录思维和情绪日记。不过，仍然可以试着让他们找出过度思考的规律：什么情况下他们会过度思考？会产生什么样的想法和情绪？你可以使用图表（参见 5.13.2）。

5.15 改善关系[1]

人际关系问题是许多精神健康问题的诱因。例如，与他人互动和沟通的方式会影响人们的精神健康。有些抑郁障碍患者不知道该如何向他人求助，这就让他们感到孤立无援或是被他们的问题所压垮。有些人则不知道该如何拒绝别人的要求或请求，于是不得不做一些自己不想做的事情，为此而感到压力很大，变得脾气暴躁。

5.15.1 什么时候使用"改善关系"策略

面对有精神痛苦的人，如果你发现他们的痛苦是源于他们的人际关系，就可以使用"改善关系"策略，帮助他们更好地解决人际关系问题。人际关系问题往往分为下面几种：

● 在家庭、社交或工作场合与人发生严重分歧。

● 哀伤（grief）——亲人离世。

● 任何导致关系紧张的生活上的变化，无论这种变化是好是坏（如迁居、结婚、失业、孩子出生）。

● 孤独感和社会隔离，让人觉得好像与世隔绝。

5.15.2 如何使用"改善关系"策略

通过询问如下问题，你可以明确究竟是哪方面的人际关系问题导致了精神健康问题：

"可以告诉我，在你和你的……（丈夫、母亲、老板等）的关系中存在着怎样的问题吗？"

然后，试着找出他们的人际关系问题究竟属于上述四个类别中的哪一类。要注意，人们可能存在着一个或多个类别的人际关系问题。这时，你需要和他们共同决定先关注哪个类别的问题。你可以这样说：

"从你告诉我的情况看来，你的健康问题似乎与你的生活经历有关，尤其是你母亲的离世给你带来的哀伤。我的建议是，在接下来的几周时间里，我们主要关注这个问题，并找出更好地应对它的办法，这样你的健康问题或许也会有所改善。"

或可以这样说：

"为了你找工作的事情，你最近经常和丈夫吵架，这给你带来了许多压力，而你的健康问题似乎也是与此有关的。在接下来的几周时间里，我们会讨论该如何更好地处理这个问题，从而改善你的状况和情绪。"

---

1 与 Neerja Chowdhary 合写。

下面，我们会介绍处理每一类关系问题的技巧。

分歧

对许多人来说，无法有效地与人沟通，都是他们的一大压力来源。在心理治疗过程中，你可以教他们一些简单的沟通技巧，然后问问他们是否愿意在家里练习这些技巧。有三个步骤：

1. 问题解决

第一步是帮助他们想明白他们究竟想要什么或不想要什么。例如，一名母亲经常和自己的女儿起冲突，并为此感到非常绝望，你可以帮助她思考：她究竟想从女儿那里得到什么（例如，想要女儿多探望自己），这里可以使用"问题解决"（参见5.11）一节中所介绍的步骤。

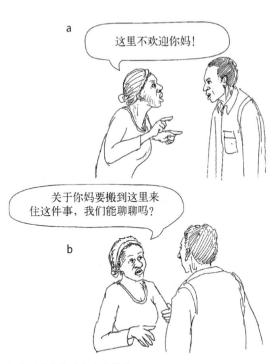

找到改善关系的合适措辞

2. 沟通

第二步是教会人们该如何清晰有效地进行沟通。通常，下述方法能带来帮助：

- 只关注当下正在争吵的事情，不要去谈论对方过去犯下的任何错误。

- 就事论事，与其说"你人品很差"，不如说"你说话很伤人"，这样才能让讨论更有成效。

- 认可对方的期望，例如，上述例子中的女儿可以说："我知道你觉得我不够关心你"。

- 使用"我"作为主语来表达自己的感受和期望，例如，上述例子中的母亲可以说："当你这么做的时候，我感到很生气"，而不是说："你让我感到很生气"。

- 避免使用"总是""从不"这样的词，例如，"你从来都不听我的话"或"事情不顺利的时候，你总是大喊大叫"。

3. 练习

第三步是创造机会，练习这些技能。你可以在心理治疗过程中和对方进行角色扮演。例如，你可以说："我来扮演你的女儿，我现在给你打电话：'你好，妈妈，这个周末我没法来看你了，我真的很忙，也许我下周末会来……好吗？'"然后，要求对方用上述的沟通技巧来进行回应。如果对方没能回应，那她可能需要更多的指导；你可以说："那么，假设你的回答是……"然后，继续和对方进行场景表演，让她有机会练习上述说话技巧。

哀伤（哀恸）

有些人没法很好地处理失去所爱之人的痛苦，以至于影响到了他们的精神健康（参见10.4）。你可以帮助他们接受失去所爱之人的事实，帮助他们重新建立对日常生活和活动的兴趣，从而帮助到那些处于哀伤之中的人们。你可以这么做：

- 鼓励他们表达出失去所爱之人的悲伤。

- 让他们讲述那些发生在逝者去世前、去世时及去世后的事情。

- 谈谈他们和逝者的关系。

- 谈谈他们对于逝者的感情，不论是正面的还是负面的（"每段关系都有风雨，你们曾经历过什么风雨？"）。
- 谈谈没有逝者的未来会是怎样，包括没能实现的愿望及社会/家庭地位上可能会发生的变化。
- 鼓励他们向能提供支持的人寻求帮助，鼓励他们多参与可以让他们感到放松或愉悦的活动（参见10.4.3）。

生活改变

生活上的改变可能会对人们的重要人际关系产生影响，从而增加他们的压力。例如，升职虽然是一件正面的事情，但也可能因为工作压力变大而影响到人们与同事之间的互动方式，另外，他们与朋友或家人待在一起的时间也可能会变少。我们更常看到的是负面事件（例如失业）对生活的改变。你可以用如下方法去帮助那些正在经历生活改变的人：

- 和他们讨论旧生活中好的和坏的地方。人们可能会夸大旧生活中好的地方，而忽略了那些坏的地方。提醒他们既要看到好的地方，也要看到坏的地方，这可以帮助他们变得更加现实。
- 鼓励他们表达对生活改变的感受，如内疚、愤怒或是对丧失的恐惧。
- 和他们讨论新生活中好的和坏的地方，探讨新生活中可能存在的机遇。
- 如果人们在新生活中看不到好的地方，就试着帮助他们看到哪些事情是他们能够掌控的。即使是在最坏的情况下，人们也能做一些事情来让他们感觉更好。例如，在面对严重疾病时可以学会如何充分使用自己的时间。
- 帮助人们学习新生活所需的新技能，例如，帮助人们通过找新工作或结识新朋友的方式来有效应对变化。
- 帮助人们找到能支持他们的人，从而应对新生活。

孤独和社会隔离

有时，人们因为社交技巧不够或是感到抑郁而难以交到新朋友或是维持旧友谊，这时候，他们会感到孤独，痛苦也随之而生。在这种情况下，你的作用便是鼓励他们建立新的关系（参见5.18.1）。你可以这么做。

- 询问他们家人和朋友的情况，获知他们目前的社交状况，例如，你可以问他们：

"你多久见他们一次？""你喜欢见到他们吗？"

- 发现他们在社交过程中所存在的问题。他们在建立和维护关系方面存在问题吗？

"你觉得你在和……的交往过程中存在什么问题？"

- 重演对方认为有困难的社交情境，给予反馈和意见。
- 鼓励社交，然后让他们谈谈过去一周与人交往的情况。

"现在是处理你关系问题的好时候。等下周见面，我们可以再聊聊你在与人交往的过程中哪里做对了或是做错了。"

- 如果对方约了老朋友见面，你可以问他们：

"可以说说当时的情况吗？你当时感受如何？你们聊了什么？"

通过上述做法，你能够提醒对方他们已经取得了多少进步，从而起到鼓舞的作用。此外，你还可以试着与他们重演人际交往中不太顺利的部分。

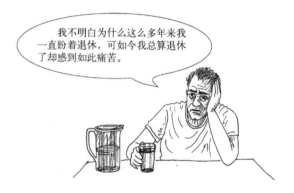

5.15.3 挑战

有时候，人们试着改善沟通，可人际关系却并没有变好。在这种情况下，需要帮助人们学会接受，可以使用"问题解决"策略（参见5.11），找到人际关系中的哪些方面需要得到改变。例如，有些人可能社交技巧不够，这让他们难以与他人进行互动，从而解决双方关系里的问题；你也可以给他们进行社交技巧培训（参见5.12）。

5.16 控制愤怒

5.16.1 什么时候使用"控制愤怒"策略

愤怒是我们在面对不公正时所出现的一种合理的也是重要的情绪。但是，有些人很难控制住自己的愤怒。他们会无缘无故发怒，或者因为一点点小事就生气（生气太快），或者生气的程度过了头。当人们的愤怒情绪影响到他们的人际关系或导致工作上的问题，甚至让他们和警察起了冲突，这时候他们可能就会寻求帮助。

愤怒和易激惹都可能是抑郁的表现，尤其是男性、青少年和老年人中的抑郁。如果愤怒是抑郁的表现，要先治疗抑郁。

愤怒与物质滥用（特别是酒精滥用）互为因果。如果某人难以控制愤怒，他可能会通过饮酒来让自己心情平复，但酒精也会让他更容易出现暴怒情绪。如果某人同时存在愤怒和物质滥用问题，需要同时解决（参见9.2）。

如果某人患有精神病性障碍，并相信别人正在伤害他们，那么他们可能会发怒。这种愤怒是可以理解的，它的产生与他们的妄想有关。躁狂发作的人也很容易激惹，很容易生气。在这两种情况下，首先需要治疗愤怒背后的精神障碍。

5.16.2 如何使用"控制愤怒"策略

第1步：教育人们"愤怒"是什么

"控制愤怒"策略的目标是：

● 确认对方在愤怒管理方面存在哪些困难。

● 让对方更加理解触发他们愤怒的因素。

● 让对方学会更好地应对激怒他们的情境。

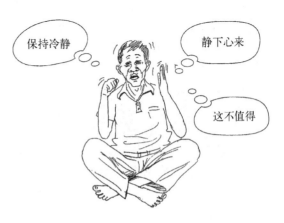

首先，向人们解释，愤怒是一种正常的情绪，但有些表达愤怒的方式能被社会接受，有些则不然。让对方跟你说说他们最近一次发怒的情形，起因是什么？当他们愤怒时，他们是什么感受？愤怒状态下，他们做了什么？而这些行为又给他们带来了哪些后果？

接着，帮助对方认识愤怒的身体反应。想要控制愤怒，最重要的就是认识愤怒的最初表现，例如，觉得头脑发热、产生愤怒的想法、心跳加速、拳头紧握和全身紧张。

我们还可以让对方谈谈，当别人用愤怒的口吻和他们说话时，他们是什么感受，当别人心平气和地和他们说话时，他们又是什么感受。此外，可以向对方解释什么是"愤怒的循环"。当人们处于"愤怒的循环"中时，即便还未发生任何挑衅，他们就已经感到愤怒，他们会浑身紧绷，想要"到处找事"，即使是客观中立的评价也很快会被误解，他们的愤怒会失去控制，并最终导致暴怒情绪的出现。然而，暴怒的结果使对方可能会感到更加糟糕，更容易沉浸在愤怒的心态中。

第2步：激励人们控制愤怒

对于控制愤怒，人们的感情可能会比较复杂。愤怒可能已经成为他们的习惯，他们可能会觉得自己的愤怒是合理的，并认为问题都出在别人身上，他们也可能会觉得愤怒无法控制。或许，我们可以先尝试"激励改变"（参见5.17）一节中所描述的方法。以下是一些可能有助于激励对方控制愤怒的信息：

- 愤怒会损害你的健康和生活。学习控制愤怒是改善生活的重要方法。
- 愤怒是可以控制的。有些人可能会说"我就是不能控制自己愤怒时的行为"，但这是不对的。人们可以学会更好地控制自己的愤怒。

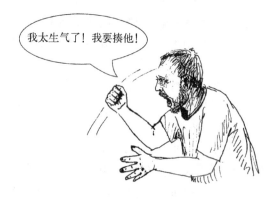

我太生气了！我要揍他！

第3步：推迟或避免愤怒反应的技巧

与人们讨论有助于推迟或避免愤怒反应的技巧：

- 无视引起愤怒的场景或索性离开（如你在和妻子交谈时生气，那么索性暂时离开）。
- 尝试呼吸练习（见第67、68页）。
- 倒着数数字。

- 把带有攻击性的反应（如瞪人、要挟、做出威胁的动作、用刺耳的声调说话）替换为更加和缓的行为（如不带威胁的眼神、合适的姿态、平静的语气、温和地请他人改变他们的行为）。
- 在和他人发生冲突时进行"积极的自我对话"（如告诉自己"别管他""别太生气，他不值得你大动肝火"）。
- 等头脑冷静下来，再继续刚才做的事。
- 等愤怒情绪过去后，试着将你的想法告诉对方，从而减少你们的冲突。

第4步：把每次发怒都记录下来

请对方在下次心理治疗前把自己的每次发怒都记录下来，需要记录每次发怒的起因、他们愤怒的表现及其后果。

案例5.1

拉斐尔讲述了他上周工作时一次发怒的情况。当时，他老板走进房间，查看拉斐尔在做什么。拉斐尔顿时就火了，觉得他老板在故意和他挑事："他为什么就盯着我看？"作为回应，他语带敌意地怒吼道："你看什么看！"声音响彻整个房间。当老板回答说"没看什么"后，拉斐尔从座位上站起来，穿过房间走到老板面前，瞪着老板的眼睛威胁道："你到底有什么毛病？"拉斐尔能感到自己的心脏怦怦直跳，还想揍老板，但他的同事把他拉走了。现在，拉斐尔从老板那里得到了一次警告，而且可能会失去他的工作。

第5步：回顾、鼓励与支持

与对方回顾他们每次发怒的情况，使用"问题解决"策略（参见5.11）找到应对愤怒起因的更恰当的方式。可以让对方通过角色扮演来体验不同的应对方式，这能让他们找到恰当应对的感觉。此外，你还可以发现其中潜在的问题，并找到解决方法。

例如，你可以问对方："回过头去看，你觉得当时自己还可以怎么做？"如果对方想不出任何替代行为，可以向他们介绍第三步中所讲到的那些技巧，并询问他们觉得哪种技巧他们更愿意尝试。在案例5.1中，拉斐尔说，当他第一次注意到老板在

看他时，他可以试着倒着数数，接着告诉自己："老板并不是只在看我，他也在看其他人。"如果仍然感到非常愤怒，他可以暂时离开房间，冷静几分钟（借口说要去上厕所），或可以尝试用不那么冲突的方式来知道老板到底想要什么，例如可以问老板："早上好，一切都好吗？你需要我做什么吗？"

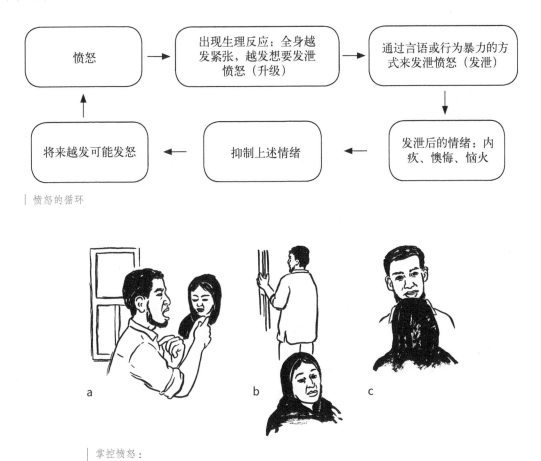

愤怒的循环

掌控愤怒：
a. 觉察到自己的愤怒情绪
b. 离开生气时所处的房间或地点
c. 等冷静下来并能在不发脾气的情况下解决问题时再回来

找到可行的替代方式后，可以和他们一起练习。询问对方练习时的感受。是否觉得自己能够控制住愤怒了？找到第一时间阻止愤怒情绪积累的办法，帮助他们注意到愤怒发作时的最初表现。

下次心理治疗时，别忘了问他们："上

周我们讨论的办法起效了吗？"如果起效了，可以继续问他们："你觉得为什么它会起效？"如果没有起效，可以继续问他们："你觉得为什么没有起效？"接着，你们可以试着一起找出新的替代方式。肯定他们所取得的成功，给出积极的反馈，从而不

断给他们鼓励。如果他们控制愤怒的尝试失败了，安慰他们说，至少他们已经尝试了，而且你会陪着他们一起找出新的替代方式，接着，你们可以再次进行角色扮演去练习这些替代方式，并不断回顾这些方式的效果。

5.16.3　挑战

其他人可能觉得你面前的这个人存在愤怒控制问题，而你面前的这个人则可能觉得问题都出在其他人身上。这可能会导致你面前的这个人对你产生敌意，不愿意控制其愤怒。在这种情况下，你要时刻注意自己的安全（参见 2.2.1），试着用一些技巧来激励他们做出改变（参见 5.17）。如果这些技巧都不起作用，那么我们只要让对方知道，如果他们哪天愿意控制自己的愤怒了，他们可以随时来找你求助。

5.17　激励改变

当医生建议人们改变他们的行为（例如，戒烟戒酒、多做锻炼、遵医嘱服药、减少高脂肪食物摄入），人们往往会对此怀有非常复杂的感情，一边想接受，一边又想拒绝。究其原因，既非出于人们的愚蠢，也非故意。相反，人们之所以不想改变，是因为这些行为能给他们带来好处，虽然同时也会给他们带来伤害。或许，人们已经放弃了改变自己行为的想法。在这种情况下，"激励改变"策略就显得非常有用了。

5.17.1　什么时候使用"激励改变"策略

"激励改变"策略不但对酒精与药物滥用问题特别有效，而且对其他不健康的行为与生活习惯（如饮食不当、缺乏锻炼、拒绝服药）也格外有效。

5.17.2　如何使用"激励改变"策略

第 1 步：表达共情

有效沟通、传递温暖、积极倾听、非评判，这些都很有必要，这样对方才能信任你，才会放心地敞开心扉与你说话。

第 2 步：帮助对方找到改变的理由

与其说服对方做出改变，不如让对方自己说服自己。让对方告诉你，他们无法放弃这种不健康行为的原因，他们觉得这种行为里有什么部分是他们喜欢的。接着，问问他们，这种行为里又是否包括了其他消极的部分。例如，

"你能告诉我，你为什么喜欢饮酒吗？饮酒给你带来了哪些好处？那现在，能不能请你想想饮酒的缺点？"

如果对方想不出饮酒的任何缺点，你可能需要给对方一点提示。把对方告诉你的所有都记下来。

然后，请对方权衡一下继续饮酒的利与弊（表 5.6），听他们诉说饮酒给他们的生活带来的负面影响，并尝试以非评判的方式将这种冲突的地方强调出来，例如，

"所以，对你来说，参与孩子的成长是非常重要的一件事情。可是，如果你还这样继续饮酒的话，就可能会妨碍到这一点。"

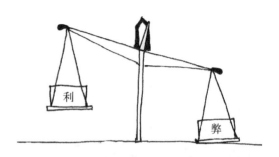

第 3 步：不要陷入冲突，让他按自己的节奏做出改变

如果对方拒绝改变自己的行为，请不要与他们陷入冲突。改变习惯并不容易，

表 5.6　继续饮酒的利与弊

利	弊
我就是喜欢那种感觉	我老婆威胁我说，如果我再不戒酒，就离婚
饮酒给了我社交上的信心	我错失了陪伴孩子成长的机会
饮酒帮助我忘却了烦恼	饮酒影响了我的身体健康
我所有的朋友都饮酒	我不喜欢那种要靠酒精才能提神的感觉
	饮酒导致我经常和人打架
	我的成绩越来越差，可能要被退学了
	如果我再被抓到酒驾，就要被吊销驾照了

强迫人们改变习惯或想方设法让他们感到羞愧，几乎总是适得其反的。只有当人们自己决定要做出改变时，改变才会发生。对于这一点，可能许多健康工作者都无法理解，对于我们来说，如果有人出现了呼吸困难的表现，那么就该戒烟。我们可能会错误地认为，做出改变很简单，我们只需要强硬地要求对方做出改变就可以了。但实际上，这么做往往是行不通的。

第4步：让对方相信他们可以做出改变

以正面的方式谈论改变，可以帮助人们做出改变。所以，如果对方跟你说"我曾经减肥成功过，所以我还会成功的"，一定要多多鼓励他们，跟他们说："是的，你一定会成功的。"如果对方不去谈论改变，你可以试着问对方一些问题，让他们谈一谈改变，例如，

"在我们谈到饮酒问题的时候，你曾经跟我说，饮酒损害了你的肝脏，也给你的家庭和工作带来了许多问题。所以，你有没有因此想要改变你的饮酒习惯呢？"

"你是否曾经尝试过什么方法，试着改变你的饮酒习惯？"

"关于饮酒这件事，你想要在哪方面做出改变？"

接着，再追问对方，他们是否有任何关于"如何改变"的想法，问这个问题是为了让对方相信，他们自己才是找到出路的最佳人选。帮助对方过一遍他们的改变计划，以确保他们的目标是符合SMART标准的（参见4.5）。

第5步：回顾、鼓励与支持

定期与他们见面，确认进展情况，继续与他们合作推进改变。在此过程中，遭遇挫折是在所难免的，而你的作用就是帮助他们从错误中学习，并鼓励他们继续努力。

5.17.3　挑战

最常见的挑战就是：你努力使用这种方法，可对方仍旧不想改变。其中可能的原因是：他们还没有做好准备，在这种情况下，你不应该妄加评判。相反，你应该向他们保证，你的大门永远为他们敞开，如果哪天他们想重新踏上改变的旅程，可以随时回来找你。如果对方情绪低落，他们可能会缺乏信心，对改变不抱希望。在这种情况下，可能有必要先治疗抑郁或解决他们的消极想法（参见5.14）。同样，如果对方没能改变自己的不健康行为，或虽然努力过却还是复发了，他们可能也会失去对于自己能力的信心。这时，需要向他们保证，这种"失败"的经历是非常普遍的，大多数人只要坚持，最终都会成功，这种保证是很重要的。

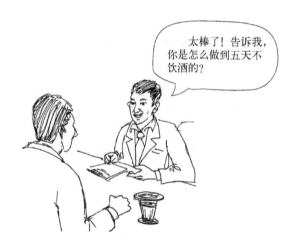

太棒了！告诉我，你是怎么做到五天不饮酒的？

第3节　社会干预

5.18　社会干预的一般原则

5.18.1　增加社会支持

精神健康问题经常会影响人们的社会活动和支持网络。我们的社会交往，包括与家人、朋友和邻居的交往，对我们的精神健康至关重要。例如，社会交往可以把我们的注意力从当下的困境上转移开来，让我们感觉自己是群体的一部分，能够从他人那里获得支持，从而解决问题，并有机会享受与他人相处的快乐时光。对于某些人来说，宗教机构可以成为重要的支持来源。

问问对方，当他们需要支持时，通常会去找谁求助。如果他们说，没有人能为他们提供支持，那就问他们，过去有谁曾经帮助过他们。很少有人从未求助过他人。

鼓励对方慢慢开始更多地与支持他们的人进行交往。请记住，精神健康问题可能会成为人们寻求所需要的支持的障碍。对方可能会感到心情沮丧，害怕他人对自己的负面态度，担心自己的问题会给他人增加负担，又或只是不喜欢和他人说话。在面对这些困难时，你可以使用"问题解决"策略（参见5.11）。例如，从一些小的事情和容易做的事情开始，逐渐增加交往，例如，可以让对方问问他们信赖的朋友，能否出来喝杯咖啡一起聊一聊。

向对方解释说，刚开始增加和别人的交往时，可能会感到非常疲惫，而且有可能不会那么快起效。重要的是坚持下去。渐渐地，他们会注意到社会交往给他们带来的好处，而且随着他们精神健康的逐步改善，社会交往也会变得越来越容易，越来越愉快。

5.18.2　回归日常轨道

当人们出现精神健康问题时，他们可能会选择与世隔绝，不再遵循日常生活的规律。这并不是他们的错，而是精神健康问题的结果。但是，脱离日常生活轨道，通常会让精神健康问题变得更加严重。你需要向对方解释这一点，鼓励他们重新开始遵循个人和家庭的日常习惯，例如和他人同一时间起床、保持个人卫生、和他人一起吃饭、每天花一些时间在室外等等。锻炼身体、呼吸新鲜空气，也可以帮助对方改善精神状态。试着让对方开始做一些以前喜欢的活动，即使他们什么都不想做。如果你有更多的时间，可以使用"活跃起来"策略（参见5.13）。如果你时间不多，单单向对方解释这些事情的价值，也是有帮助的。

5.19　具体的社会干预措施

绝大多数社会干预措施都旨在为当事人提供支持，在尊重他们的价值观和优先事项的基础上，实现他们的潜能。在许多人看来，康复可能包括：提高独立生活的功能和技巧；满足食物和住房方面的基本需求；改善生计；提高社交技能；解决污名、歧视和虐待的问题；支持对方重新融入社会（结交朋友）。我们将在下面内容中讨论这些具体的社会干预措施。支助小组可以用来促进个体康复，同时也可以成为一种力量，能用来动员有精神健康问题的人及其家庭争取更多权益。

5.20 提高独立生活的能力和技巧

5.20.1 何时"提高能力和技巧"

精神障碍和精神残疾会影响人们照顾自己的能力。他们可能一天过去，什么有用的事都没做，要么是在那里呆坐一天，要么就是漫无目的地四处闲逛。生产性活动的缺乏是不利于康复的。如果精神残疾长期存在，他们可能已经失去工作，无法适应新的角色，或由于污名的存在而难以融入社会，又或受到家庭过度保护而无法在自己的时间里做些事情。即便他们的急性症状已经缓解，他们可能也已经丧失了自己事情自己做的习惯，或对自己的能力缺乏信心。因此，需要有一个过程，让他们重新学习日常生活技能。请记住，在任何情况下，你都需要与他们共同努力，如果可能的话，还要与他们的家庭共同努力，帮助他们重新建立日常生活的规律，让他们重新开始做些事情。

5.20.2 如何"提高能力和技巧"

如果对方愿意，请让他们的家庭成员也参与进来。家庭成员会是你们的"合作治疗师"。在支持并鼓励对方进行独立生活这一方面，他们起着至关重要的作用。

第1步：制定活动日程表

向他们解释，生活充实有规律有什么好处。制定活动日程表，可以让他们有事可做，提高他们的自信，让他们可以参与家庭生活，将他们的注意力从不适症状中分散开来，帮助他们提高专注力和记忆力，帮助他们提高问题解决能力和独立生活能力。

和他们及其家人共同制定活动日程表。从早上起床开始，计划一天内要做的事情。尝试在工作、休息、自我照顾、睡眠这些事情的搭配组合上达成一致。关注当事人及其家人认为重要的事情，以及可以让当事人感到愉快的事情。需要注意的是，活动安排需要与当事人目前的能力相适应，每件事情的持续时间都不要太长。

活动安排需要关注到当事人自己的意愿和喜好，但是，在鼓励并支持他们将活动安排付诸实践方面，他们的家人也扮演着十分关键的角色。

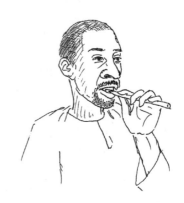

第2步：制定康复目标

在"治疗原则"（参见5.9、5.18）中，我们讨论了如何与当事人共同制定康复目标。制定康复目标的关键是：识别出当事人所重视的并且可通过阶梯性策略来实现的目标。

当事人的康复目标可能涉及如下多个方面：个人卫生、教育、工作和生活（参见5.21）、人际关系、财务管理、公共交通、独立生活、污名应对（参见5.23）、社交技能（参见5.22）或应对症状。

第3步：努力实现康复目标

对于挑选出来的康复目标，遵循"问题解决"一节（参见5.11）中所介绍的步骤。因此，第一步是拆解目标，把大目标拆解为数个小目标。下面列举了一些为了实现独立生活需要完成的小目标。

● 提高个人卫生能力：可拆解为如下的小目标——由家人洗澡、在他人帮助下洗澡、在他人的口头提示下自行洗澡、不需要提示的情况下自行洗澡。

● 财务管理：可拆解为如下的小目标——给予当事人确定数额的钱、给予当事人更多的钱并陪同当事人去买东西、每月给予当事人固定的生活费并让当事人自己管理财务。

● 乘坐公共交通：可拆解为如下的小目标——与家人进行短途旅行、与家人进行长途旅行、由家人购票但是当事人独自出行、当事人自己购票单独出行。

和当事人共同讨论可能存在的挑战以及相应的解决方案。需要和当事人就下次会面前要达成的具体目标（遵循 SMART 原则，参见 4.5）达成一致。告诉当事人的家人，要支持当事人，给他们动力。任何时候，只要他们做出了努力，即使没有成功，家人也要及时给予积极的反馈。

第 4 步：回顾、鼓励和支持

在你进行回顾的时候，问问他们进展情况，给予鼓励，帮助他们解决难题，为他们设定新的目标，并以一种积极的心态，期待他们可以实现这一目标。

5.20.3　挑战

精神病性障碍患者可能缺乏动力，注意力不集中，缺乏完成任务的能力。尽可能保证所有症状都得到治疗。同时，也要确保药物副作用（如过度流涎）没有影响

到患者的功能。患者家属（以及患者本人）对于患者的期待可能不高，这也会影响到进展。正因如此，你需要努力让患者家属尽早参与进来。

5.21　满足基本需求和改善生计

贫困和精神健康会互相影响（参见 13.11）。精神障碍和精神残疾会让人们陷入贫困（或导致贫困恶化）。其中有很多原因，包括：精神健康问题可能导致人们无法工作，使其家庭成员失去工作机会，对于精神障碍的污名和歧视可能使他们失去谋生的机会，此外，自费医疗也可能导致家庭财务状况严重恶化。因此，对于精神健康问题的干预还需要考虑到当事人的经济状况，这一点对长期存在精神残疾的人来说尤为重要。

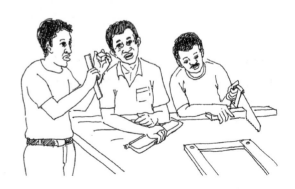

首先，你需要尝试理解他们经济状况不佳的主要原因，并使用这本手册相关章节的内容来解决该问题（表 5.7）。

表 5.7　解决贫困的根本原因

问　　题	解　决　办　法
疾病太严重而无法工作	良好的临床照护，以最大限度地控制症状
家人失去工作机会	良好的临床照护，以最大限度地控制症状
治疗费用	良好的临床照护，以最大限度地控制症状 利用社区资源、社会福利基金、慈善组织和其他社区组织

（续表）

问　　题	解 决 办 法
因精神健康问题而遗留的残疾	提高独立生活的能力和技巧（参见5.20）
缺乏社交技能	提高社交技能（参见5.22）
污名和歧视	在个人（参见5.23）和社会（参见13.8）层面进行污名/歧视干预 支持小组（参见5.26）
受教育程度低、缺乏工作技巧	寻找职业培训机会，为当事人介绍这样的机会 联系愿意提供职业培训的雇主 支持小组（参见5.26）
缺少就业机会	联系可能愿意帮助那些需要额外支持才能继续工作的人的雇主和社区组织

对于那些面临严重经济困难的人来说，可向政府社会福利机构或非政府组织寻求紧急救助，例如，食物、住房及其他物质方面的救助。你最好能在这本书的服务机构名录（参见第15章）中，记下当地所有的服务机构的名字。

5.22　提高社交技能

5.22.1　何时"提高社交技能"

精神健康问题会影响人们的社交技能。缺乏社交技能也可能是精神健康问题的原因，或导致精神健康问题恶化。社交技能方面最常见的困难是：

● 无法以社会可接受的方式表达情绪。

● 无法识别他人的情绪，例如，从他人的面部表情或语调中识别他人的情绪。

● 无法"理解"社交情境，例如，理解社交规则及他人的社交目的。

社交技能训练的目标是让当事人变得更加坚定且自信，建立起更令人满意的人际关系，减少社交隔离和孤独感。社交技能训练的重点是提高核心的社交技能，例如，

● 提高沟通能力，例如，参与一段讨论趣事的对话、自信地说话而不咄咄逼人，在倾听他人和自己说话的时候保持眼神交流。

● 遵循社会交往中可接受的方式，例如轮流发言而不是在他人说话的时候打断别人。

● 提高支持他人、鼓励他人和对他人友好的能力。

5.22.2　如何"提高社交技能"

第1步：解释该方法

向对方解释社交技能缺乏与精神健康问题之间的恶性循环（见下图），并解释社交技能训练所包含的内容：学习有效社交所需技能，了解当事人需要哪些社交技能，练习这些社交技能，在现实生活中尝试使用这些技能，然后从经验中学习。

第2步：评估社交技能问题

和当事人一起，罗列出他们在社交场合遇到的种种问题。对于每个问题，都请当事人解释，为什么这个问题对他们来说是难以克服的，把原因写在旁边。然后，让当事人根据他们所体验到的困难程度（从难度最小到难度最大）对这些问题进行排序。例如，某人罹患抑郁，他总在社交场合感到十分尴尬，他可能会指出如下社交困难：

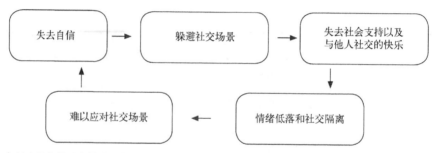

社交技能缺乏与精神健康问题之间的恶性循环

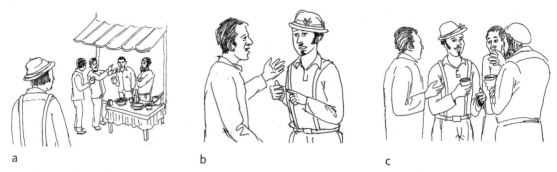

通过如下方式提高社交技能：识别社交情境（a）；迈出第一步——跟某一个人进行交流（b）；然后逐步加入一个团体的交流之中（c）

（1）知道在不同场合该说什么（难度最小）。
- 在当地超市买东西时。
- 家人来看望我时。
- 朋友来拜访我时。
- 参加小组会议时。
- 参加婚礼时。

（2）在小组会议上心平气和地表达自己的观点。

（3）结交新朋友。

（4）和喜欢的女生开始一段对话（难度最大）。

第3步：练习某个特定的社交技能

从当事人认为难度最小的社交问题开始，同当事人一道把那个社交情境表演出来，这样你就能够尝试去理解对方所面对的那些社交技能问题。让我们继续以前面那个抑郁患者为例。从"在当地超市买东西时"这个情境开始。当你们在进行情景模拟时，记下当事人在沟通过程中表现出来的优点和问题。例如，你可能会注意到他过分强烈的目光接触，而且说话口齿不清，没有任何"闲聊"（如日常问候）。相反，他一上来就告诉店主，他身上哪里不舒服，说了大量细节。但同时，你也注意到他表现得很有礼貌，很尊重他人。最后，请你温柔地把你所观察到的这些细节告诉给他听，先说优点，再说问题，看看他是否同意你的这些观察，然后问问他想从哪个地方先开始做出改变。

在这个例子中，该患者希望从学习"闲聊"开始。那么，你可以给他举几个例子，说明在这种场合如何进行"闲聊"才算比较合适。例如，可以先向店主问候"早上好"，然后问问店主"你今天过得如何？"如果店主回答"我蛮好的，你呢？"，请告诉该患者，这时候不要抱怨自己的躯体健康问题。跟他说，店主这里的话并非字面上的意思，而是一种礼貌寒暄的方式。因此，如果店主这样回答了他，他便可以开口向店主打听他想买的东西了。他也可以问一个更加通用的问题："你最近生意怎么样？"还可以就某条新闻或当地社区发生的事情发表自己的评论。和当事人一起练习这些技巧，这样他就可以在未来的社交场合尝试使用这些技巧了。

第4步：为社交技能练习设定目标

关于社交技能练习，需要让对方设定一个目标，例如，可以在接下来的一周时间内至少练习两次"闲聊"。

第5步：回顾、鼓励与支持

参考5.9.2内容中的一般性建议。为了提高当事人的社交技能，你需要和他们一起回顾练习新技能的进展。试着去了解他们在社交时的一些具体细节，他们觉得在社交方面已经取得了多大程度的成功。如果当事人的家人也在场的话，也可以让家人给出相应的反馈，这些反馈同样是非常有价值的。如果我们让他们的家人也给出反馈意见，需要保证他们的家人将当事人的优点和不顺利的地方同时考虑在内。如果当事人仍然感觉社交困难，那么可以再次进行情景模拟，找到克服困难的办法。如果他们进展得很顺利，那么可以选择一个难度更高的社交情境，然后设定一个新的目标。

5.22.3　挑战

这种提高社交技能的方法适用于那些认识到自己的社交问题并且愿意有所改变的人。对那些没有充分认识到自己的社交问题的人，有必要让他们的家人也一起参与进来，更多关注那些能给他们带来明显好处的社交技能，这样他们就会变得更有动力坚持下去。

5.23　让人们有能力去应对污名和歧视

在评估当事人的过程中，你可能会发现，他们正在经历污名（针对有精神健康

问题的人的负面态度）、歧视（针对当事人的不公平行为）或虐待（侵犯当事人的人权的行为）。在第4部分（参见13.8）中，我们讨论了健康工作者在倡导有精神健康问题的人的人权方面所扮演的角色。在本节中，我们会讨论健康工作者可以采取哪些具体行动来帮助那些有精神健康问题的人。

污名、歧视和虐待对于人们的影响可能是深远的，例如，

● 导致自卑、社交隔离和退缩，使他们害怕被人拒绝。

● 工作或教育等方面的平等机会被剥夺。

● 生活在被伤害（如辱骂、禁闭）的恐惧之中。

● 基本权利（如自由选择如何生活的权利）被剥夺。

● 遭到情感、身体或性方面的虐待。

本节所介绍的方法旨在帮助当事人去思考上述负面经历给他们带来的影响，他们应该如何应对这些负面经历，从而提高他们的生活质量。

如何应对污名？

第1步：讨论遭受到负面评价、歧视和辱骂的经历

问问对方，他们曾经经历过污名、歧视和辱骂吗？当时发生了什么？这些经历如何改变了他们的自我认知？在此过程中，你始终需要对这些负面经历的影响保持同理心。

第2步：鼓励当事人以积极的方式看待自己

告诉对方，虽然他们无法控制别人看待他们的方式，但他们仍旧应该认为自己是有价值的。精神健康问题并不是他们生活的全部，他们可以康复，并过上有意义的生活。请他们想想，他们为自己的家庭和社区所做的贡献。

第3步：应对负面评价、歧视和辱骂

- 讨论当事人当时是如何应对这些事件的。例如，听到侮辱性的称呼，他们是怎么应对的？讨论他们的应对方式是否有效。

- 讨论其他可能的应对方式。例如，练习如何向他人解释精神健康问题，这可能是有效的。你可以建议当事人以如下方式向他人解释精神健康问题："我生的病和其他疾病没什么不同，我正在服药，这可以改善我的病情。"

- 面对辱骂，和对方吵架或互相辱骂都不是应对的好方法。如果需要，你可以教一些控制愤怒的方法（参见5.16）。

- 面对歧视（如缺乏就业机会），可以使用"问题解决"策略（参见5.11），鼓励对方让自己的家人和相关社区成员也参与进来，一起解决这一问题。

- 面对犯罪行为（如躯体暴力和性侵），请告诉受害人，他们应该告诉他们的家人和警察。

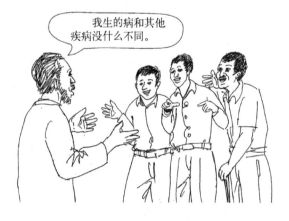

我生的病和其他疾病没什么不同。

第4步：克服污名、歧视和辱骂所导致的社交隔离

- 帮助对方分析社交隔离的利弊。一方面，他们会因此而最大限度地避免遭受到社会污名的影响。另一方面，他们也可能会因此而失去社区生活的种种优点，无法充实地享受生活。

- 解决他们的社交困难（参见5.22）。偶尔出现的症状不应该成为社交的阻碍。如果当事人病情加重，那么他们首先需要接受有效治疗。如果社区居民看到当事人重拾起日常活动，这也有助于减少社区居民对有精神健康问题的人的冷漠和偏见。

- 告诉对方，他们刚开始出去参与社区活动的时候，人们可能会投来异样的眼光，但很快，大家就不会去多注意他们了，因为大家已经习惯了他们的出现。而且，如果人们看到有人在出现精神健康问题后康复了，他们对精神健康问题的恐惧也会随之减少。

- 出于担心而隐瞒精神健康问题，可能会成为当事人的负担。与当事人讨论，他们可以在何时何地将自己的精神健康问题告诉他人，而不会感到羞耻或遭受歧视。谨记，向他人透露自己的精神健康问题，需要选对人、地点和时间。当事人需要明白，是否向他人透露自己的精神健康问题，这完全看他们自己的选择。

5.24 支持患者家庭

5.24.1 何时"支持患者家庭"

家庭干预适用于那些长期存在精神残疾（如精神病性障碍、痴呆或发育障碍）且与家人生活在一起的人。家庭干预也适用于非家庭成员，例如当事人每天都有亲密接触的人。

家庭干预有三个主要目的：

（1）使家庭具备建设性地解决问题的能力。

（2）让家庭参与到当事人的康复过程中。

（3）促进家庭内部的健康沟通（从而提高生活质量、减少症状及复发）。

支持当事人的家庭也很重要，这在第12章（参见12.6）中有相关介绍。

5.24.2 如何"支持患者家庭"

第1步：评估家庭情况

在你评估家庭情况的时候，请记住，不同的家庭成员可能会有不同的态度和沟通方式，并且，随着时间推移，家庭在优势和问题方面也会出现变化。家庭是动态的，因此给某个家庭贴上"问题家庭"的标签是没有帮助的。你的任务是：利用家庭优势，以支持性的方式来解决家庭目前所面临的弱点。

如果你直接问当事人的家人"你们对当事人的态度如何？和他们的沟通方式如何？"，很有可能你不会得到真实回答。家庭成员可能会给你描绘出一幅非常美好的画面，对于表达负面情绪，他们可能会表现出防御性的姿态。因此，你可以通过间接提问来开始家庭情况评估，这会让当事人的家人感到更加舒适，给你提供你所需要的信息。借由共情和良好的倾听技巧（参见2.1.1），你可以鼓励家庭成员真诚地谈论目前所存在的问题。为了帮助当事人及其家人，这是相当重要的一步。

问当事人的家人：

● 你家人的精神健康问题给你带来了哪些麻烦？

● 当事人每天的日常生活是怎样的？

● 当事人承担了多少的职责和义务？

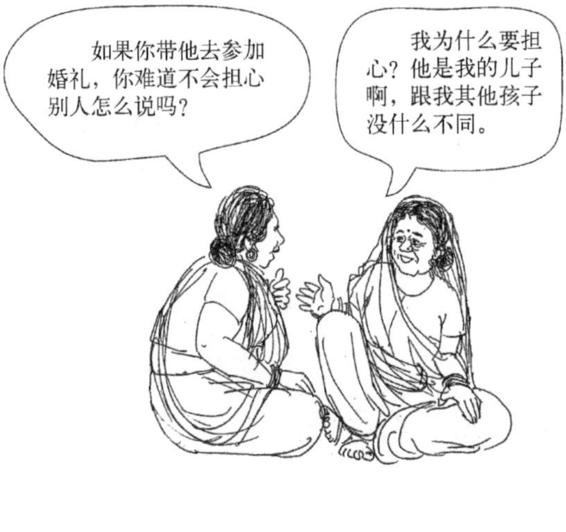

（图中对话气泡）
如果你带他去参加婚礼，你难道不会担心别人怎么说吗？

我为什么要担心？他是我的儿子啊，跟我其他孩子没什么不同。

● 你对当事人的期待是什么？

尝试得到一些细节信息（如关于日常生活的信息），观察家庭成员是如何谈论当事人的，如何和当事人进行沟通的，还有他们都说了些什么。在评估家庭的沟通模式时，请注意以下这些不健康的沟通模式：

● 不允许当事人说话。

● 家庭成员以不清晰的方式表达自己的需求和期望，或他们的需求和期望相互矛盾。

● 对于当事人行为的负面评价，例如，用批评的语气说："他整天就只是呆坐在自己房间里"。

● 与特定行为无关的、对于当事人的负面评价，例如，"我再也不想和她在一起了"或"他什么都不擅长"。

● 过分关心，表现为自我牺牲的行为、过度的情绪反应或过度的保护，例如，"我是这个世界上唯一了解他的人"或"我不能让她一个人待着，哪怕只是几分钟"。

健康的家庭沟通模式通常包含温暖积极的评价，表现出恰当的同情、关心、共情，并且享受与当事人待在一起的时光，例如，"他非常爱他的妹妹""她尽其所能想要搭把手"或"我知道应对药物副作用对他来说很不容易"。

在评估结束时，你应该清楚地了解：

● 家中存在的任何与精神健康问题的成因及其影响有关的知识漏洞、误解或消极态度。

● 家庭成员对康复的现实期望的程度。

● 家庭成员所面临的问题以及需要首先解决的问题。

● 家庭的优势（如应对精神健康问题的策略、态度、理解）。

● 家庭成员之间健康和不健康的沟通方式。

第2步：问题解决

慢性精神障碍或精神残疾患者的家

庭可能会经历的常见问题包括：经济困难、处理自杀或暴力行为、患者拒绝服药、应对患者的性需求、物质滥用、婚姻危机（当配偶是精神障碍患者时）、由于需要照料患者而失去其他机会。可以采用"问题解决"策略（参见5.11）来帮助家庭识别出他们所面对的主要问题；把注意力放在某个需要首先解决的问题上，分析该问题的潜在解决策略，然后尝试这些策略（表5.8）。

表5.8 使用"问题解决"策略的例子

确定问题	"儿子对母亲的威胁行为"
问题概述	该问题在儿子病情不稳定的时候会变得更为突出，每当母亲要求儿子去做点事情的时候，都会触发儿子对母亲的威胁行为
确定解决方法	如何改善她儿子的精神健康状况？他是否有可能接受更频繁的评估？ 这位母亲以前是如何处理该行为的？哪些方式是有效的？还有谁或许可以帮助这位母亲？是否有可能邀请家中长辈跟她儿子谈谈？如果需要，她是否能求助警察？什么因素阻碍了她求助？她是否告诉过自己的儿子，他的威胁行为有时会吓到她？这位母亲是如何跟她的儿子进行沟通的（参见第1步）
在解决方法上达成一致	母亲决定邀请家中长辈跟她儿子谈谈，并且同意在她需要的时候请求邻居协助
尝试并回顾	儿子尊重家中长辈，在跟长辈聊过以后，不再威胁他的母亲

第3步：支持康复
提供信息

- 给家庭提供信息，帮助他们正确理解精神障碍或精神残疾对患者功能的影响，并且对康复抱有符合实际的期望。例如，如果患者家属认为患者"懒惰"，你需要向他们解释：患者的这一行为可能与精神残疾有关（例如，慢性精神病性障碍会导致动力缺乏），或是药物副作用所致（如抗精神病药的镇静作用），或是因为他们缺乏规律的日程安排。

- 有些家庭可能对当事人的康复进展感到很心急，对这些家庭来说，你可以拿躯体疾病来做个比较。如果有人腿部骨折，即使骨折好了，他们仍然需要很长的时间，才能恢复腿部力量。同样，对于精神障碍来说，即使明显的症状消失了，患者仍然需要时间，才能恢复精神健康。有时候，骨折会发展成永久性的残疾；精神障碍同样也可能会发展成精神残疾。在这种情况下，患者需要时间，也需要得到支持，才能学会如何与残疾共处。

- 有些家庭对当事人能否康复这一问题的想法过分悲观，对这些家庭，你需要告诉他们，尽管患者可能很难恢复到以前的功能水平，但罹患精神障碍并不意味着患者就永远无法恢复社会功能。家属可能会担心，让患者承担职责和义务，会导致疾病复发。你可以明确地告诉他们，逐步让患者承担一些任务，让他们逐步参与到日常活动之中，对患者的精神健康其实是

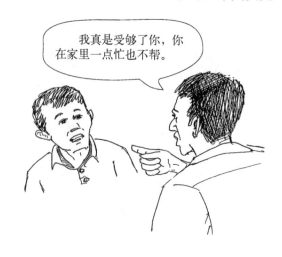

我真是受够了你，你在家里一点忙也不帮。

十分重要的。这也是患者恢复社会技能、提升社会功能的唯一途径。

让家庭参与进来

你需要与家属合作，帮助他们找到支持当事人康复的具体方法。按照当事人自己设定的康复目标（参见5.20）和具体步骤（参见5.20）来帮助当事人康复。

- 首先，需要询问当事人，他是否希望在康复方面得到他家人的支持。如果他拒绝家人的参与，就需要告诉家人，他们需要理解当事人的这种想法，并且应该继续给予爱和支持。

- 对某个具体的康复目标来说，需要讨论家人可以提供哪些支持，他们的哪些做法又可能会给患者的康复造成阻碍。例如，如果当事人想结交更多的朋友，他们的家人可以支持他们去参加一些社交活动。

但是，如果他们的家人在他们应该和谁做朋友这一问题上指指点点，那就对患者的康复可能没什么帮助。

第4步：沟通
提供信息

- 如果家庭沟通出现问题，你需要告诉他们，家庭的沟通模式与当事人（以及其他家庭成员）的精神健康之间存在着许多联系。首先，你可以告诉他们健康的沟通方式有哪些，记录下这个家庭所拥有的优势。然后，你可以告诉他们不健康的沟通方式又有哪些。你可以跟他们介绍，沟通中有哪些"可以做"和"不可以做"的事情，这有助于改善家庭沟通方式（表5.9）。

- 与该家庭共同讨论，目前家中存在哪些不健康的沟通方式。

表 5.9　沟通中"可以做"和"不可以做"的事情

可 以 做	不 可 以 做
如果某个家庭成员在发言，其他家庭成员不插嘴	多个家庭成员同时发言
直接跟当事人表达自己对他的看法	背后讨论当事人，但不直接跟当事人沟通
保证家中所有人都有平等的表达机会，保证当事人有时间表达自己	忽略当事人的感受，当事人没有表达机会
倾听其他家庭成员说了什么	无视其他家庭成员，觉得他们不会做出什么贡献
诚实地表达感受	不愿意表达自己的感受
如果对某个行为心怀不快或愤怒，以清晰具体的方式进行表达	给予当事人笼统且负面的评价
只要患者取得了些许进步（哪怕再小），都表达出自己积极的感受	只关注患者的负面行为

练习积极沟通

- 在如何改善家庭沟通方式这一问题上，跟家庭成员达成一致。表5.10给出了几个无益的沟通方式的例子以及如何以有益的沟通方式取而代之，同时也给出了采取新方式的理由所在。你需要认识出改变家庭沟通方式可能面临的种种挑战，并试图找到解决方法。

- 请家庭成员尝试新的沟通方式。在一些具体目标上达成一致，例如完全停止恶意评论或每天至少表达一次积极的评论。

第5步：回顾、鼓励和支持

在下次会面时，向当事人及其家人了解最新进展。找出目前所面临的困难，帮

表 5.10 无益的和有益的沟通方式

无益的沟通方式	有益的沟通方式	背后所传达的信息
"你为什么那么懒，做事那么慢？"	"不用急，你可以慢慢来。" 	患者的功能缺陷不是他们的错
"你是一个精神病人，你什么也做不了。"	"你能帮我除草吗？你如果需要休息的话，随时可以告诉我。" 	精神障碍并不意味着患者永远也无法工作，他们需要在有支持的情况下慢慢重拾工作
"好的，好的，我会马上把食物给你送来。"	"我们会在一个小时后一起吃饭。" 	请不要让整个家庭的日常作息都围绕着那个有精神健康问题的人转
"我告诉过你多少次了？没人会伤害你，那些只是你的胡思乱想。"	"我可能很难理解你所说的话，但看到你这么焦虑，我也很担心。" 	否认患者的幻觉可能帮助不大，你可以在不强化患者的错误信念的情况下表达自己的关心
"他会吃一些炖肉和土豆。"	"你想要吃什么？" 	让患者表达自己的想法，让他们尽可能自己做选择

助当事人及其家人找到前进的方向。

5.24.3　挑战

可能很难让家庭中的主要成员来到诊所（如他们有工作在身），或不是所有的家庭成员都积极配合你的工作。一些家庭成员可能会反对以医疗手段来治疗精神障碍，还有的家庭成员可能会强烈地歧视患者。对于不合作的家庭，尝试使用"心理治疗"策略来提高他们的改变动机（参见5.17）。如果你担心患者家人正在对患者实施虐待行为，并且不愿意接受建议和帮助，请向上级汇报，并尝试让家中其他更接纳或地位更高的成员参与进来，他们可以让整个家庭都参与进来。

5.25　朋辈支持

5.25.1　何时提供"朋辈支持"

有些精神残疾人士长期与社会隔绝，缺乏支持网络，对于他们来说，朋辈支持是最有用的手段。当事人应处于稳定期，在与他人进行一对一会面时，不会伤害到他人。朋辈支持专员可以是社区志愿者或社区工作者（不一定要是健康工作者），或其他已经康复的精神障碍患者或精神残疾人士。这种方法的独特之处在于，康复患

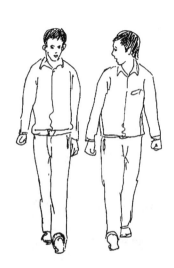

者可以同时成为干预服务的提供者和受益者。因此，当我们讨论有精神健康问题的人如何可以互利互惠、互相支持时，这便是一个很好的例子。

5.25.2　如何进行"朋辈支持"

朋辈支持专员需要和精神残疾人士定期会面，这些会面旨在为当事人提供社会支持和友谊。

第1步：培训朋辈支持专员

朋辈支持专员需要对自己的角色有一个清楚的认识，他们需要：

● 以友好热情的态度为当事人提供情感支持。

● 为当事人提供他们可能需要的任何信息（如社区活动信息）。

● 通过某些活动来帮助患者，包括医疗方面的帮助（如陪患者去看病或提醒他们吃药）。

● 陪伴患者（如陪患者散步）。

朋辈支持专员还需要接受培训，从而学会识别精神健康问题复发或恶化的早期迹象，以便在必要时采取适当行动。

第2步：向当事人介绍"朋辈支持"

你需要让当事人明白，"朋辈支持"和"交朋友"是不一样的，这点很重要。朋辈支持通常是有时限的，尽管这个时限可能各不相同，而且朋辈支持专员与当事人需要在这个时限上达成一致。当然，朋辈支持关系可能会演变成终生的友谊，但这不是必然，也没有这个要求。如果要使用"朋辈支持"策略，请征得当事人本人同意，因为这涉及与陌生人分享有关他们健康问题的信息。

第3步：计划并实施"朋辈支持"

对于朋辈支持专员的仔细甄选是非常重要的，同样很重要的是，你需要谨慎地为当事人配对朋辈支持专员，因为朋辈支持关系并不像医患关系那样受到职业边界

的保护。例如，朋辈支持专员可能会与患者分享自己的个人生活细节。请尽可能避免朋辈支持关系中任何一方对这种关系的剥削与利用。

朋辈支持专员并不是心理治疗师。他们会在社区里与当事人见面，如在茶馆里。他们会根据他们的共同兴趣，与当事人谈论中性话题，例如运动、新闻或电视节目。如果当事人谈到了他自己的症状（如因某事而倍感痛苦），朋辈支持专员应予以认真倾听，询问当事人最近是否在接受治疗（如无，则鼓励他们这样去做），并建议当事人定期复诊。当事人和朋辈支持专员的见面频率因人而异。开始阶段，朋辈支持专员和当事人需要互相了解，他们可以每周见一次。每次见面可以短至20分钟，也可更长，只要双方都觉得舒服就行。

第4步：回顾、鼓励与支持

在你评估当事人情况时，请问问他们参与朋辈支持的效果。如果朋辈支持很成功，及时鼓励他们。如有必要，你也需要帮助他们解决相应的问题。例如，有些人可能很难将一段对话维持下去，健康工作者可能需要建议他们和朋辈支持专员多做一些不涉及进行对话的活动，例如一起看电影，这样的话，当事人就可以不用那么有压力地参与社会接触。

5.25.3　挑战

找到一位可以在较长时间内提供朋辈支持的社区工作者或志愿者，可能存在挑战。有精神健康问题的人的某些症状（如指责或怨恨），可能会给朋辈支持专员带去痛苦。或者，他们对朋辈支持关系可能抱有不切实际的期望（如从朋辈支持专员那里得到钱）。担任朋辈支持专员的人可能自己也会时不时出现精神健康问题。在这种情况下，你应该密切关注朋辈支持关系。另一项挑战是，患者可能会希望朋辈支持关系是一段新的友谊，而不是一段有时限的"像是朋友却不是朋友"的支持性关系，对这种期望的处理也会存在挑战。

5.26　精神健康互助小组

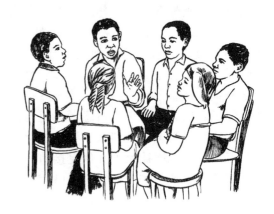

5.26.1　什么是互助小组？何时参与互助小组？

互助小组是指一群人定期聚会、分享并讨论共同感兴趣的话题的小组。互助小组成员之间会有一些共同特点。在应对精神健康问题时，主要有两种类型的互助小组。

（1）由具有同种精神健康问题的人所组成的小组，最好的例子就是匿名戒酒者协会（Alcoholics Anonymous，AA），AA是由具有酒精成瘾问题的人组成的小组，他们会定期聚会。

（2）由具有某种精神健康问题的人的照料者所组成的小组，例如痴呆症家属小组、精神病性障碍家属小组和发育障碍家属小组。

5.26.2　互助小组是如何工作的？

互助小组为参与者提供了一个可以与有相似经历的人分享自己的感受、问题、想法和信息的机会。互助小组有很多种工作方式。

● **提供实用技巧**　例如，一位发育障碍儿童的母亲在互助小组中分享了她是如何管理孩子脾气的小窍门。又例如，一个酒精成瘾的男人在互助小组中分享了他在途经酒吧时是如何抑制自己的饮酒冲动的小窍门。

- **提供信息** 例如，一名精神分裂症患者在互助小组中分享了他最近读到的一些关于精神分裂症新药的医疗信息。又例如，一位痴呆症患者的女儿在互助小组中分享了一家新开的老人日托所的信息。
- **提供互相帮助的机会** 例如，两位家长的孩子都患有发育障碍，他们决定每周各自花一天帮忙照顾对方的孩子，这样的话，两个家庭都能腾出一天时间来做其他的事情。又例如，两位感到孤独的精神病性障碍患者决定一起去看电影。
- **提供某种"我不是一个人在战斗"的感觉。**
- **提供一个可以分享的空间** 在这个空间中，小组成员可以分享各自有关精神障碍的感受，因为彼此有相似经历，所以可以感同身受。

最后，互助小组还可以起到情感支持的作用。这意味着每位小组成员都会得到来自其他成员的支持，同时也会为其他成员提供自己的支持。这便是一种赋能，这种感觉与在医院里做一名患者的感觉是很不一样的。

5.26.3 建立互助小组

建立互助小组并不容易。首先，需要有一群人对这个想法都很感兴趣，而且愿意为之付出自己的努力。要知道不是所有人都对互助小组感兴趣的，有些人会觉得，分享个人感受让人感到不舒服，他们可能还没有意识到与有相似经历的人定期会面的意义所在。

在建立互助小组的过程中，健康工作者可以发挥以下三个重要作用。

- **联结有相似问题或经历的人** 许多面临精神健康问题的家庭都会觉得尴尬，不愿把自己家里的事情告诉别人。健康工作者可能会认识当地许多发育障碍儿童的家庭，她可以将这些家庭互相介绍给彼此，从而帮助建立起一个非正式的小型互助小组。需要注意，在把某个家庭的隐私告诉给其他家庭之前，健康工作者应该跟这些家庭讨论过这一问题，并征得他们同意。另一种将人们聚集在一起的方法就是在公共场所张贴互助小组信息，例如，你可以在卫生中心张贴有关互助小组的海报。又或者，你可以组织一场会议，简单地告诉大家互助小组的报名标准，想要加入互助小组的人也可以通过这场会议了解更多有关互助小组的信息。
- **提供互助小组的活动场地** 理想情况下，互助小组应该在成员家中聚会。然而，这并不总是可行。在这种情况下，健康工作者可以在自己诊所比较空闲的时候空出一个房间，让互助小组的成员可以在这个相对安全的空间里进行聚会。如果小组成员愿意，他们也可以将互助小组的聚会和与健康工作者的会谈结合起来。

我想要和大家分享一下我最近听到的有关精神分裂症药物的信息。

- **担任小组聚会的协调人** 许多人对互助小组并不熟悉，健康工作者可以参加最初的几次聚会，起到引导作用，帮助互助小组运作起来。

第一次聚会

在第一次聚会中，有件事很重要，那就是确定小组议程：该互助小组会包含哪些活动？多久聚会一次？（参见框5.12、框5.13）另一件同样重要的事情就是选出一名可以动员其他成员参与活动的小组负责人。通常，积极推动小组建立的那个人会成为这个小组的负责人。但有时，健康工作者也会在最初几次会议中担任小组负责人的角色。一旦小组成员们习惯了由自己来运营互助小组，那么就可以选出一名成员担任小组负责人。小组负责人也可能会随着时间而改变。

框 5.12　小组规则

对于每个互助小组，都有几条基本的规则需要遵守。
- 互助小组中发生的事都必须严格保密；
- 你需要时刻注意倾听他人，在你感到舒适的情况下，你可以分享自己的经历；
- 不要评判或批评他人；
- 尊重每个人的处境和选择，适用于你的经验不一定适用于其他人。

小组负责人可以按如下方式来设置小组聚会的流程。

（1）首先，欢迎所有成员的到场，并邀请大家做自我介绍，说说他们对这个小组的期待。

（2）将每位小组成员的建议都汇总在一起，并介绍小组成立的目的。

（3）分享小组成员都关心的信息。

（4）邀请小组成员分享自己的困扰，任何跟互助小组有关的问题都可以分享，其他小组成员可以通过分享信息、分享个人经验和表达支持来进行回应。小组成员之间的讨论构成了互助小组的核心活动。

（5）每次小组结束时，总结一下今天的讨论内容，确保互助小组讨论出一些相对合理的结论。然后，就下次小组的聚会时间达成一致。

让互助小组持续运营下去

小组成员应该定期回顾小组进展。健康工作者可能会偶尔参加几次小组聚会，就"如何让互助小组持续运营"提供一些信息和建议。

5.26.4 挑战

有许多原因可能会阻碍互助小组的持续运营，例如，活动地点太过偏远，交通不便；小组成员没有时间参加小组活动；小组成员认为小组讨论对自己没有帮助，或觉得自己在小组中被边缘化。如果你想要帮助互助小组持续运营下去，识别出这些问题和挑战是很重要的。

框 5.13　互助小组所面临的常见问题及回答

问：每次参与互助小组的人数应该是多少？

答：其实没有完美的人数。大部分的互助小组在一开始的时候人数都不多。如果小组规模很大，那么显然它正在帮助许多人，在这种情况下，可以根据小组成员的居住地、年龄等因素进行小组拆分，拆分出更多更小的互助小组。

问：互助小组应该在哪里进行活动？

答：只要是方便的、有足够空间的且能保证隐私的地方都可以。理想情况下，每次活动的地点应该相同。有些互助小组可能会在不同组员的家中开展每次活动。

问：互助小组应该多久会面一次？

答：小组成员应该自行决定会面频率。可以找一些特殊的日子来进行会面，从而帮助记忆，例如安排在每个月的第一个星期六。

问：互助小组应该收取多少费用？

答：成为互助小组成员不应该有任何花费，唯一的花费可能就是聚会时候所需要的一些物料费（如零食、饮料），小组成员可以分摊这些费用。

问：互助小组将持续多久？

答：只要小组成员觉得互助小组应该继续下去，那就可以一直继续下去。成功的小组其实会一直持续下去。例如，AA 在一段时间内无限期地运行下去。小组成员可能会随着时间而发生变化，有些人可能会停止参加，但同时也会有新成员加入。

5.27　把所有这些方式组合在一起

在本章中，我们向你介绍了药物治疗、心理治疗和社会干预的许多方式。在这本手册的其他部分，你将会看到，这些方法是如何以不同的方式组合在一起，并用于治疗不同的精神健康问题的。在实际操作过程中，对不同的有精神健康问题的人，你可能需要以不同的方式对上述的治疗方式进行组合，如何组合则取决于他们的精神健康问题背后的具体原因、他们的个人偏好，以及你的工作单位提供这些治疗方式的可能性。以下是对于本章内容的简要总结。

第 5 章总结
治疗有精神健康问题的人时的注意事项

- 对于不同的有精神健康问题的人，你需要根据他们的实际需求将药物治疗、心理治疗和社会干预进行组合。
- 治疗通常需要持续数月甚至是更长的时间。因此，为了获得最好的治疗结果，当事人需要积极参与他们自己的治疗过程。
- 家属是否参与对于治疗能否成功起着很重要的作用，但你始终需要尊重当事人自己的意愿，他们自己希望家属在多大程度上参与他们的治疗过程。

（译者：袁艺琳、李京晶、隋真、李坤梅）

笔记

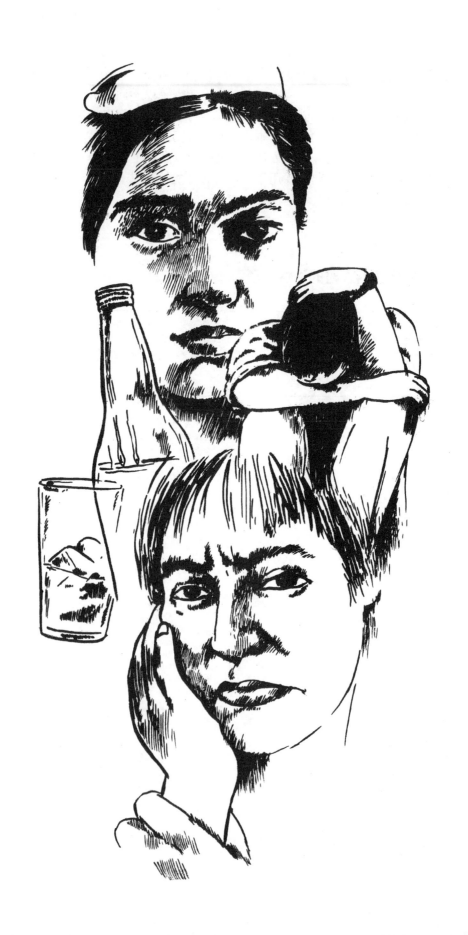

第3部分
临床问题

本手册第1、2部分讨论了适用于所有精神健康问题及其治疗的一般问题。第3部分将带你了解精神健康方面的常见临床问题。这一部分会使用"问题解决"策略，也就是说，我们会讨论具体的精神健康问题的解决方法。我们不是从诊断出发（因为这将假定你已经知道了问题所在），而是从可能遇到的临床问题出发，试图找出解决这些问题的方法。在使用第3部分的"问题解决"策略之前，你需要先熟悉第1部分的内容。

精神健康方面的临床问题可分为六大类。**第6章**介绍了需要立即响应的紧急情况。流程图中给出了紧急情况的评估及处理方法，可供迅速查阅。你可以将流程图复印并贴到墙上，以便所有人在需要的时候都能轻松看到。

第7章介绍了你可能会遇到的最让你困扰的临床问题及其非紧急处理方法。这些严重的行为异常的最常见原因就是精神病性障碍。

第8章讨论了疲劳、疼痛和头晕等躯体症状。这是全科医疗机构中最常见的健康问题之一，却通常找不到"医学上的"或躯体上的解释。导致这些症状的最常见原因就是抑郁与焦虑障碍。酒精和物质依赖是所有社区都面临的常见问题，这些内容将在**第9章**中进行讨论，放在一起讨论的还有处方药依赖、烟草依赖、赌博依赖及新出现的网络成瘾（internet addiction）问题。

第10章讨论了丧亲和暴力所导致的问题。暴力会严重损害人们的精神健康。丧亲［居丧反应（bereavement reaction）］也是一种创伤，尤其是在面对亲人的突然离去与意外离去时。与这些经历相关的最常见的精神健康问题是抑郁、焦虑和PTSD。童年期有一些重要的精神健康问题，其中许多都会影响到孩子的学业，以及与家人互动的能力。童年期的精神健康问题也可能导致青春期适应方面的问题。这些问题将在**第11章**中进行讨论。

6 紧急处理

本章共包含11个流程图,可帮助你评估并处理最常见的精神健康紧急情况。第一个流程图(流程图6.1)是关于急性行为紊乱的主流程图,该流程图会将你导向特定原因的急性行为紊乱的紧急处理流程(流程图6.2～流程图6.10)。

从主流程图中可以看到,当某人出现急性行为紊乱时,首先需要检查气道、呼吸和循环,并在需要时立即开始复苏。下一步是确定行为紊乱是由躯体原因所致(转至流程图6.2),还是由物质使用(中毒或戒断)或中毒所致(转至流程图6.4～流程图6.8)。

只有在排除了上述原因之后,你才可以开始考虑精神健康方面的原因。即使患者有已知的精神健康问题,你仍然需要首先排除上述可能引起行为紊乱的原因。如果行为紊乱是由精神健康问题所致,下一步则是确定行为紊乱是由精神障碍或精神

残疾(如精神病性障碍、躁狂、痴呆、发育障碍)所致(流程图6.9)还是由精神痛苦(流程图6.10)所致。最后一个流程图(流程图6.11)是关于癫痫发作的紧急处理。

学习这些流程图,以便在紧急情况下可轻松使用。

如果紧急情况得到解决,你可以查阅本手册的其他章节(如流程图中所示),以进一步进行非紧急处理。

你可以把这些流程图复印出来,并贴在发生紧急情况时可轻松看到的地方。如果你这样做的话,请始终在其他流程图旁边张贴主流程图(流程图6.1)。

流程图中使用了以下缩写。

BP:血压
i.m.:肌注
i.v.:静注
p.o.:口服
p.r.:纳肛

6.1 紧急情况：急性行为紊乱

确认：此人出现意识错乱、激越或冲动

注意安全：请他人参与并清除危险物品

气道、呼吸、循环：立即进行复苏

是否有急性的躯体原因？
- 他是否知道时间、地点和人物？
- 是否有脉率、BP、呼吸频率或体温异常？
- 是否有头部损伤？
- 是否有低血糖或缺氧？

是 →
流程图 6.2
谵妄

是否由中毒引起？
自杀中毒
- 农药中毒：针尖样瞳孔、腺体分泌增加、呼吸频率降低、BP增高或降低
- 三环类抗抑郁药过量：脉率增加、BP降低、呼吸频率降低、瞳孔扩大
- 酒精中毒或苯二氮䓬类药物过量：酒精气味、苯二氮䓬类药物接触史、言语不清、脱抑制状态
阿片类药物过量：皮肤针眼、针尖样瞳孔、呼吸频率降低
兴奋剂中毒（如可卡因、苯丙胺）：瞳孔扩大、思维兴奋或思维混乱、偏执

是 →
流程图 6.3
自杀意念或尝试

流程图 6.4
酒精中毒

流程图 6.5
阿片类或苯二氮䓬类药物过量

流程图 6.6
兴奋剂中毒

是否由物质使用戒断引起？
- 近期停用阿片类药物、酒精或苯二氮䓬类药物
- 激越不安、出汗、呕吐
- 脉率、BP升高

是 →
流程图 6.7
酒精戒断

流程图 6.8
阿片类药物戒断

是否有精神障碍或残疾？
- 此人是否能够听到并不存在的（或可疑的）声音？
- 此人是否相信自己有特殊力量？
- 此人是否自出生起便存在发育缓慢？
- 此人是否有长期的记忆问题？

是 →
流程图 6.9
急性精神障碍

是否是精神痛苦？
- 此人最近是否经历过创伤性事件或痛苦事件？

是 →
流程图 6.10
急性精神痛苦

6.2　紧急情况流程图：谵妄

确认：此人意识错乱（不知道正确的时间、地点或不认识人），但没有酒精或药物中毒

↓

监测气道、呼吸和循环，必要时进行复苏
随后治疗任何潜在的躯体健康问题

↓

优化环境

- 保持安静的环境及充足且低亮度的照明
- 由此人认识的人陪伴
- 清除危险物品
- 冷静而警惕的医护人员

↓

若此人出现行为紊乱

- 尝试使其冷静：给予安慰，解释发生了什么，尝试理解并解决他们的担忧

↓

如果行为紊乱仍然存在且

- 干扰到基本的医疗操作
- 使此人处于随时可能伤害自己或他人的危险之中

↓

给予小剂量抗精神病药

首选口服用药：
氟哌啶醇 0.5 ～ 2.5 mg p.o. 或**利培酮** 0.25 ～ 1 mg p.o.
若患者拒绝口服，给予安全约束并给予：
氟哌啶醇 0.5 ～ 2.5 mg i.m./i.v. 或**奥氮平** 2.5 ～ 10 mg i.m.

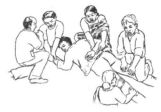

约束方法：确保有足够的人手，用手将患者牢牢按住。请务必在约束前准备好注射剂

↓

每 15 分钟监测一次脉率、BP、呼吸频率和体温

↓

30 分钟后评估反应，如需要则重复上述步骤

↓

如可能，请紧急转介

6.3 紧急情况流程图：自杀意念或尝试

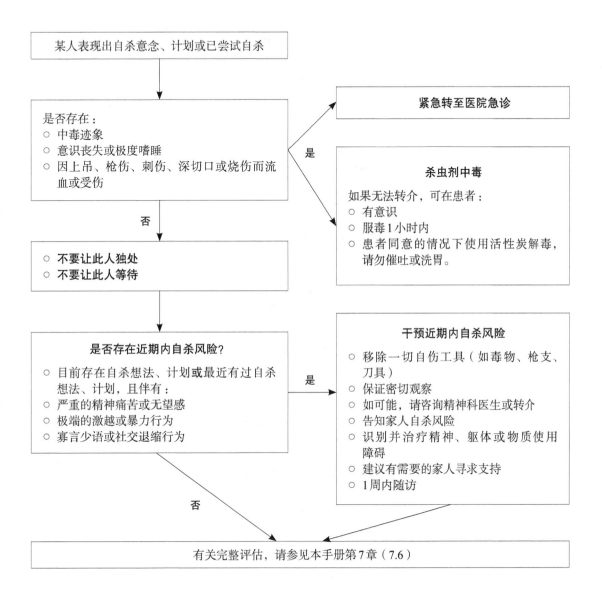

某人表现出自杀意念、计划或已尝试自杀

是否存在：
○ 中毒迹象
○ 意识丧失或极度嗜睡
○ 因上吊、枪伤、刺伤、深切口或烧伤而流血或受伤

是 → **紧急转至医院急诊**

杀虫剂中毒
如果无法转介，可在患者：
○ 有意识
○ 服毒1小时内
○ 患者同意的情况下使用活性炭解毒，请勿催吐或洗胃。

否

○ **不要让此人独处**
○ **不要让此人等待**

是否存在近期内自杀风险？
○ 目前存在自杀想法、计划或最近有过自杀想法、计划，且伴有：
○ 严重的精神痛苦或无望感
○ 极端的激越或暴力行为
○ 寡言少语或社交退缩行为

是 →

干预近期内自杀风险
○ 移除一切自伤工具（如毒物、枪支、刀具）
○ 保证密切观察
○ 如可能，请咨询精神科医生或转介
○ 告知家人自杀风险
○ 识别并治疗精神、躯体或物质使用障碍
○ 建议有需要的家人寻求支持
○ 1周内随访

否

有关完整评估，请参见本手册第7章（7.6）

6.4　紧急情况流程图：酒精中毒

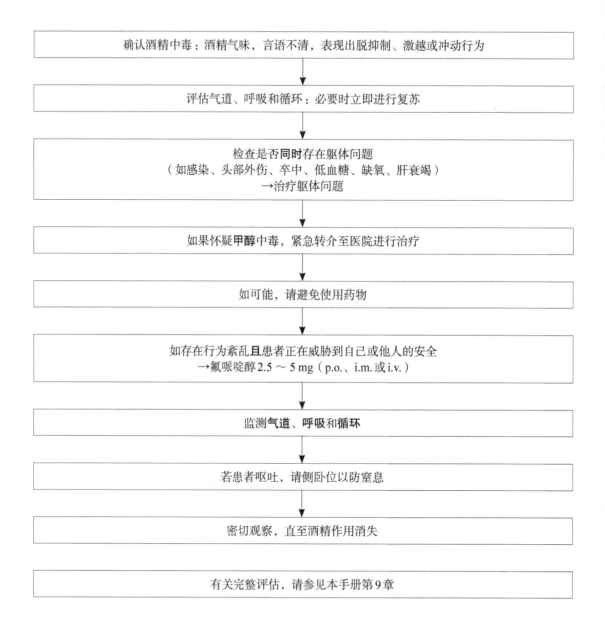

确认酒精中毒：酒精气味，言语不清，表现出脱抑制、激越或冲动行为

评估气道、呼吸和循环：必要时立即进行复苏

检查是否同时存在躯体问题
（如感染、头部外伤、卒中、低血糖、缺氧、肝衰竭）
→治疗躯体问题

如果怀疑甲醇中毒，紧急转介至医院进行治疗

如可能，请避免使用药物

如存在行为紊乱且患者正在威胁到自己或他人的安全
→氟哌啶醇2.5 ～ 5 mg（p.o.、i.m. 或 i.v.）

监测气道、呼吸和循环

若患者呕吐，请侧卧位以防窒息

密切观察，直至酒精作用消失

有关完整评估，请参见本手册第9章

6.5 紧急情况流程图：阿片类或苯二氮䓬类药物过量

阿片类药物过量：寻找注射部位，针尖样瞳孔，呼吸频率低，是否知道患者在使用阿片类药物
苯二氮䓬类药物过量：寻找苯二氮䓬类药物使用史，言语不清，是否存在脱抑制、激越或冲动行为

↓

气道、呼吸、循环：立即进行复苏

↓

若呼吸频率 < 10次/分
或
氧饱和度 < 92%

↓

如为阿片类药物过量：
- 给予纳洛酮4 mg皮下注射、i.m.或i.v.
- 用药后观察1～2小时
- 如为长效阿片类药物过量（如美沙酮），请转送医院

↓

如为苯二氮䓬类药物过量，紧急转至医院寻求呼吸支持

有关自杀行为的完整评估，请参见本手册第7章（7.6）；
有关药物使用问题的完整评估，请参见本手册第9章

6.6　紧急情况流程图：兴奋剂中毒

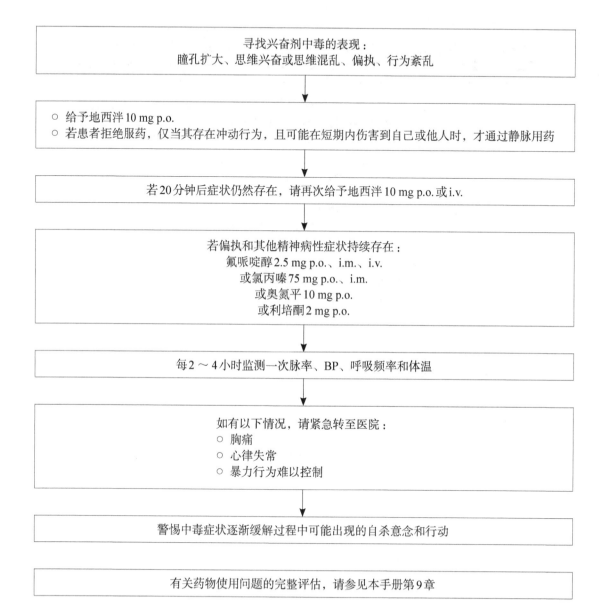

寻找兴奋剂中毒的表现：
瞳孔扩大、思维兴奋或思维混乱、偏执、行为紊乱

○ 给予地西泮 10 mg p.o.
○ 若患者拒绝服药，仅当其存在冲动行为，且可能在短期内伤害到自己或他人时，才通过静脉用药

若 20 分钟后症状仍然存在，请再次给予地西泮 10 mg p.o. 或 i.v.

若偏执和其他精神病性症状持续存在：
氟哌啶醇 2.5 mg p.o.、i.m.、i.v.
或氯丙嗪 75 mg p.o.、i.m.
或奥氮平 10 mg p.o.
或利培酮 2 mg p.o.

每 2 ～ 4 小时监测一次脉率、BP、呼吸频率和体温

如有以下情况，请紧急转至医院：
○ 胸痛
○ 心律失常
○ 暴力行为难以控制

警惕中毒症状逐渐缓解过程中可能出现的自杀意念和行动

有关药物使用问题的完整评估，请参见本手册第 9 章

6.7　紧急情况流程图：酒精戒断

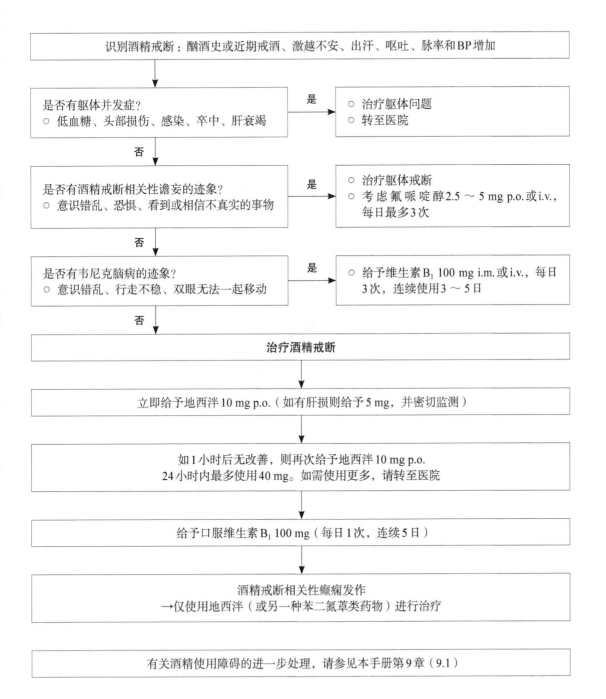

识别酒精戒断：酗酒史或近期戒酒、激越不安、出汗、呕吐、脉率和BP增加

是否有躯体并发症？
○ 低血糖、头部损伤、感染、卒中、肝衰竭

是 →
○ 治疗躯体问题
○ 转至医院

否

是否有酒精戒断相关性谵妄的迹象？
○ 意识错乱、恐惧、看到或相信不真实的事物

是 →
○ 治疗躯体戒断
○ 考虑氟哌啶醇2.5 ～ 5 mg p.o.或i.v.，每日最多3次

否

是否有韦尼克脑病的迹象？
○ 意识错乱、行走不稳、双眼无法一起移动

是 →
○ 给予维生素 B_1 100 mg i.m.或i.v.，每日3次，连续使用3 ～ 5日

否

治疗酒精戒断

立即给予地西泮 10 mg p.o.（如有肝损则给予 5 mg，并密切监测）

如1小时后无改善，则再次给予地西泮 10 mg p.o.
24小时内最多使用 40 mg。如需使用更多，请转至医院

给予口服维生素 B_1 100 mg（每日1次，连续5日）

酒精戒断相关性癫痫发作
→仅使用地西泮（或另一种苯二氮䓬类药物）进行治疗

有关酒精使用障碍的进一步处理，请参见本手册第9章（9.1）

6.8　紧急情况流程图：阿片类药物戒断

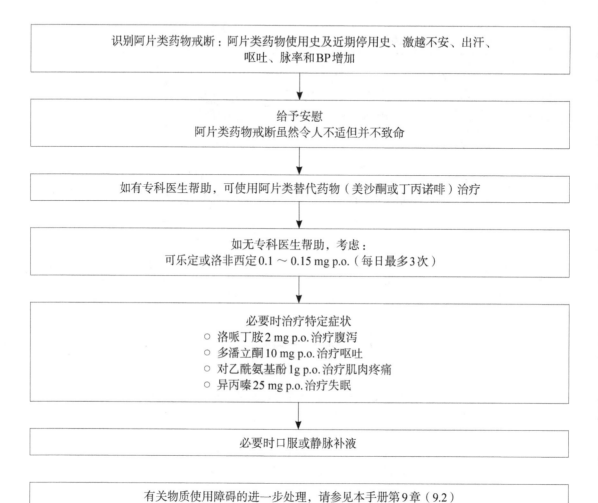

识别阿片类药物戒断：阿片类药物使用史及近期停用史、激越不安、出汗、呕吐、脉率和BP增加

↓

给予安慰
阿片类药物戒断虽然令人不适但并不致命

↓

如有专科医生帮助，可使用阿片类替代药物（美沙酮或丁丙诺啡）治疗

↓

如无专科医生帮助，考虑：
可乐定或洛非西定0.1 ～ 0.15 mg p.o.（每日最多3次）

↓

必要时治疗特定症状
○ 洛哌丁胺2 mg p.o.治疗腹泻
○ 多潘立酮10 mg p.o.治疗呕吐
○ 对乙酰氨基酚1g p.o.治疗肌肉疼痛
○ 异丙嗪25 mg p.o.治疗失眠

↓

必要时口服或静脉补液

有关物质使用障碍的进一步处理，请参见本手册第9章（9.2）

6.9 紧急情况流程图：急性精神障碍

识别精神病性障碍、躁狂、痴呆或发育障碍的症状

↓

在安静的地方进行治疗并清除危险物品

↓

如果无法使患者平静下来，应首先给予口服药物
- 抗精神病药：氟哌啶醇 2.5 mg p.o. 或氯丙嗪 75 mg p.o. 或奥氮平 10 mg p.o. 或利培酮 2 mg p.o.
- 和/或地西泮 10 mg p.o. 或劳拉西泮 1 ~ 2 mg p.o.
- 不要使用药物治疗儿童行为障碍
- 避免使用苯二氮䓬类药物治疗痴呆
- 在老年人及合并躯体疾病患者中使用较低剂量

↓

若患者拒绝口服药物，仅在短期内存在伤害自己或他人的风险时，才进行违背患者意愿的治疗
以安全的方式约束患者（参见流程图 6.2）
抗精神病药：氟哌啶醇 5 mg i.m. 或奥氮平 10 mg i.m.
或氯丙嗪 25 ~ 100 mg i.m.
和/或地西泮 10 mg i.v.、p.r. 或劳拉西泮 1 ~ 2 mg i.m.
和/或异丙嗪 50 mg i.m.

↓

等待 30 分钟
若行为紊乱持续，重复以上剂量

↓

每 30 分钟监测一次脉搏、BP、呼吸频率和体温

↓

如仍未起效，请转至医院

有关激越或暴力行为的进一步处理，请参见本手册第 10 章

6.10　紧急情况流程图：急性精神痛苦

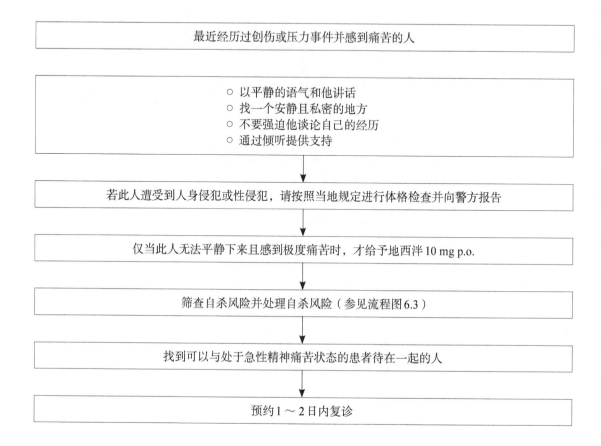

最近经历过创伤或压力事件并感到痛苦的人

- 以平静的语气和他讲话
- 找一个安静且私密的地方
- 不要强迫他谈论自己的经历
- 通过倾听提供支持

若此人遭受到人身侵犯或性侵犯，请按照当地规定进行体格检查并向警方报告

仅当此人无法平静下来且感到极度痛苦时，才给予地西泮 10 mg p.o.

筛查自杀风险并处理自杀风险（参见流程图6.3）

找到可以与处于急性精神痛苦状态的患者待在一起的人

预约 1～2 日内复诊

6.11 紧急情况流程图：癫痫发作

表现为意识丧失，突发肌肉强直、抽搐（convulsion）

紧急评估

BP、体温、呼吸频率
头部或背部创伤或局灶性病变的体征
中毒的体征：瞳孔扩大/针尖样瞳孔
脑膜炎的体征（颈项强直、皮疹）

紧急处理

检查**气道、呼吸和循环**：
立即进行复苏
避免损伤
让患者侧卧（复苏体位）
不要把任何东西放在患者嘴里

怀孕或产后1月内

其余所有癫痫发作

如有可能的躯体问题或药物使用

如无癫痫病史，怀疑子痫
○ 给予硫酸镁10 g i.m.
○ 在双侧臀部外上象限深部各给予5 g（10 ml 50％溶液）i.m.，在同一注射器内加入1 ml 2％利多卡因
○ 如舒张压 > 100 mmHg：缓慢给予肼屈嗪5 mg i.v.（3～4分钟）。如果无法i.v.，给予i.m.。如舒张压仍 > 90 mmHg，30分钟间隔重复上述剂量，直至舒张压降至90 mmHg
○ 总剂量不超过200 mg
○ 紧急将患者转至医院并按照当地规定处理妊娠、分娩及产后护理

○ 开放静脉通路，抽血并缓慢补液（30滴/分钟）
○ **葡萄糖** i.v.（成人5 ml 50％葡萄糖溶液，儿童2～5 ml/kg 10％葡萄糖溶液）
○ **地西泮** 10 mg 缓慢 i.v.（儿童：用量 = 1 mg×年龄）
○ **如无法建立静脉通路**：给予地西泮p.r.（与上述剂量相同）或咪达唑仑（成人10 mg，儿童0.2 mg/kg）鼻内给药或口腔黏膜给药或i.m.
○ **请勿给予地西泮i.m.**
如果10分钟后癫痫发作仍未停止，再次给予地西泮/咪达唑仑并**紧急转至医院**
请勿给予 > 2倍的剂量

筛查
○ 杀虫剂或三环类抑郁药中毒（流程图6.3）
○ 兴奋剂中毒（流程图6.6）
○ 酒精或苯二氮䓬类药物戒断（流程图6.7）
如有头部损伤、颅内感染或脑膜炎
按照"其余所有癫痫发作"处理癫痫发作
紧急转至医院
○ **如有头部或颈部损伤**：请勿移动颈部以避免可能的颈椎损伤。滚木式搬运患者
○ **颅内感染或脑膜炎**：按照当地指南处理感染

如患者存在：
反复癫痫发作而无意识恢复或使用2倍剂量地西泮，癫痫发作仍未终止
○ 考虑转换障碍（由情绪压力诱发）（参见8.6）
○ 吸氧
○ 检查是否需要插管/机械通气
给予：苯妥英钠15～18 mg/kg缓慢i.v.（60分钟以上），且使用与地西泮不同的静脉通路
或苯巴比妥10～15 mg/kg i.v.（速率100 mg/min）。静脉通路通畅必不可少
如果癫痫发作仍未终止：给予另一种药物（如有）或额外的苯妥英钠10 mg/kg i.v.（使用与地西泮不同的静脉通路）30分钟以上
监测呼吸抑制情况

有关癫痫发作终止后的进一步处理，请参见本手册第7章

（译者：颜上程）

7 需要担心的行为

7.1 意识错乱

意识错乱的人并不完全了解周围的情况，他既无法被别人所理解，也无法理解别人所说的话。意识错乱又称谵妄。

意识错乱的主要表现有：

- 对周围环境缺乏认识。
- 对新近事件难以识记。
- 不知道今天是什么日子，也不知道自己身在何处。
- 夜眠差，白天昏昏欲睡。
- 可能会不合作或感到恐惧。
- 可能会出现幻觉和猜疑。
- 可能会出现坐立不安并具有攻击性（参见流程图6.1）。

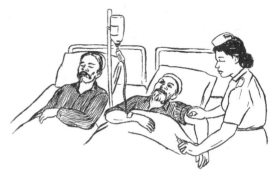

| 意识错乱在有生理疾病的人中尤其普遍

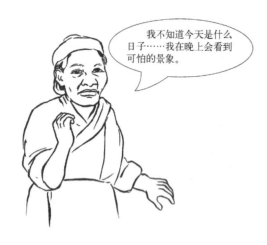

> 我不知道今天是什么日子……我在晚上会看到可怕的景象。

意识错乱不等于说一些无关的、怪异的或是没意义的话，思维怪异的人仍能意识到周围发生的事情。后面我们会举例讨论思维怪异（参见7.3）。然而，有时很难区分这两者。仔细的问诊和观察是诊断意识错乱的关键。

7.1.1 意识错乱的原因是什么？

急性意识错乱是医院急诊和内外科病房经常会碰到的情况，常见原因包括：

- 某些药物（如止痛药）的副作用，特别是在老年人中。
- 酒精依赖者戒酒时的戒断反应。
- 脑部疾病，特别是卒中、头部外伤、癫痫或疟疾等感染。
- 其他内科疾病，如高烧、严重感染、脱水、艾滋病、严重的呼吸问题、严重的肾脏或肝脏疾病。
- 醉酒或吸毒后的兴奋状态。
- 严重的焦虑或压力，如突然受到打击。

7.1.2 如何处理该问题？

对于意识错乱者的紧急处理参见流程

图6.2。在本节中，我们将介绍对于意识错乱者的详细评估，以及对于需要紧急处理的意识错乱者的长期照护。

询问患者的问题

- 你最近有遇到什么问题吗？（从对方的回答中，你可以了解到他们是否知道最近发生了什么。）
- 你是否感到意识错乱？你能告诉我今天是什么日子吗？你能说出我的名字吗？你能说出我们现在在哪里吗？
- 你最近有在饮酒吗？你最后一次饮酒是什么时候？最近是否在服用什么药物？
- 你最近有伤到头部吗，例如意外事故？你身上有哪里疼吗？（疼痛可能是受伤或躯体疾病的标志。）
- 你是否担心自己的安全？你有听到别人听不到的声音或看到别人看不到的东西吗？（猜疑和幻觉是意识错乱的典型特征。请注意，如果患者在意识错乱的同时有这些症状，**不应该诊断为精神病性障碍。**）
- 你最近的睡眠情况如何？（意识错乱者几乎总是会出现睡眠紊乱。）

问诊时应寻找的迹象

- 注意力涣散，例如，似乎并不关心你提的问题，无法做出理智回答。
- 问诊时昏昏欲睡。
- 定向力差，弄错时间、地点或你的名字。
- 说话难以理解。
- 自言自语，好像在和不存在的人说话。
- 行为怪异，好像看到了不存在的东西。
- 焦虑不安、坐立不安，在无意识错乱的情况下出现焦虑不安，可能是由于严重抑郁、躁狂、精神病性障碍或抗精神病药的副作用。

- 突然无缘无故地由笑转哭。

一定要进行基本的体格检查，必须包括以下内容：

- 脉率。
- 体温。
- BP。
- 要对患者身上散发出来的酒精气味很敏感。
- 寻找躯体疾病的迹象，特别是瘫痪（卒中所致）、脚肿、黄疸。
- 检查头部是否有外伤。
- 寻找中毒的迹象（如杀虫剂中毒或三环类抗抑郁药、苯巴比妥或苯二氮䓬类药物过量）。
- 寻找颅内感染的迹象（如嗜睡或颈项强直）。

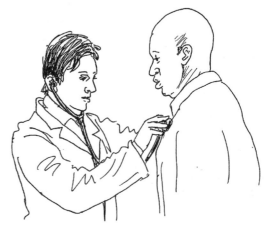

询问家属或朋友的问题

- 患者最开始是什么表现？（通常，意识错乱起病较快，家人由于担心会很快把患者送到诊所。）
- 患者以前出现过这种情况吗？（如果有类似情况发生过，可能是由于反复发作卒中或滥用药物或酒精。）
- 患者最近有服用什么新的药物吗？什么药物？
- 患者最近有罹患躯体疾病吗？是否

有卒中或心脏问题？是否有头部外伤或癫痫发作？

● 患者是否有酗酒或吸毒？如果有，他最近一次饮酒是什么时候？

! 立即需要做的事情

● 尽可能将患者安置在单人房间，如果可能则由健康工作者或家属陪护。房间不宜太暗或太亮。

● 将患者目前的情况充分告知家属。

● 确保患者液体摄入量充足。如果有任何脱水表现，开放静脉通路，进行静脉补液，该静脉通路也可用于药物治疗。

● 提醒患者他们目前所处的地方，现在是什么日子，什么时间。安慰他们，告诉他们待在诊所里是安全的。

● 部分意识错乱者可能会变得很有攻击性或可能伤害到自己，例如拔掉他们的静脉输液管。关于谵妄患者行为紊乱的处理，参见流程图6.2。

何时转介

意识错乱往往是医疗急救的信号，特别是在老人及儿童中。如果你能快速到达医院，最好将出现意识错乱的患者转至医院。如果做不到这点，请按照上述步骤进行初步处理，一旦患者病情稳定，则再进行转介。

之后需要做的事情

● 如果患者正在服用多种药物，尽可能减少药物种类至合理数量，以降低药物所致意识错乱的可能性。

● 对于酗酒或吸毒者的处理，请参见9.1、9.2。

● 对于老年患者，如果意识错乱缓解后仍存在记忆问题，请参见7.8。

第 7.1 节总结
处理意识错乱时的注意事项

◦ 意识错乱是指患者对周围环境缺乏认识。 ◦ 最常见的原因是卒中、内科疾病、颅内感染或头部外伤、药物副作用、酗酒或吸毒。 ◦ 意识错乱可能是医疗急症，通常需要住院治疗。　◦ 老年人发生意识错乱的风险更大。 ◦ 治疗关键是明确并处理意识错乱的原因，提供加强护理，只有当患者的行为影响到必要的治疗或是他们可能伤害到自己时，才考虑药物治疗。

7.2　攻击性

攻击和暴力是伤害他人的行为，包括各种不同的行为。言语攻击是通过言语来伤害他人，如喊叫、辱骂和使用粗话。身体攻击包括捏人、打人、扇人耳光、拳打脚踢。更严重的身体攻击可能会使用武器，如棍棒、石头、刀具或枪具。

7.2.1　为什么精神障碍患者会出现攻击性？

人们经常认为，有精神健康问题的人是"危险的"，因为他们可能会突然变得具有攻击性。的确，在某些情况下，精神障碍的症状可能会导致攻击行为，但这种情况相对少见。让我们通过一些例子来看看精神障碍是如何导致攻击行为的。

● **听到声音并变得愤怒**　如果你听到某些声音在说你坏话，让你觉得别人在密谋杀害你，你也会感到害怕，而且可能会攻击那些你认为想要伤害你的人，这就是精神病性障碍患者有时会碰到的情况（参见7.3）。

● **你的计划和梦想遭人阻止**　如果

你有伟大的计划和梦想，想要做一些会改变你生活的事情，可这时候却有人想要阻止你，说你有"病"，你可能也会很生气，这就是躁狂患者有时会碰到的情况（参见7.5）。

- **无法及时喝到酒**　想象一下，你对酒精（或某种毒品）高度依赖，一旦想要饮酒（或吸毒）就浑身不适，这时候如果有人想要阻止你，你可能就会变得具有攻击性（参见9.1）。

- **意识错乱**　假使你记不住东西，不知道自己在哪里，也不知道现在是什么日子，不知道在和谁说话，你也可能会感到非常害怕，想要通过自卫来避免来自陌生人的伤害。有多种原因可导致意识错乱（参见7.1）。

- **无法用语言表达自己的感受**　如果你无法清楚地说出自己的感受，正如发育迟滞或头部受到外伤的成人或儿童那样，这时候你的生活突然出现了重大变故（如亲人离家出走）或遭到了虐待，那么你就可能会变得具有攻击性，以此来表达内心的痛苦或沮丧（参见11.1、11.2）。

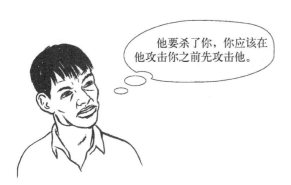

他要杀了你，你应该在他攻击你之前先攻击他。

像其他人一样，如果有精神健康问题的人变得具有攻击性，通常会有一个原因。如果你能找出这个原因，那么你就更有可能找到帮助他们的方法。

7.2.2　如何处理该问题？

流程图6.1给出了攻击或暴力行为的紧

急处理方法。在本节中，我们将介绍如何对有攻击行为的人进行详细评估。

特别的问诊建议
- 确保患者和你都能自由进出诊室。
- 用清晰、平静的语气说话，不要为了让对方平静下来而大喊大叫。
- 千万不要威胁对方，这样只会让情况变得更糟。
- 确保问诊时有另一名健康工作者在场。如果无法做到这点，请找一名患者信赖的家属或朋友和你坐在一起。

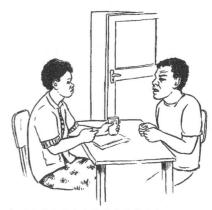

| 确保你和患者都能自由进出诊室

- 对你自己的感受保持敏感，如果你感到害怕，就应该停止问诊。
- 要注意随时可能出现的暴力迹象，包括：
  - 提高嗓门或使用粗暴或威胁的口气。
  - 拳头一开一合。
  - 呼吸急促。
  - 坐立不安。
  - 敲击或拍打桌子、墙壁或地板。
- 注意患者是否在说无意义的话或语速过快，这可能提示了醉酒、躁狂或精神病性障碍。
- 注意患者身上是否散发着酒精的气味或皮肤上是否有注射药物的针眼（提示药物滥用）。
- 注意患者是否存在步态不稳或言语

含糊的迹象，这往往提示醉酒。

• 如果患者在问诊时出现攻击行为，请参见流程图6.1，根据攻击行为的原因采取正确的紧急处理。

询问患者的问题

• 发生了什么事？（特别是要问清楚患者产生攻击性的原因。）

• 你是否还感到愤怒？（如果是的话，询问患者是否需要独处一段时间，然后再接受提问。）

• 你是否感到压力很大？你有没有觉得身边人的行为都很奇怪？他们有在议论你吗？他们是否会做出一些可能伤害你的事情？（这些问题有助于评估患者是否存在精神病性障碍。）

• 你是否听到别人在议论你？在身边没有人的时候，你是否也能听到这些声音？（幻觉是精神病性障碍或躁狂的重要标志。）

• 你是否感到精力充沛？你是否觉得自己有特殊的力量？（这些问题有助于评估患者是否存在躁狂。）

• 最近你是否在饮酒（如果合适的话，也可以问问是否在吸毒）？喝了多少？你最后一次饮酒是什么时候？你最后一次吸毒是什么时候？

• 评估患者的定向力，如日期和地点，以排除谵妄（参见7.1和流程图6.2）。

询问家属或朋友的问题

• 发生了什么事？（人们对暴力行为的描述可能大相径庭。查明到底发生了什么。）

• 这件事是怎么开始的？患者是否已经连续几天都非常易激惹？（这可能提示躁狂或精神病性障碍，急性起病可能提示急性意识错乱。）

• 这种情况以前发生过吗？（如果发生过，那么患者有可能患有严重精神障碍，并可能会出现进一步的暴力行为。）

• 患者过去是否存在精神健康问题？是否正在服用药物？（这一点非常重要，因为它可能为诊断和治疗提供重要线索。）

• 患者信任谁？（患者信任的人可能是让患者冷静下来的重要帮手。）

• 患者是否存在药物滥用或酗酒问题？

什么是精神健康问题？

当攻击行为与精神健康问题有关时，要记住以下四个主要原因。

（1）毒品、酒精中毒或戒断状态可能导致攻击性。

（2）精神病性障碍或躁狂患者可能会变得焦虑不安，偶尔也会出现攻击性。

（3）急性意识错乱患者可能会出现攻击性，例如在癫痫发作、头部外伤或谵妄后不久。

（4）脑部疾病（如智力障碍或痴呆）患者可能会出现攻击性。

立即需要做的事情

根据原因，参照相应的紧急处理流程（参见流程图6.1）。

之后需要做的事情

• 如果需要给患者使用镇静剂，请向家属或朋友说明情况。

• 镇静剂作用消失后，患者可能会变得焦躁不安，让患者熟悉的人进行陪护。

• 当患者能够与你交谈时，告知患者病情及其原因。

• 建议患者家属制定相应计划，如果患者再次出现攻击行为，可以有所准备，计划内容可包括：如果患者再次出现攻击行为，他们应该如何应对？可以向谁求助？告诉他们，如果再次发生这种情况，可以立即回来找你。

● 使用本手册，针对导致攻击行为的精神健康问题提供正确的治疗，如精神病性障碍（参见7.3）、双相情感障碍（参见7.5）、物质滥用（参见9.1～9.4）、发育障碍（参见11.1）或痴呆（参见7.8）。

● 提前预约复诊（1周内）。

● 如果患者在愤怒管理方面长期存在问题，考虑使用"愤怒控制"策略（参见5.16）。

● 如果患者在家中受到约束，请参见框7.1，了解如何处理这种情况。

● 对于具有攻击性的患者进行约束，可能会让工作人员产生恐惧和压力情绪。事件发生后，请尽量抽出时间与相关人员进行交谈，总结经验教训，从而最大限度地保障所有相关人员的安全。

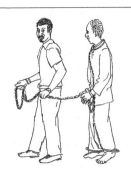

如果患者当前没有攻击性，则与患者及其家属讨论是否需要治疗精神障碍，并就解除约束进行协商。家属可能需要确认治疗对患者的效果，才有信心释放患者。

如果患者具有攻击性，在与家属协商解除约束之前，应考虑是否需要对其攻击性进行紧急处理（参见流程图6.1）。要密切随访，如有需要，可与社区健康工作者联系。如果患者仍然受到约束，可以考虑让社区领导进行干涉。

框 7.1　在社区中受到约束的人

把有精神健康问题的人约束在家中或治疗场所，几乎总是最后手段。家属可能已经尝试了许多措施和治疗方法，但都没有成功，而且不知道还能做什么，来避免患者对自己或他人可能造成的伤害（如由于走失、被忽视或被利用而伤害到自己）。约束不仅会严重限制患者人权并造成创伤经历，还可能导致长期的问题，如挛缩（无法正常伸直四肢）、约束部位的疮疤与感染。面对这种情况，第一步需要做的就是动员社区成员，支持患者家属将患者送至医疗卫生机构。最安全的做法可能是把患者转给精神科专科医生，进行评估及可能的住院治疗。如果做不到这一点，那么你就需要先自己对患者进行评估，并尝试诊断潜在的精神障碍和导致攻击行为的原因（攻击行为可能与精神健康问题有关，也可能无关）。

何时转介

如果你怀疑暴力行为与意识错乱有关，是由脑部疾病所致；或者，你已经按照本手册所提供的建议进行了尝试，但患者仍然具有攻击性，那么应将患者紧急转至综合医院急诊，且最好有健康工作者陪同。理想状况下，如果患者的精神健康问题未经明确，都应在其攻击行为的急性发作缓解后进行转介，接受全面的精神健康评估，以确定患者是否存在严重的精神障碍或脑部疾病。如果无法做到这一点，则应花些时间进行更全面的评估，并按照本手册的内容开始适当的治疗。

第 7.2 节总结
处理攻击行为时的注意事项

‧ 攻击行为是某些精神健康问题的罕见表现：精神病性障碍、躁狂、智力障碍、痴呆、酒精和毒品使用等精神健康问题都可能导致暴力行为。

‧ 攻击行为几乎总会影响到患者朋友和家属。请为他们提供心理治疗，解释你正在做的事情及其原因。

‧ 虽然他人安全也应得到关注，但你的首要目标是保护、理解并帮助患者本人。

‧ 为了使具有攻击性的精神障碍患者平静下来，可能需要使用镇静剂。

‧ 只有在特殊情况下，即当患者可能直接伤害到自己或他人时，才进行约束。

7.3 妄想或耳闻人语

7.3.1 什么是"妄想"？

有时，患者会认为别人在议论他们，想要伤害或密谋伤害他们。多数情况下，这种想法不会持续很长时间，特别是由压力所致时。但是，这种想法偶尔也会持续很长时间，成为某种坚定不移的信念。无论你如何努力地向患者保证，没什么可担心的，患者的这种猜疑想法也不会消失。这种坚定不移的信念被称为妄想（delusion）。患者可能会想要保护自己，不让想象中的人伤害自己。某些患者还会产生其他各种奇怪的想法，虽然这些想法在你或患者家属看来是毫无意义的。例如，他们会认为自己的思维受到外星人的干扰，会相信收音机或电视上的人正在议论他们，会认为自己拥有超能力等等。

7.3.2 什么是"耳闻人语"？

"耳闻人语"是指在周围没有人的情况下，患者也能听到别人说话的声音。这种体验被称为幻觉（hallucination）。通常，这些声音具有令人不快的特征，例如关于患者的下流话。有时，这些声音会直接与患者对话，让他们去做一些伤害自己或他人的事情。

7.3.3 为什么有些人会有这些体验？

这些体验并不常见，它们通常与下述严重精神障碍有关：

● **精神病性障碍** 病史一般较长，通常超过6个月。

● **双相情感障碍** 既往通常有反复发作且突然起病的严重心境摆动（参见7.5）。

● **药物所致的精神病性障碍** 发生于特定药物（如兴奋剂和可卡因）中毒之后（参见9.2）。

● **谵妄**（参见7.1）和**痴呆**（参见7.8）意识模糊和激越不安的谵妄或痴呆患者也会出现耳闻人语的症状，并变得多疑。

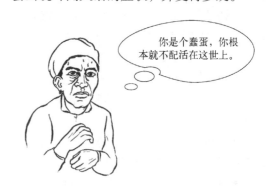

你是个蠢蛋，你根本就不配活在这世上。

7.3.4 "正常"的人也会有这些体验吗？

答案是肯定的。在某些地区，有人可能会说他们可以通灵。这些人可能也曾有过耳闻人语的体验，特别是来自鬼魂或神灵的声音。他们可能也有着某些看似不寻常的信念，例如相信恶魔或巫术的存在，但这些信念在当地文化中是被认可的。这些人包括某些文化中的传统疗愈者和某些福音派教会中的神恩教士。然而，这些人并不需要向健康工作者求助，因为他们的这些体验既有利于他们自己的健康，或许也可以帮助到其他身处困境的人。重要的是，不要把这些体验与精神健康问题混为一谈。是不是精神健康问题，应该看它是否对某人的个人生活或家庭生活造成了不利影响。

极少情况下，听到近期离世的亲人的

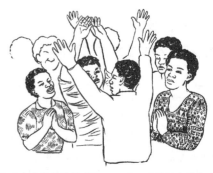

一个正在言说神谕的祭祀——千万不要把这种体验与疾病混为一谈

声音并非不正常。除非这种体验造成了痛苦，否则不要将其诊断为精神障碍。

7.3.5　如何处理该问题？

特别的问诊建议

- 对于已经产生猜疑心理的患者，需要以温和的方式去与他们对话；目标是赢得他们的信任，为此，你可以先问一些一般性的问题。
- 千万不要以挑战患者信念的方式来面对他们。例如，不要说"别傻了，没人在议论你"。在你看来很"荒谬"的体验，对他们来说却可能很真实。
- 永远不要同意患者的错误信念。因此，虽然你不应该挑战患者的信念，但也不应该同意这些信念。
- 千万不要嘲笑或讥讽患者的信念，否则对方会对你失去信任。

询问患者的问题

- 你最近是否感到压力很大？（从一般性问题开始，而不是直接问有关妄想或幻觉的问题。）
- 你是否觉得自己身边发生了什么奇怪的事情？是否觉得别人在议论你？有人想伤害你吗？（这些问题将有助于识别妄想。）
- 你是否经常听到别人在背后议论你？在身边没有人的时候也能听到别人在议论你吗？（这些问题将有助于识别幻觉。）
- 你是否有自杀的想法？（记住，精神病性障碍患者的自杀风险更高。）
- 你最近是否在饮酒或吸毒？（如果是，请参见9.1并排除酒精或药物使用障碍。）
- 询问相关问题，以评估患者是否存在意识错乱（参见7.1）。

- 询问相关问题，以评估患者既往是否经历过剧烈的心境摆动（参见7.5）。

问诊时应寻找的迹象

- 寻找意识错乱的迹象，如果存在，请评估意识错乱的可能原因（参见7.1）。
- 患者的仪容仪表可能提示自理能力差。
- 患者可能正在约束中，例如他们的双手可能被束缚在一起。
- 患者可能会有一些举动，暗示他们存在幻听，例如，突然看向其他方向，好像有人正在那里对着他们说话或自言自语。
- 患者说的话可能让你很难理解，与你的提问也可能并不相关。
- 患者可能喋喋不休，也可能一句话不说。
- 患者可能无故发笑或痛哭或自言自语。

询问家属或朋友的问题

- 患者是什么时候起病的？［提示患者是突然起病的（躁狂或谵妄）还是慢性病程（精神病性障碍）。］
- 你是否注意到患者有什么奇怪的行为？例如，患者看起来好像在自言自语。
- 患者是否经常说些奇怪的话？例如，指责你想要伤害他们。
- 患者是否具有攻击性？（如果有，参见7.2。）
- 家中是否有其他人存在同类问题？（精神病性障碍有时会存在家族聚集现象。）

框 7.2　如何解释精神病性障碍

　　有时，我们的大脑会欺骗我们，让我们觉得某些事情看起来非常真实，可实际情况却并非如此，这就是所谓的精神病性障碍。

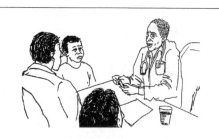

○ 压力过大和吸毒都会导致精神病性障碍；
○ 精神病性障碍是可治疗的；
○ 治疗可以帮助患者回归正常生活，并让他们感觉更好（例如，变得更加平静、痛苦更少、睡眠更好）；
○ 药物是治疗精神病性障碍的重要部分，需要定期服药；
○ 保持活跃也很重要：尽量多与人见面，做些力所能及的事情；
○ 远离酒精和毒品，因为它们会对治疗产生不利影响；
○ 记住，康复是要一步步来的；
○ 家属和朋友的支持对康复是很重要的。

⚠ 立即需要做的事情

● 如果患者受到约束或具有攻击性，请参见流程图6.9中的紧急处理流程。

● 使用抗精神病药（框5.3，第48页）。对那些不容易来复诊的患者（如受约束或住在很远的地方的患者），如果使用典型抗精神病药，你需要考虑同时予以预防副作用的药物（如丙环丁、苯海索）。

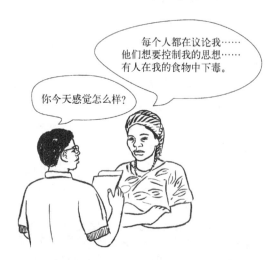

每个人都在议论我……他们想要控制我的思想……有人在我的食物中下毒。

你今天感觉怎么样？

● 使用基本的心理治疗技术，向患者解释疾病和治疗（框7.2），并给予希望。

何时转介

● 如果你怀疑患者存在谵妄。

● 如果患者有自杀倾向，多疑且有自杀想法的人有很高的自伤风险。

● 如果患者有暴力倾向，请在采取措施控制其行为后进行转介（参见流程图6.9）。

● 如果患者出现了高热或在服药后出现了严重的不良反应。

● 如果患者的症状在以适当剂量治疗至少6周后仍未改善。

之后需要做的事情

● 让患者一周后复诊，评估疗效，如果症状没有得到控制，你可以增加药物剂量。

● 如果可能的话，转至精神专科团队。许多精神病性障碍患者需要接受长期治疗。

● 如果联系不到精神专科团队，请制定一个长期计划，以帮助患者及家属应对疾病。精神病性障碍可能会持续数年，而且往往会导致严重残疾。

○ 如果可能，指派一名特定的健康工作者来照顾患者。只有在少数情况下，精神病性障碍患者需要长期监护。

○ 至少每2个月探访一次（或请患者到诊所复诊），以支持患者康复并发现复发迹象。

○ 使用第4章（参见框4.3，第41页）中的随访检查清单，正确地为患者进行随访检查。

○ 根据患者及其家庭的需要，选择干预措施，以提升患者功能及独立生活技能（参见5.19），满足其基本需求并改善生计（参见5.21），提高其社交技能（参见5.22），使患者能够应对污名、歧视和虐待（参见5.23），支持患者家庭（参见5.24），提供朋辈支持以克服社会隔离（参见5.25），参加互助小组（参见5.26）。

第 7.3 节总结
处理妄想或耳闻人语时的注意事项

> ◦ 猜疑、妄想及耳闻人语是精神病性障碍的典型症状。
> ◦ 精神病性障碍患者经常受到来自社会上其他人的歧视和污名。
> ◦ 抗精神病药结合社会干预，是治疗这些疾病的最佳方法。
>
> ◦ 如果家人想要带患者去看传统疗愈者，鼓励他们将传统治疗与你开给患者的药物相结合。
> ◦ 如果可能的话，将存在这些症状的人转给精神专科团队。

7.4　情绪低落、思虑过多或社交退缩

有些人会在几周或几个月的时间内一直感到情绪非常低落。在这些情绪低落的日子里，他们可能会觉得生活毫无希望，思虑过多，无缘无故哭泣或因为一点小事就烦躁易怒，毫无精神和动力，对周围的一切事物都失去了兴趣，睡眠也变得很差，感觉自己毫无价值，脱离社交生活，并想要结束自己的生命。

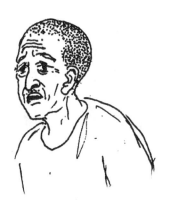

在经历人生中的困难时期（如财务或情感问题）时，我们都有可能感到伤心或担忧；对某些人来说，这些问题可能导致躯体不适（特别是头痛和疲劳；参见8.1、8.4）。但有时，人们也会长时间地感到抑郁和绝望，不管身边发生了什么事情。他们无法轻易地从这种情绪中"抽身"。如果这种情况持续超过2周并影响到他们的日常生活（如工作能力下降），那么这种悲伤情绪就发展为所谓的**抑郁障碍**。

严重的抑郁障碍会导致患者无故自责，让他们感觉他们的身体正在一点点腐烂或无法正常运转。他们可能会放弃吃饭喝水，从而变得相当虚弱，也可能会开始听到某些不存在的声音，在说有关他们的恶毒话。

7.4.1　为什么有些人会得抑郁障碍？

压力事件（如感情破裂、失业、财务问题或躯体疾病）是导致抑郁障碍的最常见诱因。童年遭受过创伤的人（如被虐待或失去父母）更容易得抑郁障碍。有些内科疾病也可能导致抑郁，如甲状腺功能减退等内分泌疾病。有些药物会导致抑郁，如 β 受体阻滞剂、口服避孕药、抗反转录病毒药物（尤其是依非韦仑）。酒精摄入过量也会导致抑郁。

有些患者存在剧烈的心境摆动，包括抑郁和心境高涨的时期。这种情况可能出现于双相障碍（参见7.5）。

7.4.2　如何处理该问题？

询问患者的问题

● 你最近感觉怎么样？你的情绪如何？你最近对事物有兴趣吗？你觉得自己精力充沛吗？（这些问题问的是抑郁障碍的核心症状。）

● 你是否思虑过多？你在想些什么？你最近是否感到紧张、担忧或害怕？你的睡眠怎么样？胃口如何？

- 你有没有感觉人生毫无价值？你是否想过伤害自己？你是否尝试过伤害自己？（筛查自杀风险。）

- 询问任何有可能诱发疾病的事件。如果是女性，询问是否遭受过家庭暴力（参见10.2）。

- 你最近是否听到过似乎并不存在的声音？你是否因为各种事情而常常自责？（筛查精神病性障碍。）

- 询问患者过去是否有情绪特别高涨的时期，感觉能量充沛、睡眠需求少、比平时更加自信？是否导致了某些鲁莽行为？（识别双相障碍，对于双相障碍的抑郁发作，需要不同的治疗手段，参见7.5。）

- 筛查酒精或药物使用情况。

- 询问内科疾病及用药情况。

问诊时应寻找的迹象

- 面容愁苦。

- 缺少目光接触。

- 语速缓慢或语调低沉，没有任何感情。

- 行动缓慢或坐立不安（严重抑郁的迹象）。

询问家属或朋友的问题

- 他是否有好好吃饭喝水？他是否谈论过伤害自己的愿望或计划？他是否尝试过伤害自己？（识别高风险患者。）

- 他是否常常为过去的事情毫无必要地责怪自己？（这种情况可能由伴有抑郁的精神病性障碍所致。）

立即需要做的事情

- 如果有自杀倾向，请参照紧急处理流程（参见流程图6.3）。

- 向患者解释抑郁障碍（框7.3）。

- 给予患者希望（参见5.9.2）；设法让患者得到更多的社会支持（参见5.18.1），

并让他们的生活回归正常轨道（参见5.18.2）。

- 在治疗刚开始的时候就使用"活跃起来"（参见5.13）和/或"问题解决"（参见5.11）的心理治疗策略。

- 考虑让患者开始服用抗抑郁药（参见框5.2），尤其在你担心患者有自杀风险（选择SSRI类抗抑郁药，如氟西汀）或存在重度抑郁的情况下。如果抑郁患者存在剧烈的心境摆动，遵从后文的治疗建议。

- 如果患者遭受了家庭暴力，参见10.2。

- 让患者一周后复诊，但如果患者病情恶化，请鼓励他及早复诊。

- 如果存在重度抑郁，请转给专科医生。如果无法转介，确保已告知患者家属可能存在的自杀风险。如果患者入量不足，可予以静脉补液，并告知家属摄入充足水分的重要性（与患者坐在一起，少量多次给患者饮水）。

- 如果患者同时存在精神病性障碍和抑郁，予以小剂量抗精神病药，直到情绪好转（参见框5.3）。

框 7.3　如何解释抑郁障碍

- 抑郁障碍是全世界最常见的精神健康问题；
- 抑郁障碍患者可能对他们自己、他们的生活和他们的未来抱有不符合实际的负面想法；
- 抑郁障碍并不是因为懒惰或懦弱，抑郁障碍是一种疾病，患有抑郁障碍的人需要得到治疗和支持；
- 大部分抑郁障碍患者都能彻底痊愈。

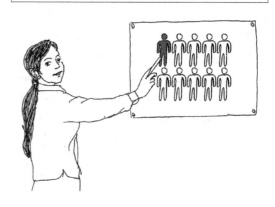

如果抑郁患者同时存在剧烈的心境摆动

- 对于既往经历过剧烈的心境摆动（参见7.5和框5.6）的患者，抗抑郁药有可能导致躁狂发作。因此，要尽可能避免使用抗抑郁药。请咨询精神科专科医生。首先，请尽量在不使用抗抑郁药的情况下，优化心境稳定剂的选用，并尝试使用心理治疗技术。如果效果不佳，只有在患者同时服用心境稳定剂或第二代抗精神病药的情况下，才予以抗抑郁药（参见框5.3）。密切关注情绪变化，一旦出现情感高涨，马上停用抗抑郁药。患者病情一旦好转，就可以停用抗抑郁药（无须遵从9～12个月的常规抗抑郁疗程），以降低转躁风险。

何时转介

- 如果患者出现伴有自杀倾向、精神病性症状或严重自我忽视（如饮水不足）的重度抑郁，应考虑转介。患者可能需要接受住院治疗或专科治疗，可能包括电休克治疗（electroconvulsive therapy，ECT），这对于放弃饮食的患者来说是可以救命的。

- 如果心理治疗和抗抑郁药物治疗均无效。

- 如果患者处于妊娠期或正在备孕，请咨询精神科专科医生。

之后需要做的事情

- 选择最适合患者的心理治疗策略：对那些面临许多社会应激源的患者，可尝试使用"问题解决"策略（参见5.11），对存在社交退缩的患者，可尝试使用"积极起来"策略（参见5.13），对存在很多负性思维或"思虑过多"的患者，可尝试使用"健康思考"策略（参见5.14），对那些有需要的人，也可使用"改善人际关系"策略（参见5.15）。

- 病情好转后，仍需继续服用抗抑郁药至少9～12个月（参见框5.2）。在此期间，不应减少药物剂量。

- 重度抑郁好转后，需要支持患者逐步恢复社会功能（参见5.18、5.19，社会干预）。

- 对于社交隔离的患者，可考虑"朋辈支持"（参见5.25）。反复抑郁发作的患者可能需要在"改善社交技能"方面得到帮助（参见5.22）。

- 需要时进行定期随访（参见4.9）。

第7.4节总结
面对苦闷、思虑过多或孤僻的人时的注意事项

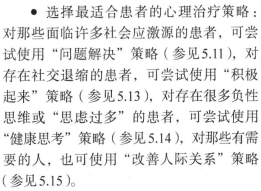

- 情绪低落和"思虑过多"可能是"抑郁障碍"的迹象。
- 社会困难可导致精神痛苦和抑郁，只有当痛苦症状持续超过2周，并对个体生活造成负面影响时，才能诊断抑郁障碍。

- 抑郁障碍是自杀的重要原因之一。
- 药物和/或心理治疗及社会干预可治疗抑郁障碍。
- 绝大多数抑郁障碍患者最好在初级保健机构中接受治疗。

7.5 剧烈的心境摆动

有些人的心境会出现剧烈的摆动，他们会经历几周至几个月的心境"高涨"或"低落"，而在发作间期，他们的心境通常正常，这种情况多见于**双相障碍**。

当双相障碍患者处于心境低落（抑郁）时，他们的症状和没有双相障碍的抑郁障

碍患者很像，但往往更为严重，且多伴有自杀意念（参见7.6）。然而，当他们处在心境高涨（躁狂）时，他们可以变得非常愉快且乐观，精力充沛，睡眠需求减少，充满自信，有很多新的想法和计划。虽然这种体验听起来不错，但与此同时也会出现某些负面感受（易激惹、情感大起大落）与鲁莽行为（如鲁莽消费、滥交或打架）。严重情况下，他们可能会与现实脱节，相信自己是重要人物或正在执行特殊任务，或开始怀疑其他人都想伤害他们（参见7.3）。在心境"高涨"时，他们可能会遭到逮捕、殴打、强送住院或受到约束。

7.5.1　为什么有些人会有剧烈的心境摆动？

我们每个人都经历过心境起伏。这些心境变化通常是由我们生活中的事件所引发的，且不会超过数小时或数天，也不太可能会影响到我们的工作和人际关系。如果某人心境摆动过于剧烈且持续时间过长（抑郁超过2周、躁狂超过1周），你就需要怀疑他是否存在双相障碍。请记住，仅有抑郁发作未必是双相障碍，必须得同时有躁狂发作，才能诊断双相障碍。双相障碍存在家族聚集现象，说明它有较强的遗传基础。然而，单次发作通常是由生活事件（包括分娩）所诱发。躁狂发作也可由内科疾病（如HIV相关中枢神经系统感染）、药物副作用（如类固醇药物或抗抑郁药）或兴奋剂使用所导致。

7.5.2　如何处理该问题？

特别的问诊建议

● 躁狂患者可能会在短期内变得易激惹且具有攻击性。问诊时需要确保环境安全，包括明确的逃生路径及可以援助的同事。

● 躁狂发作时的高涨心境很具有感染

力，请注意在评估过程中不要因其而分散注意力。

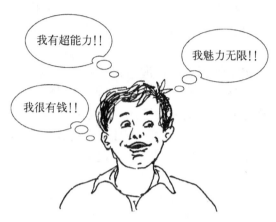

我有超能力！！

我魅力无限！！

我很有钱！！

询问患者的问题

● 你的心境摆动是从何时开始的？如何开始的？这是你第一次经历心境摆动吗？（记得询问既往的抑郁发作。）

● 其他家庭成员是否有类似问题？（如果是女性，询问她们在分娩后是否有类似发作。）

● 你最近情绪如何？精力如何？睡眠如何？（躁狂患者会感到精力充沛，并可能感到自己不需要睡眠。）

● 你最近有想过以任何方式伤害自己吗？（即便处在躁狂期，也可能会有冲动自杀想法。）

● 躁狂患者通常不会意识到自己生病了。你可以通过询问"你是否觉得人们低估了你的能力？"或"你是否觉得自己天赋异禀？"来了解他们的想法。（如果他们觉得自己十分重要，就很可能因为世人不欣赏他们而感到沮丧。）

● 如果患者看起来情绪低落，请遵照抑郁障碍问诊的相关建议（参见7.4）。

● 筛查酒精和药物使用情况。

● 询问内科疾病及用药情况。

问诊时应寻找的迹象

躁狂发作时应寻找如下迹象：

- 衣着特别，颜色亮丽，装饰丰富。
- 调情行为及不恰当的举动（如向你抛媚眼或紧挨着你坐）。
- 语速过快，难以把注意力集中在你的问题上，坐不住。
- 情感变化过快（由哭转笑又转怒）。
- 受到他人约束。

询问家属或朋友的问题

- 患者的家人是否存在剧烈的心境摆动？
- 患者最近的行为（如爱冒险、花钱大手大脚、赌博、性行为增加或与人发生口角）是否源于他的性格？他是否声称自己与众不同或天赋异禀？

立即需要做的事情

- 如出现以下情况，请遵循紧急处理流程：急性行为紊乱（参见流程图6.1）、自杀倾向（参见流程图6.3）或被约束（参见流程图6.9）。
- 评估躯体健康。对于躁狂患者，如果对方存在不安全的性行为，请考虑进行孕检（紧急，且需要在开始服药前进行）或筛查性传播疾病（包括艾滋病）。
- 排除毒品中毒（参见流程图6.6）。
- 对于双相抑郁的治疗参见7.4。
- 躁狂发作需要药物控制，使用抗精神病药（非典型或典型抗精神病药；参见框5.3）和/或心境稳定剂（参见框5.6）。
- 在开始使用心境稳定剂之前，请排除妊娠。
- 如存在严重的睡眠节律紊乱，可短期服用苯二氮䓬类药物（参见5.8）。
- 向患者本人（如可能）及其家属解释双相障碍（框7.4）。

何时转介

- 在可能的情况下，所有新确诊的双

> **框 7.4 如何解释双相障碍**
>
> - 双相障碍患者会经历剧烈的心境摆动。
> - 躁狂发作时，患者的言行举止会与其日常性格不符，这种异常行为是由疾病所致。
> - 预防复发很重要——药物治疗可帮助预防复发，但对于早期症状的快速识别（如入睡困难、语速过快、总在奔波、兴奋或易激惹）更为重要。
> - 躁狂发作会导致患者无法认识到自己在生病，所以家属必须能够察觉到疾病复发，并立即为患者寻求治疗。

相障碍患者都应该接受精神科专科医生的评估。如果缺乏专科医生指导，请谨慎长期使用心境稳定剂。

- 如果躁狂患者的行为可能伤害到自己（如乱花钱或不安全性行为），那么或许需要住院治疗。
- 如果患者在服药期间仍有症状复发。
- 如果患者处于妊娠期或正在备孕，请咨询精神科专科医生。

之后需要做的事情

- 躁狂发作结束后，请耐心地与患者讨论病情及为何需要治疗。
- 患者或许能从"问题解决"策略中获益。
- 许多双相障碍患者都能从长期的药物治疗（框7.5）中获益。如果可能，在开始长期治疗之前，请先将患者转至专科医生进行评估。
- 框7.6给出了一些预防复发的小窍门。剧烈的心境摆动可能会严重扰乱患者的生活，因此社会干预措施或许能帮助他们提高独立生活的能力与技巧（参见5.19）、解决经济困难（参见5.21）、克服社交隔离（参见5.22），并教会他们如何应对污名、歧视和虐待（参见5.23）。其他支持患者家庭的干预措施也很有用（参见5.24）。
- 定期随访，随访频率视需求而定。对照随访清单，以确保对患者进行了全面检查（参见4.9）。

框 7.5 双相障碍的长期药物治疗

- 药物能够降低复发可能。
- 如果每 2～3 年至少有一次严重发作，就要考虑药物治疗。
- 如果可能，尽量选择锂盐（仅当可对血药浓度进行监测时）、丙戊酸（育龄期女性避免使用）或利培酮、奥氮平等第二代抗精神病药（参见框 5.3）。
- 如果无法获得以上药物，也可使用第一代抗精神病药（如氟哌啶醇）或卡马西平。
- 如果要给育龄期女性开具心境稳定剂（锂盐、丙戊酸或卡马西平），请确保她充分了解药物对妊娠的影响。与她讨论合适的避孕措施；如果她在服用丙戊酸盐或卡马西平，需同时考虑长期服用叶酸。
- 避免患者突然停药，这可能会诱发发作。
- 双相障碍患者在发作间期常常感觉自己非常健康，因此很难坚持服药。可以使用"激励改变"策略来帮助改善这种情况（参见 5.17）。

框 7.6 预防双相障碍复发
——给患者的小窍门

- 规律作息。
- 合理安排工作或学习，避免睡眠不足。
- 在压力事件（如丧亲）发生后，寻求家人和朋友的支持。
- 使用"放松练习"（参见 5.12）和"问题解决"策略（参见 5.11）来应对生活中的困难。
- 如果你对药物有所担心，可与健康工作者讨论。请不要擅自停药（参见框 5.6）。

- 避免酗酒或吸毒。
- 要做重要决定（尤其是与金钱有关或需要很多投入的决定）时，养成与朋友或家人进行讨论并征求他们的意见的习惯。
- 学会识别疾病复发的早期预警信号（如睡眠困难）并了解应该采取的行动（如立即前往诊所）。

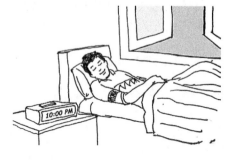

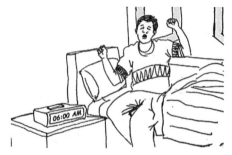

| 规律作息对双相障碍患者非常重要

第 7.5 节总结
处理剧烈的心境摆动时的注意事项

- 双相障碍可以导致剧烈的心境摆动。
- 药物不仅可以治疗也可以预防剧烈的心境摆动。
- 为了尽早识别复发，需要了解疾病的早期信号，而且家属参与也很重要。

- 治疗双相障碍患者的心境低落（抑郁）有别于治疗抑郁障碍患者。不能仅仅使用抗抑郁药。
- 规律作息对预防双相障碍复发特别重要。

7.6 自伤

　　本节将要讨论如何帮助存在自伤想法或行为的人，包括想要结束自己生命（自杀），以及伤害自己却不想轻生的人（自伤）。健康工作者需要理解他们为什么想要自伤，并在自杀未遂后提供及时的帮助与支持。

7.6.1 为什么有些人想要结束自己的生命？

　　大多数人都会在人生的某个阶段产生"不想活"的念头，而且导致人们产生"不想活"的念头的原因总是大同小异。当然，对于大多数人来说，自杀的念头只是一闪而过，通常是因为最近发生了某件不愉快的事。我们通常会和朋友或家人诉苦，或想办法解决问题，从而抛却自杀的念头。然而，对某些人来说，自杀想法或计划可能会长期存在，且通常与精神健康问题及严重的生活困难有关。以下的健康问题与自杀有关：

● **抑郁障碍** 抑郁障碍是与自杀关系最密切的精神障碍。抑郁障碍患者会感到痛苦，对生活丧失兴趣，看不到未来的希望。

● **酒精或毒品滥用** 虽然很多人是为了想要感觉快乐才饮酒或吸毒，但事实上，这些物质反而会让大脑感到更加"抑郁"。无法戒酒或戒毒的绝望，以及随之而来的躯体健康问题与财务问题，都可能会导致自杀想法。

● **慢性健康问题** 导致疼痛的疾病或终末期疾病。

● **严重精神障碍** 精神病性障碍或双相障碍。

社会或个人因素也会让人感到不开心，让人产生自杀的念头（框7.7）：

● 不愉快的人际关系，例如不愉快的婚姻或破碎的恋情。

● 贫穷和经济困难，特别是当这些情况突如其来时（如突然失业）。

● 失去所爱之人（如丧亲，参见10.4）。

● 没有可以倾诉的朋友。

● 对青少年来说，学业不佳或与父母发生争执都可能会让他们产生自杀想法（参见11.8）；很多青少年的自杀尝试都是冲动性的（例如，他们常常因为突如其来的失望而想要自杀）。

7.6.2 如何处理该问题？

流程图6.3介绍了自伤的紧急处理方法。本节将介绍自伤行为的具体评估方法，以及更为长期的处理方法。

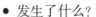

框7.7 性别、年龄与自杀

女性罹患抑郁障碍的风险更高，也更容易遭受到令人不快的社会压力。因此，女性更有可能尝试自杀。但是，自杀成功的风险却是男性更高。同样，年轻人更有可能尝试自杀，但是，老年人自杀成功的风险更高。导致这种区别的原因之一是：男性（尤其是老年男性）会选择更危险的自杀方式（如上吊或喝农药），因此他们的自杀尝试更有可能成功。在某些社会中，选择更危险的自杀方式也是年轻女性具有更好的自杀成功风险的原因。然而，请务必严肃对待所有的自杀尝试，无论是男性的或女性的、年轻人的或老年人的。

询问患者的问题

● 发生了什么？

● 如果你这么做，你觉得会发生什么？你是否想要结束自己的生命？为什么？最近发生了什么？

● 你有计划吗？你已经计划多久了？你有把自己的计划告诉其他人吗？

● 你现在感觉怎么样？你最近是否感到情绪低落？你是否已经对生活失去了兴趣？（判断是否存在抑郁，参见3.9。）

● 你觉得自己是否饮酒过量（或是否在吸毒）？（判断是否存在问题性饮酒，参见3.9。）

● 你认为什么理由会让你想要继续活下去？（这可以帮助患者思考生活中美好的事物。）

询问家属或朋友的问题

● 发生了什么？

● 患者以前尝试过自杀吗？

● 患者是否有精神障碍史或严重的躯体疾病史？

● 患者最近是否有亲人去世，如伴侣？

判断严重性及再次尝试自杀的风险

无论自伤行为是否致命，蓄意的自伤行为都需要得到严肃对待（框7.8）。

我们很难推测某人是否会再次尝试自杀。根据对方对上述问题的回答，如果存

框 7.8　自杀与法律

　　在很多国家，尝试自杀是犯法的，因此自杀会成为法律案件或需要警方介入。但无论如何，你都应该最先关注那个尝试自杀的人。如果他的家庭环境较好，并且自杀尝试是由不太严重的压力事件所导致的，那么可能就没有报警的必要。但是，在某些情况下，自杀尝试也可能是由严重的骚扰事件或家庭问题所导致的。通常，遭受家暴的女性可能会尝试自杀。如果尝试自杀的女性遭受过家暴，那么在向她了解情况之后，报警可能有所帮助。在更严重的情况下，某些自杀事件看起来像是自杀，但可能根本就是来自他人的谋杀——有人想要谋杀这名女性。对于这些复杂情况，你应该与同事讨论。如果与当地警方关系较好，你也可以在不正式立案的情况下获得他们的建议。

在下列因素，那么你就应该警惕再次尝试自杀的风险：

- 采取了可能致命的自杀方法，如上吊或喝农药。
- 自杀计划非常详细，如已经写好遗书。
- 持续的自杀想法。
- 对未来感到绝望。
- 可能存在重度抑郁。
- 可能面临严重的生活困难和丧失。
- 缺乏社会支持。
- 酒精滥用或严重的躯体疾病。
- 曾经尝试过自杀。
- 尝试自杀者的年龄较大。

- 存在精神病性症状。

特别的问诊建议

- 自杀是一个敏感且私人的话题，所以应该与对方进行一对一的面谈，要给予对方足够的适应时间，从而让他们感到舒适，并愿意袒露自己尝试自杀的原因。
- 不要评判对方的性格。
- 如果没有完全理解对方的处境，请不要轻易安慰，因为这可能让他们感到更加绝望。
- 和对方的家属或朋友进行交谈，以便了解他们对患者近期生活及健康状况的看法。你可能需要与某个能够在家中支持患者的人建立联系。

立即需要做的事情

- 参考自杀倾向的紧急处理流程（参见流程图6.3）。

在远离死亡风险后需要做的事情

- 如果患者酗酒或存在抑郁，根据情况进行治疗（参见7.4、9.1）。针对抑郁，如果进行药物治疗，最好选择SSRI类抗抑郁药，而非三环类抗抑郁药，因为SSRI类抗抑郁药如果过量服用的话相对安全。如果只有三环类抗抑郁药可以选择，那么每次只能开具很小的量（如1周的量）或委

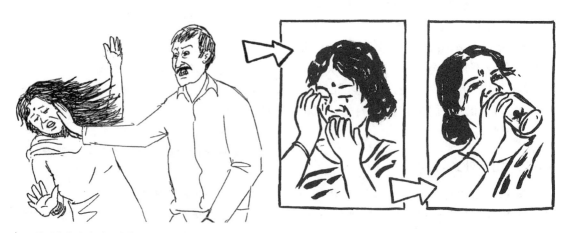

面对不愉快的关系，女性可能会感到绝望，并觉得不如死掉算了

托患者家属保管药物，以防患者服药自杀。

• 很多有自杀倾向的人在生活中都面对着某些亟待解决的困难。尝试识别出任何可能导致患者想要自杀的生活困难。"问题解决"策略或许会有帮助（参见5.11）。

• 制定危机计划：和患者共同思考，如果他们再次想要自杀，他们需要怎么做。例如，他们可以随身携带一张卡片，上面列出了所有鼓励他们活下去的积极理由；他们也可以寻求他人的陪伴，或做点其他事情，从而将自己的注意力从消极想法中分散开来；如果自杀想法还是挥之不去，就到诊所来看医生。

• 抑郁障碍患者常常以消极方式看待生活。"健康思考"的心理治疗策略或许有帮助（参见5.14）。

• 1～2周后复诊，在随后的几个月内也要定期复诊，直到他们能够解决自己的生活困难或自杀风险已降至很低。

何时转介

• 如果自杀尝试危急且威胁到患者生命。

• 治疗后仍持续存在自杀想法。

• 罹患严重精神障碍（如精神病性障碍）。

• 反复的自杀尝试。

如果家人态度冷漠需要做什么

家人支持非常重要，尤其是在自杀尝试后的那段时间里。但是，如果存在家庭矛盾或家暴，又或家人态度冷漠，那么你就需要另寻其他办法。在采取相应措施之前，请先和患者进行讨论：

• 转至女性组织或女性庇护所。联系当地的女性组织或女性庇护所，咨询他们是否可以为患者安排短期的救济住所（参见10.2）。

• 向其他人寻求支持。例如，如果患者遭到了同事或家人的骚扰，你可以联系患者的其他家属或朋友。

7.6.3　反反复复尝试自杀或自伤的人

请记住，这样的人面临着更高的自杀成功风险。帮助他们的最好办法就是保持定期联系，建立起一段值得信任的关系，这样，当他们难过或不开心的时候，就可以找你聊天而不是尝试自杀。

这些人通常会因为尝试自杀或自伤而反复进出医院急诊。他们很容易引起人们的厌恶，因为他们的尝试通常都不致命，这些人会被人们看作是在演戏，是在浪费健康工作者的时间。然而，他们并不是在演戏，他们的生活确实不如意，他们也确实需要帮助。最常见的自伤行为就是用剃须刀切割自己的皮肤。他们通常会把切割皮肤说成是"解压"或让自己感觉"还活着"或从痛苦中暂时解脱出来的办法。其他可能同时出现的自伤行为包括：用烟头烫自己或吞服整瓶药物。自伤也可能是抑郁障碍的表现之一。

自伤行为通常存在诱因（如争吵或其他不愉快的事件），而你需要帮助他们学会用自伤以外的方式来面对这些不愉快的事件。帮助他们看到自己的优势（如支持性关系或某项职业技能），可以让他们看到生活的积极面。

下述心理治疗策略可能有帮助：问题解决（参见5.11）、放松练习（参见5.12）和健康思考（参见5.14）。

7.6.4　孤独与隔离

孤独常常会让人感到抑郁，产生自杀想法，尤其是对老人来说。以下是一些解决方法：

• 联系老朋友、邻居或很久没有走动的亲戚。

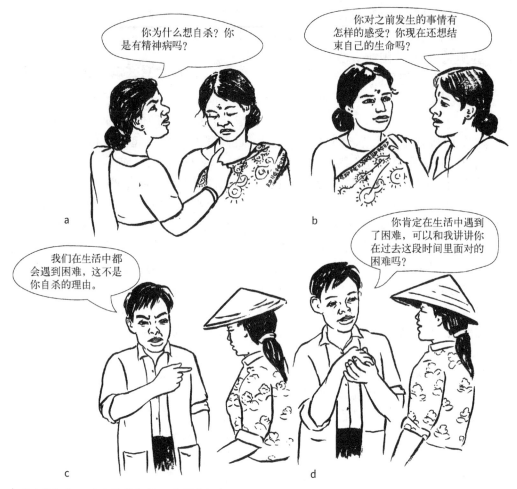

| 不合适的（a、c）和推荐的（b、d）问诊方法

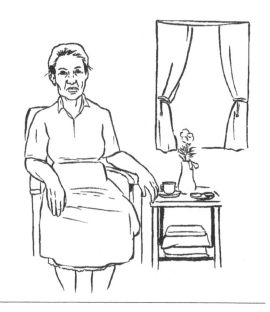

框 7.9[1]　如果自杀成功了

　　我们的目标是预防自杀。然而，就算我们尽力了，有些人可能最终还是会自杀成功。这种悲剧会给自杀者身边的人带来很大的影响。除了感觉痛苦之外，逝者的家人和朋友还可能会感到愤怒、羞耻、内疚或感到自己被背叛了。你需要留意他们的这些反应，并在需要的时候给他们提供支持。你可以探访逝者的家人，询问他们的感受和对丧失的应对情况，安慰他们说，这不是他们的错，因为很多自杀都是无法预测的，让他们不要去猜测逝者自杀的原因，告诉他们你的整个团队都会给他们提供支持。

　　健康工作者可能也会无法接受自己的患者自杀成功的事实。你可能会觉得自己对患者的自杀难辞其咎，觉得自己是不是哪里做错了。花些时间和你的同事或上级讨论你患者的自杀，并想想你可以从中学到什么，从而更好地帮助那些同样存在自杀风险的人，不要认为自己需要为患者的自杀负责，永远不要这样去想。

1　译者注：原著中框 7.9 无框引。

- 邀请亲戚或朋友吃个饭或参加社交活动。
- 参与社区活动，如社区棋牌社。
- 进行需要与人接触的活动，如去市场买菜。

- 充分利用自己独处的时间，做一些让自己享受的事情，如园艺或散步。

第7.6节总结
处理自杀和自伤行为时的注意事项

- 永远不要轻视任何一次自杀尝试。
- 自杀与自伤行为常常与精神健康问题有关，例如抑郁障碍和酒精或毒品滥用。
- 询问自杀想法并不会导致自杀，相反，大部分人在向健康工作者倾诉了自己的自杀想法后都会感到更加舒心。

- 很多尝试自杀的人都面临着生活上的严重问题，例如婚姻或财务问题。
- 针对自杀尝试进行紧急处理是当务之急。待患者状况稳定后，进一步治疗任何存在的精神健康问题，为未来的自杀想法制定危机计划，并明确能够给患者提供支持的家人或朋友。

7.7 孕产期精神健康问题

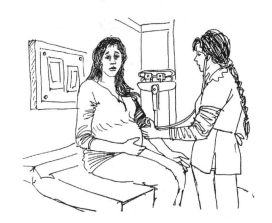

对大多数女性来说，怀孕都是某种积极正面的经历。迎接新生儿的到来是充满欢乐和喜悦的。然而，有些女性却会在此过程中出现精神健康问题。

女性可能会出现与怀孕、流产（如自然流产、人工流产和死产）及分娩有关的精神健康问题。有些精神健康问题可能是由怀孕或分娩所导致的（如精神病性障碍）。但是，在此期间出现的绝大多数精神健康问题都与其他时间出现的精神健康问题没什么不同。但是，怀孕期间出现的精神健康问题会对女性的自我意识，以及作为女性的自信产生持久的影响。此外，女性未经治疗的精神健康问题也会对孩子及母子关系产生负面影响。

7.7.1 怀孕

女性在怀孕期间可能会面临许多问题，例如，她可能并不想怀孕。这种情况尤其发生在性侵或婚外恋的情况下，或发生在家里已经有很多孩子的情况下，或发生在意外怀孕的情况下。我们要就女性对怀孕的反应保持敏感。即使她一开始并不想怀孕，很多女性还是会渐渐适应怀孕的状态，并不会出现什么问题。但是，对部分女性来说，意外怀孕会引发抑郁或焦虑情绪，这更有可能出现在婚姻关系不佳、合并妊娠并发症或曾经有过不良妊娠结局（如创伤性分娩或婴儿死亡）的女性中。

未经治疗的精神健康问题对女性及其未出生的婴儿来说都是有害的。这些女性更可能忽视自己的健康，更可能出现孕期增重不足的情况，更可能不做产前检查或为分娩做好充足准备，同时，她们也可能会开始饮酒或吸毒以缓解自己的精神痛苦。这就强调了识别并治疗孕妇的常见精神健康问题的重要性。

长期以来，人们一直认为怀孕可以防止自杀和自伤行为，但事实并非总是如此。特别是在怀孕并非女性想要且无法获及流产服务的情况下，孕妇的自杀风险可能增加。

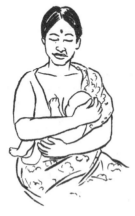

当新生儿到来时，大多数母亲会感到高兴和满足

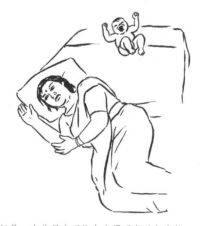

但是，有些母亲可能会变得不高兴和痛苦

怀孕很少引发严重精神障碍（精神病性障碍和双相障碍），严重精神障碍在产后更为常见。既往存在严重精神障碍或发育障碍的女性也可能怀孕，这些女性面临着特殊需求（框 7.10）。

酗酒和吸毒对怀孕会造成特别的问题（框 7.11）。

7.7.2 流产（人工流产、自然流产）

因人工流产或自然流产而发生的流产会导致抑郁。女性可能因为流产而感到内疚。在自然流产的情况下，由于女性无法依靠自己的身体进行生育，这可能会导致自尊心丧失。有时，女性在流产后会感到失落、悲伤、空虚、愤怒、自卑、责备和嫉妒。

7.7.3 产后

● **"产后忧郁"** "产后忧郁"是一种较为普遍的产后情绪状态，通常出现在产后第一周。通常，女性会感到伤心难过。这是一种相对无害的状态，如果产妇能得到良好的支持，几天之内通常会自动改善。

● **产后抑郁** 产后抑郁与其他情况下的抑郁相似，在产后一个月左右会变得明显。女性可能会感到疲倦、睡眠不足或伤心，也可能会对自己和婴儿失去兴趣。

● **产后精神病性障碍或躁狂发作** 产后精神病性障碍或躁狂发作是最严重的产后精神健康问题，也是最罕见的。然而，如果女性既往就存在精神病性障碍或双相障碍，若不采取适当的药物治疗，精神病性障碍或双相障碍在产后复发的风险很高（约 50%）。症状在产后两周内会变得明显，并会迅速恶化，可能导致女性失去与现实的联系、产生奇怪的想法或产生幻觉。

女性在分娩后经历精神健康问题的原因有很多：

● 为了照顾婴儿需要付出额外的劳动，并因此会出现睡眠缺乏。

● 分娩是有着重大情感意义的事件，这类事件可能会诱发抑郁。

● 失去了女性的独立性。

● 女性和丈夫的关系发生了变化。

● 文化因素（如在某些社会中生女孩会令人失望）。

如果有精神健康问题的女性怀孕，她在孕产期保健和精神健康保健方面都需要得到额外的支持。有时，精神健康问题在怀孕期间可以得到改善。但是，怀孕也会带来压力，并导致精神健康问题复发。精神健康问题也会增加妊娠和产科并发症的可能性。

有一个问题很重要，就是药物对未出生婴儿的影响。通常，最好在怀孕的前三个月内避免使用任何治疗精神障碍的药物，尤其应避免使用心境稳定剂和苯二氮䓬类药物，而抗抑郁药和抗精神病药相对较安全。哺乳时应尽量避免使用非必需的药物治疗。如必须使用，则需密切监测婴儿健康。但实际上，药物经母乳分泌的风险很小。并且，如果产妇处于非常抑郁或焦虑的状态，药物还有助于改善其情绪，这反过来将有助于母婴联系的建立，这对产妇和婴儿都非常重要。

当有精神健康问题的女性怀孕时，她和家人可能会担心精神健康问题会影响未出生的孩子，可能会咨询精神障碍的遗传风险。健康工作者应该说，除了严重精神障碍（精神病性障碍和双相障碍）外，其他精神健康问题的遗传风险都比较小。即使患有严重精神障碍，其遗传风险也极小，婴儿完全健康的可能性要远高于不健康的可能性。有发育障碍的女性可能需要健康工作者花更多的时间来向她们解释其身体正在发生的变化。

• 婚姻不愉快或难产的女性更容易出现产后精神健康问题。

• 女性的身体在孕产期会发生许多生理和激素上的变化，可能会导致情绪失调。

孕期使用任何酒精或毒品都可能会对未出生的婴儿造成严重影响，包括低出生体重、智力障碍和出生缺陷。存在酒精或物质依赖的孕妇可能会因过度沉溺于酒精或毒品而无法在孕期照料自己的健康或参加产前检查。暴露于混乱或暴力的环境，以及感染性疾病的风险也可能会对女性及其未出生的孩子造成伤害。存在物质依赖的女性更容易发生意外怀孕或性侵后怀孕。同时，他们可能也无法为新生儿提供足够的养育和安全的环境。

出于所有这些原因，孕期使用酒精或毒品的女性是高危人群，需要得到大量的额外支持和照护。考虑到上述问题的复杂性，如可以，最好将她们转给专科医生。如果无法转介，请使用诸如"激励政变"（参见5.17）之类的心理治疗策略。请记住，怀孕本身可以成为女性戒毒的动力，设法让家人也参与进来，给她们提供支持，并为新生儿制定照护计划。非政府组织或许给她们提供社会或经济支持。

7.7.4　为什么女性的精神健康很重要？

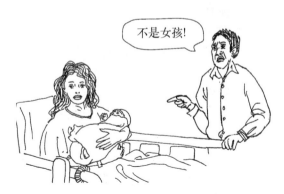

女性在生完孩子后通常会获得更少的情感支持。所有的关注（尤其是家人的关注）都集中在婴儿的需求和健康上。女性可能会因为尴尬而不愿承认自己因为别人的看法而感到不快乐。因此，健康工作者需要能够特别敏感地捕捉到女性的情绪和心境。产后精神障碍可持续一年之久，对女性和婴儿均会产生影响。婴儿可能会在生长发育上出现问题，并且更可能出现健康问题（如腹泻），更可能发生事故，更可能不按时接种疫苗。

7.7.5　如何处理该问题？

询问女性的问题

识别抑郁

怀孕引起的生理变化会导致疲劳、食欲下降和睡眠中断。同样，在分娩后，女性通常不得不在夜间反复起床，以照顾或安抚婴儿，这可能会影响到女性的睡眠质量，并使其感到疲倦。抑郁的许多躯体症状（如疲倦和睡眠问题），在没有抑郁的孕产妇中也很常见。因此，情绪和思维症状对识别抑郁来说就显得更为重要（参见3.9）。你应该问以下问题：

• 你是否感到悲伤或不开心？

• 你是否对未来充满希望？

• 你对怀孕的感觉如何？

- （如果是产妇）你喜欢你的宝宝吗？你能应付照顾宝宝的工作吗？在照顾宝宝方面，你有哪些支持？

- 你是否难过到想要伤害自己？（如果产妇有这种感受，请问问她是否难过到想要伤害自己的宝宝。）

识别严重精神障碍

如果你怀疑精神病性障碍或躁狂发作，请问以下问题：

- 你是否难以控制自己的想法？

- 你是否感到有人在议论你或试图伤害你？

- 你是否有异常的想法，例如感到自己有非同寻常的能力？

- 你有过伤害宝宝的想法吗？

- 即使身边没有人，你是否还能听到有人在说话？

问诊时应寻找的迹象

- 注意女性与婴儿的互动方式。婴儿哭泣时她会做出适当的反应吗？她看起来对婴儿感兴趣吗？她和婴儿待在一起的时候是否看起来感到焦虑或恐惧？她照顾婴儿的方式是否有任何令人担心的地方？（这种担心可能提示母亲的精神健康问题对婴儿的风险。）

询问丈夫或家庭成员的问题

- 你什么时候注意到这个问题的？（不同类型的产后精神健康问题起病于产后不同时间。）

- 她是否像你期待的那样适应了怀孕的状态？

- 她照顾自己/婴儿的方式是否符合你的期待？（在最严重的情况下，女性可能会对婴儿失去兴趣。）

- 她总在哭吗？（这是抑郁的典型特征。）

- 她似乎与现实脱节了吗？她是在自言自语？还是在对着想象中的声音讲话？（如果是这样，很可能是精神病性障碍。）

- 以前发生过这种情况吗？（既往存在抑郁的女性更有可能出现严重的产后抑郁。）

- 她提过自杀吗？她提过伤害婴儿吗？（这些迹象表明该病很严重。）

立即需要做的事情

对于孕期常见精神障碍

- 告诉孕妇及其家人，这些症状是常见精神障碍的结果（参见框7.3）。这种障碍是可以治疗的，并且通过适当的治疗，这种障碍给女性或未出生的婴儿带来伤害的风险是微乎其微的。

- 解决导致抑郁的任何因素，如家庭暴力（参见10.2）。

- 使用心理治疗策略，如放松练习（参见5.12）、活跃起来（参见5.13）、健康思考（参见5.14和框7.12）或改善人际关系（参见5.15）。

- 如果抑郁在一周内没有得到改善或出现了自杀想法，可以使用抗抑郁药。理想情况下，请与专科医生进行讨论。三环类抗抑郁药（如阿米替林）或舍曲林（SSRI类抗抑郁药）是孕期的首选药物。舍曲林对想要母乳喂养的女性来说有一定优势，因为它是短效药物。

对于"产后忧郁"

- 告诉产妇及其家人，产后情绪困扰非常普遍，且是暂时性的。

- 鼓励产妇多抱抱自己的宝宝，与其玩耍，并在可以的情况下进行母乳喂养。

- 建议在情绪不好的那几天里有人可以帮助她照顾婴儿。

- 她应该得到充足的休息。

- 与她交谈，让她倾诉自己的担忧。

- 如果一周内情况没有好转，请密切观察，因为这可能提示产后忧郁可能进展为更为严重的精神健康问题。

对于产后抑郁

● 与孕期常见精神障碍一样，给予解释（如上所述），让产妇安心。

● 让婴儿的父亲或其他家人帮忙照顾婴儿。

● 定期与产妇交谈，了解其症状和担忧。

● 确保产妇能得到充足的休息和食物。

● 鼓励产妇多抱抱自己的宝宝，与其玩耍，并在可以的情况下进行母乳喂养。

● 考虑使用心理治疗策略，例如放松练习（参见5.12）、活跃起来（如与其他宝妈一起带孩子去郊游，参见5.13）、健康思考（参见5.14；框7.12）或改善人际关系（如特别强调女性在成为母亲后的身份变化，以及伴侣关系的变化，参见5.15）。

● 如果抑郁在一周内没有得到改善或出现了自杀想法，可以使用抗抑郁药。对于选择母乳喂养的女性，SSRI类抗抑郁药优于三环类抗抑郁药。与氟西汀等长效药物相比，舍曲林较为短效且较少影响到婴儿。使用最小有效剂量（如舍曲林每日50 mg）。完全康复后，继续服药9～12个月。

● 应注意，产后抑郁的女性可能有双相障碍（参见7.5），所以要密切监测其情绪波动，观察是否转躁。

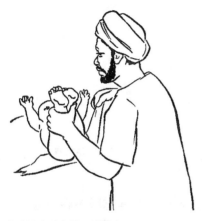

爸爸应该帮忙照顾婴儿

<table>
<tr><td>框 7.12　针对孕产期抑郁的健康思考</td></tr>
</table>

○ 巴基斯坦开发了一项针对孕妇的"健康思考"项目，该项目可由社区健康工作者提供，WHO也向其他国家推荐了该项目，可以登录https://www.who.int/publications/i/item/WHO-MSD-MER-15.1下载有关"健康思考"项目的详细手册。

○ 该手册以图片形式解释了"健康思考"的意思，所以也适用于无法读写的女性。该"健康思考"项目采取了与第5章中所描述的"健康思考"和"活跃起来"策略相同的方法。但是，该"健康思考"项目是专门为产妇设计的，所以更贴近产妇需要，同时也更加强调婴儿健康与发展。该"健康思考"项目的关注点聚焦于女性健康、母婴关系，以及女性与丈夫或其他家庭核心成员的关系。与仅关注女性精神健康相比，许多母亲似乎更喜欢这种综合性的视角。

对于精神病性障碍

● 患者可能需要住院数日，请将其转至最近的精神科专科医院或其他合适的医院。

● 使用抗精神病药，以稳定病情。可使用任何一种抗精神病药（参见表14.2）。晚上服用苯二氮䓬类药物（如地西泮5～10 mg）可改善患者睡眠，但不要连续服用超过2～3周。

● 如果患者躁狂发作，可使用心境稳定剂（参见7.5），但如果患者正在进行母乳喂养，则避免使用锂盐。

● 许多情况下，在患者完全康复之前，婴儿需交由家人照料。

● 有密切监视的情况下，可根据患者需要给予其充分的时间与孩子接触。随着病情改善，应鼓励患者重新接任母亲角色。

● 症状消失后，应继续服药至少12个月。

何时转介

● 如果患者表现出精神病性症状或躁狂症状。

● 如果患者试图伤害婴儿。

● 如果患者缺乏家庭支持并有自杀或可能伤害婴儿的风险。

之后需要做的事情

● 定期随访，直至病情好转，密切监测自杀想法和伤害婴儿的想法。

● 如再次怀孕，应密切关注其精神健康，产后精神健康问题可能会复发。

● 第 12 章提供了将精神健康保健纳入孕产妇保健的相关信息。

第 7.7 节总结
处理孕产期精神健康问题时的注意事项

- 女性在产后会出现抑郁、精神病性障碍、躁狂等精神健康问题。
- 由于社会对女性照顾婴儿（并乐在其中）的期望，孕产妇往往无法分享其负面情绪和感受。
- 产后抑郁很常见，在面临婚姻不幸或有难产史的女性中更为常见。

- 由健康工作者所提供的心理治疗和抗抑郁药物治疗可帮助绝大多数出现孕产期精神健康问题的女性。
- 产后精神病性障碍最好由专科医生进行治疗。如果没有条件，可使用抗精神病药进行治疗，并确保患者家人可以协助患者照顾婴儿。

7.8 老年人的行为紊乱

老年人最常见的行为紊乱是冲动行为或意识错乱。有时，家人也会抱怨老年人的不当性行为，或因为意识错乱而反复想要出门。另一种行为紊乱是脱离日常生活并对生活失去兴趣，这种行为表现一般不会被认为是"行为紊乱"，但却是精神健康问题的重要标志之一。

7.8.1 什么会导致老年人的行为紊乱？

老年人的行为改变主要有四个原因：

● **抑郁**　老年抑郁的常见表现是脱离日常生活、食欲不振、睡眠欠佳和躯体不适。有些患者会出现烦躁及自杀倾向。

● **谵妄或意识错乱**　谵妄的典型表现是突然起病，行为紊乱可能在过去几天内就已经出现。患者存在意识错乱，可能存在幻觉及激越表现。

● **精神病性障碍**　严重精神障碍会导致多疑和幻觉。痴呆患者也可能出现精神病性障碍。

● **痴呆**　痴呆是一种主要影响老年人的精神障碍，尤其是 65 岁以上的老年人。痴呆最早期的表现是记忆问题，但引起健康工作者注意往往是因为患者的行为紊乱。痴呆患者的大脑会逐渐退化。目前，痴呆尚无治愈方法，大多数患者的病情会逐渐恶化并在几年内死亡。痴呆最常见的原因是阿尔茨海默病（Alzheimer's disease，AD）和卒中。

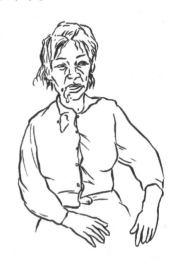

7.8.2 老年人的记忆问题：何时算是异常？

衰老总是和健忘联系在一起。在某种意义上，这么说是正确的，因为我们的认知能力会随着年龄增长而降低。但是，这并不代表我们会忘记家人是谁，忘记自己住在哪里或日常生活中的其他重要事实。痴呆的记忆丧失比正常衰老要严重得多。因此，痴呆患者会忘记昨天做过的事情，会忘记家人姓名或家庭住址。随着病情恶化，患者可能会忘记日期和时间，忘记刚刚说过的话（所以他们会反复重复同样的话），甚至会忘记其妻子或孩子（框7.13）。

> **框 7.13　痴呆的三个阶段**
>
> **早期阶段**
>
> 　　患者可能会忘记刚刚发生的事情，为此而感到混乱，难以集中注意力，难以做出决定，并可能对日常活动失去兴趣。患者的大多数家人（和健康工作者）都可能将此阶段视为"正常"衰老的一部分。
>
> **中期阶段**
>
> 　　意识错乱、健忘和情绪变化变得更加严重，可能会出现冲动等行为问题及性相关问题。患者可能会离家出走，睡眠规律可能会变得相当紊乱，自我照顾的能力也会受到影响，甚至连穿衣这样的简单事情也难以完成。患者还可能会出现交流及理解日常对话方面的困难。
>
> **晚期阶段**
>
> 　　这一阶段的患者已认不出自己的家人或朋友，可能会出现体重减轻、癫痫发作和大小便失禁，几乎无法与他人进行有意义的对话。患者可能长期意识错乱。通常因肺炎或其他感染而死亡。

7.8.3　何时应怀疑痴呆？

在以下情况下应怀疑痴呆：
- 老年人出现行为紊乱。
- 老年人比平时更健忘。
- 老年人出现意识错乱、激越或冲动行为超过1个月。

7.8.4　痴呆对家人的影响

在大多数家庭中，老年人都会受到家人的尊重和爱护。老年人的行为异常会给家人带来很多困扰。老年人可能会忘记自己最亲密的家人。冲动、激越和意识错乱及不当性行为会给家人造成很大困扰。随着病情恶化，患者会逐渐失去照顾自己的能力。不久之后，所有的日常活动（如进食、洗澡、穿衣和上厕所）可能都必须在他人帮助下才能完成。在疾病的最后阶段，患者会卧床不起，需要长期照护。由于痴呆的病程可长达7或8年，你能想象这种疾病的影响会有多大。

7.8.5　为什么诊断痴呆很重要？

与其他疾病一样，了解家人的病因可以减轻心理负担。如果在疾病早期就诊断了痴呆，患者自己也可以从知道诊断中受益。家人（在可能的情况下还有患者）可以知道未来几年将会发生的事情，并为此做好计划。还应注意，某些患者的痴呆可能是由可治疗的疾病（如甲状腺功能减退症）所导致的。正确诊断的另一个重要原因是可以排除抑郁，抑郁是老年人常见的精神健康问题，可以得到有效治疗。

7.8.6　如何处理该问题？

痴呆是一种进行性的疾病。仅当证据明确时（如下所述），才可做出这一诊断。

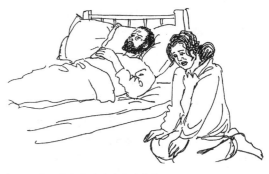

| 照顾痴呆患者是非常令人痛苦的

特别的问诊建议

即使患者记忆力很差，且存在意识错乱，你的自我介绍也十分重要。自我介绍有助于患者了解他们身在何处、在与谁说话。在询问患者的时候，最好患者家属也在场，患者家属可以帮助回答患者无法回答的问题。需要留心患者是否因为意识到自己无法回答你的问题而感到沮丧。

询问患者的问题

评估记忆力和认知问题。

● 我希望你记住以下三个物体（如皮球、国旗、树木），你能向我重复一遍这三个物体吗？过几分钟后，我会再次让你重复这三个物体。（记录患者是否能够即刻回忆起这些物体。）

● 请告诉我现在是哪一年？几月份？星期几？几点？（检查时间定向力。）

● 请告诉我这是什么地方？（如医院）。请告诉我这个地方具体在哪里？（检查空间定向力。）

● 现在，你还记得我之前告诉过你的三个物体吗？请告诉我它们分别是什么。（记录患者是否能够回忆起这些物体。）

● 请用手指你的胳膊肘、你的鼻子、你的耳朵。（确认患者是否存在语言障碍。）

如果患者能够相对较好地理解这些问题，那么接下来就应该问一些关于情绪和感受的问题（参见3.9）。

询问家属或朋友的问题

● 你第一次注意到这个问题是什么时候？（通常，家属都能够回想起患者在首次求助前数月或数年就已经开始出现某些症状；如果最近才起病，则需考虑谵妄。）

● 疾病是如何开始的？当时是否发生了什么压力事件？（存在压力事件史可能提示抑郁。）

● 患者在记东西（如名字或日期）方面是否存在困难？（记忆问题是痴呆的典型症状，但也可见于抑郁。）

● 患者的日常活动（如吃饭、洗澡）有困难吗？（若有，则提示痴呆。）

● 患者的症状是否在夜间更重？白天则昏昏欲睡？（考虑谵妄。）

● 患者是否存在行为问题？例如，变得冲动或激越？在屋外游荡？指控别人偷他的东西？（这些症状在痴呆患者中更为典型。）

● 患者是否看起来失落或对日常生活失去了兴趣？（这些是抑郁的典型症状，但也可见于痴呆。）

● 患者在过去是否有精神健康问题？（如有抑郁史，则再次出现抑郁的可能性更大。）

● 家里主要由谁照顾这个老人？是否能应付？（照护者往往需要接受心理咨询，向他们询问照护经历可有效了解他们的需求。）

留心观察

注意老人与其家人的互动，观察家人是否面临很大的照护压力，是否需要得到更多帮助。患者看起来感到害怕吗？身上是否有擦伤或其他任何受到伤害的迹象？这可能提示家庭虐待。患者的个人卫生状况是否能够证明他们得到了足够好的照料？

找出问题

在诊断问题上，健康工作者必须明确以下三点。

● 首先，要鉴别行为紊乱的四种原因。有时，可能同时存在两种原因，尤其是痴呆合并谵妄（或意识错乱）、痴呆合并精神病性障碍。首先，要排除意识错乱，因为谵妄可能危及生命，且可得到治疗。一旦排除谵妄，就先按抑郁进行治疗。或者如果你不确定是否存在抑郁，也可按抑郁进行治疗。如果确实存在抑郁，那么患者经过治疗会逐渐康复。即便不存在抑郁，你的治疗也不会伤害到他们。只有在排除抑郁和意识错乱之后，你才应考虑痴呆。有时，有必要由精神科专科医生进行评估以做出正确诊断。CT扫描也有助于痴呆诊断。

● 其次，如果一名家庭成员报告，患

者病情已持续至少6个月，仍在持续恶化，且已经影响到日常生活，并且一名健康工作者已评估患者存在显著的记忆问题，则可诊断痴呆。

- 最后，如果诊断痴呆，需排除其他可能导致痴呆的可治性疾病，主要包括：甲状腺疾病、头部外伤（可引起颅内缓慢出血）、HIV（针对年轻人）、维生素B_{12}缺乏、慢性肾病或慢性肝病、颅内肿瘤。另外，要筛查高血压、高胆固醇血症和高脂血症及糖尿病，并进行治疗，需要时可以转介，这可能会减缓痴呆进展。

框 7.14[1]　中低收入国家的痴呆

痴呆在高收入国家广为人知，因为这些国家有着很高比例的老年人口。在中低收入国家，老年人口的比例相对较低，而儿童的比例相对较高。然而，随着这些国家出生率的下降及预期寿命的增加，这种状况也在发生变化。这也就意味着，在中低收入国家，随着人们的寿命越来越长，痴呆也将会变得越来越普遍。大多数的高收入国家都有完善的卫生和社会福利体系，可以给予痴呆患者及其家庭足够多的支持，帮助他们度过漫长而艰难的痴呆病程。但是，大多数的中低收入国家却没有这个条件。因此，在缺乏相关意识及必要服务的情况下，中低收入国家将会面临越来越多的痴呆患者。这也就解释了为什么痴呆是中低收入国家健康工作者不得不面临的重要问题。

立即需要做的事情

- 如果患者存在精神病性症状或意识错乱，请遵照7.1和7.3中的建议。
- 询问评估对象是否想知道诊断结果，以及可以将诊断结果告诉谁。提供有关痴呆及其影响的信息（框7.15）。
- 如果患者痴呆已进入晚期，你需要提供支持和建议的主要是患者家属。
- 符合实际地提供长期帮助和支持，并告知患者及其家属相关社区支持资源（参见12.4.1、15.2）。
- 排除可能导致行为紊乱的躯体原因，

如疼痛、尿路感染或便秘。

- 如果患者出现严重的行为紊乱，对自己或他人安全构成威胁，且采取非药物治疗效果不佳，药物治疗可能有助于使其平静下来。可使用氟哌啶醇，从小剂量（0.25 mg bid）开始，根据需要缓慢加量，直至2 mg bid。请勿使用苯二氮䓬类药物，这可能会使病情恶化。

- 如果痴呆患者合并抑郁，请先尝试心理治疗策略（如"活跃起来"）。如果心理治疗策略效果不佳，可考虑加用一种抗抑郁药。SSRI类抗抑郁药优于三环类抗抑郁药。

- 有些痴呆患者可能出现明显的体重减轻，这可能导致病情更快恶化及生活质量下降。建议家人给患者提供高能量食品，以增加患者体重。密切监测患者体重。如需要，可使用营养补充剂，以帮助患者恢复正常体重。

- 就像其他慢性致残性疾病那样，照护痴呆患者会带来很大压力。（12.6提供了家属如何应对照护压力的相关信息）。

- 将照护者转介至痴呆患者家庭支持小组。这类支持小组在很多国家都开始变得越来越多（参见第15章）。

何时转介

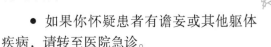

- 如果你怀疑患者有谵妄或其他躯体疾病，请转至医院急诊。
- 如果患者年龄小于60岁，则可能存在可治疗的病因。
- 在可能的情况下，确诊痴呆的诊断，以及评估和治疗心血管疾病。
- 判断患者是否能从痴呆的药物治疗中获益（框7.17）。
- 如果患者家属无法独自应对患者病情。
- 如果患者的躯体健康或行为问题变得非常严重。

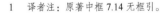

1　译者注：原著中框 7.14 无框引。

框 7.15 解释痴呆

- 痴呆是一种会随着时间推移而逐渐恶化的脑部疾病。
- 虽然痴呆无法治愈，但仍有许多措施可改善患者生活质量。
- 某些号称可以改善记忆和大脑功能的保健品是无效的，只会浪费钱。
- 哪怕是一些简单的事情，也可以帮助患者在更长时间内保持日常活动的能力（参见"第 7.8 节总结"中的实用建议）。
- 对于行为紊乱，药物是最后的手段。参见"第 7.8 节总结"的其他方法。
- 某些新药可减缓痴呆进展，但无法治愈痴呆（参见框 7.17）。

框 7.16[1] 照护痴呆患者的实用技巧

一般技巧

- 记住，患者也有尊严，不要当面羞辱或批评他们；
- 在进行私密活动（如洗澡）时，保护他们的隐私；
- 尽可能多地向他们表达你的关心和爱护，一个拥抱抵得上一百粒药；

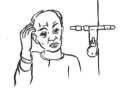

- 和他一起开怀大笑（但不要嘲笑他）；
- 避免冲突和争执；
- 建立日常生活规律，这会使生活简单许多，因为你知道你需要做什么事情、按什么频率去做、什么时候去做等等；
- 安全非常重要，如果他四处游荡，请在门上安装安全锁；
- 保持屋内整洁；
- 如果可能，在家里装上扶手和坡道；
- 尽可能让患者独立生活，例如，许多患者即使行动缓慢、走路不稳，但仍可自己吃饭，给他们做些简单的事情，让他们能够充分利用自己的能力，这也可作为某种练习；
- 请确保他的眼镜度数合适，或给他买一个放大镜，确认他是否需要戴助听器；
- 缓慢且清晰地与他对话，如果他听不懂，请用更加简单的词语和更短的句子，并减少背景噪声；
- 让他翻翻相册，过去的回忆可能不会像近期的回忆那样受到疾病影响，这会给他带来快乐；
- 使用某些帮助记忆的工具，例如，可以在家里贴上标签，或准备一个白板，挂在墙上，上面记着当天的日期；
- 避免不必要的药物治疗。

洗澡和个人卫生

- 独立：让他尽可能独立做事；
- 尊严：给他洗澡时，给他穿上内裤；
- 安全：洗澡时让他坐在椅子上，在湿地板上铺上防滑垫。

如厕

- 养成规律如厕的习惯；
- 使用容易穿脱的衣物；
- 睡前限制饮酒；
- 准备一个尿壶，方便晚上起来小便；
- 可制作或购买用于老年人尿失禁的专用垫。

喂养和饮食

- 给患者准备可以用手抓的食物；
- 将食物切成小块；
- 食物不要太烫；
- 提醒患者如何进食（用手进食或使用餐具）；
- 如果有吞咽困难，请将患者转至专科医生；
- 可以将食物混在一起，并以即食状态提供给他们（如将米饭和咖喱混在一起）。

多疑与愤怒

- 不要反驳他们，保持冷静；
- 给予安慰，紧紧握住患者的手，并温柔交谈；
- 通过房间里的物品来吸引他的注意力，从而分散他的注意力；
- 找到适合患者的舒缓方法，如音乐或散步；
- 尝试找出令他生气的原因，以后尽可能避免这种原因的出现；
- 考虑使用药物，如氟哌啶醇。

在屋外游荡

- 使用带有身份信息的手环或项链；
- 保持房门紧锁；
- 找到他后，不要生气。

1 译者注：原著中框 7.16 无框引。

之后需要做的事情

安排家访，这样，你就可以更好地了解他们的需求。如果你给患者开过药，请评估药物效果及副作用。可按需增加剂量，但需要注意，老年人更容易出现药物副作用。随着痴呆恶化，你可能需要提供密度更大的护理支持和指导。

第 7.8 节总结
处理老年人的行为紊乱时的注意事项

- 老年人的行为紊乱可由痴呆、精神病性障碍、谵妄或抑郁引起。
- 目前无法治愈痴呆。但是，针对行为问题的实用建议、情感支持和药物治疗可改善生活质量，并减轻照护负担。
- 对于痴呆患者，要明确是否存在抑郁、精神病性障碍和谵妄，因为这些疾病应首先治疗。
- 在给予药物之前，请先尝试其他方法。如果需要进行药物治疗，对大多数药物来说，老年人的使用剂量是成人剂量的 1/3 ～ 1/2。

7.9　强迫

有些精神障碍患者会反复做同样的事情。典型的例子就是：在一天内洗好几次手或洗好几次澡。其他的例子包括：反复检查自己是否做了某些事，例如是否锁了门或是否关了烤箱。这些行为被称为**强迫行为**。有些人还会反复出现某些想法，这些想法往往是令人痛苦的，例如，关于性的想法或是想伤害亲人的想法。这些想法被称为**强迫思维**。强迫行为和强迫思维经常存在着联系。例如，某人可能反复认为自己是脏的，特别是在触碰了物体之后，这就会导致反复洗手的行为。又例如，某人可能反复认为自己没有把门锁上，这就会导致他反复检查门是否已经锁上。如果这种情况仅发生一两次，那可能是正常的。只有当这种情况在一天内多次发生，并且使人感到痛苦的时候，才需要考虑是不是疾病的表现。

强迫思维和强迫行为都是**强迫症**（obsessive-compulsive disorder，OCD）的症状。在现实生活中，很少有人会因为强迫思维和强迫行为来看病，因为这会让他们感到尴尬。相反，许多患有强迫症的人会因为这些症状而感到非常不开心，他们的主诉可能是疲倦、担忧或是抑郁。同样，他们可能因为过度洗手而双手发红脱皮，或是在艾滋感染风险明明很低的情况下，因为反复怀疑自己感染了艾滋而反复找你做艾滋检测。

如何处理该问题?

询问患者的问题

- 有想法反复进入你脑中吗？是什么想法？这些想法会让你感到紧张吗？这些想法会让你不得不去做某些事情，从而缓解自己的紧张吗？（这些问题可用于识别强迫思维。）

- 你会一遍遍地做某些事情吗？是什么事情？这会让你感到紧张吗？如果你不

去做，会怎么样？这会让你感到更加紧张吗？（这些问题可用于识别强迫行为。）

● 你感到不开心或抑郁吗？你是否感到自己对日常生活失去了兴趣？（询问有关抑郁的问题，参见3.9。）

! 立即需要做的事情

● 询问患者病情及其影响。这可以给他们提供一个机会，让他们能够自信地讨论自己的症状。

● 解释强迫症（框7.18）。

● 教患者如何放松和进行呼吸练习（参见5.12）。

● 教患者如何抵抗强迫思维和强迫行为（框7.19）。

● 尝试使用药物：

○ 一种SSRI类抗抑郁药，如氟西汀，每日20 mg，持续6周，如果症状没有改善，可增加至每日40 mg。症状缓解后，持续服用至少9 ～ 12个月。

○ 如果没有SSRI类抗抑郁药，或SSRI类抗抑郁药效果欠佳，可使用氯米帕明（一种对强迫症非常有效的三环类抗抑郁药）。从小剂量（25 mg qn）开始，

每3 ～ 4日增加25 mg，直至达到全剂量（150 mg qn）。

何时转介

如果以上步骤都无效，则需转介。

框 7.18　解释强迫症

○ 强迫症是一种精神障碍，表现为脑中反复出现某些想法（如"我有没有锁门？"），并因此做出相应的行为（如反复回去检查门有没有锁好）；

○ 强迫症的症状看起来很愚蠢——患者知道这些想法是不切实际的（"我刚刚才检查过门锁，所以我知道它不可能没有锁上"），但是如果他们忽视这些想法，就会感到非常紧张和害怕；

○ 强迫症不仅会使人感到痛苦，还会导致功能障碍——为了应对某些非自愿的想法，患者可能会在某件事情上花很多时间；

○ 患者常常会隐瞒强迫症的症状，因为他们担心别人会说三道四，这就会让问题变得更加糟糕；

○ 强迫症是可以治疗的。通常需要药物治疗。心理治疗可帮助患者学习如何应对非自愿的、反复出现的想法。

框 7.19　帮助他人克服强迫思维和强迫行为

针对强迫行为的暴露和反应预防

这种心理治疗方法的原则是：将患者暴露于强迫思维或引发强迫思维的情境，但防止他们实施强迫行为。患者会体验到与这些想法相关的焦虑，但通过抵抗强迫行为，他们将会克服焦虑，并学会如何恰当地

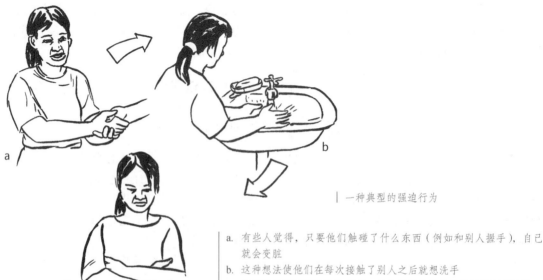

一种典型的强迫行为

a. 有些人觉得，只要他们触碰了什么东西（例如和别人握手），自己就会变脏

b. 这种想法使他们在每次接触了别人之后就想洗手

c. 这使他们感到不愉快和痛苦，因为他们知道这种想法是不理性的

应对这些想法。这里以非常常见的强迫洗手为例，来说明这种治疗方法在实际操作中是如何发挥作用的。

○ 询问患者引发他洗手行为的情境。例如，她可能会告诉你，每当她看到房子里的污垢，她都必须洗手。

○ 向她解释这种治疗方法，特别是要告诉她，治疗时她会感到紧张，这是预料之中的，也是治疗的一部分。

○ 请她在诊室里寻找污垢。在她找到污垢之后，要她抵抗自己的洗手冲动。这时候，她会感到紧张，但这种紧张感会随着时间流逝而逐渐减轻。放松练习可以帮助她减轻紧张感（参见5.12）。

○ 在她完成这些操作后，向她解释这就是她在家里该如何抵抗洗手行为的方法。

○ 一周后随访，评估治疗效果。如果效果不佳，找出原因，并尝试重复上述治疗。

单独治疗强迫思维

有些强迫症患者只会体验到令人痛苦的思维，而没有强迫行为。这些患者经常使用心理上的技巧来分散自己的注意力或避免想起那些痛苦的念头。治疗原则也是一样的，即通过反复暴露于那些让人害怕的想法，并阻止任何心理仪式，从而改善病情。就像上个方法一样，这个方法的关键也是经常练习，尤其是要在家里多加练习。治疗这些想法的步骤是：

○ 在规定时间（如1分钟）内，故意想起那个念头，然后逐渐延长这个时间；

○ 反复写下这些想法；

○ 阻止任何干扰这些想法的心理仪式或是分散注意力的东西。

思考中断法指的是，人们故意想起某些强迫想法，然后坚定地跟自己说"停下"，同时可以仔细地去回想另一个有趣的或是令人放松的想法或场景。在开始治疗之前，患者应该尽可能多地列出自己的强迫想法和替代想法。和其他治疗方法一样，开始的时候，可以和健康工作者一起练习，后面则需要在家中固定时间练习，直到能够随时终止自己的强迫想法。

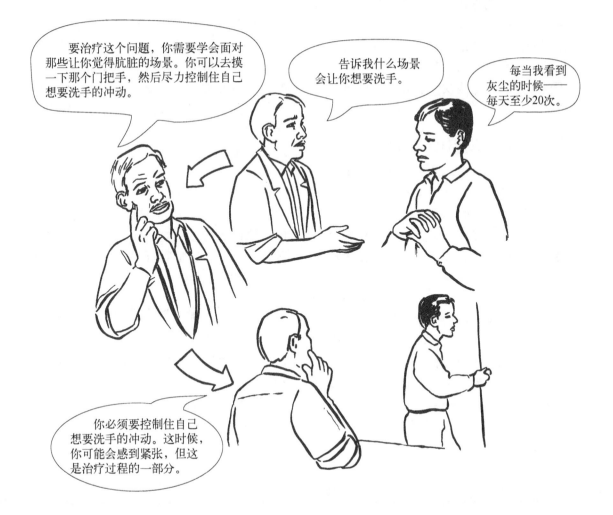

第 7.9 节总结
处理强迫时的注意事项

○ 强迫行为是指某人反复出现的行为，强迫思维是指某人反复出现的想法。两者都出现在强迫症中。

○ 反复洗手和反复检查是最常见的强迫行为。

○ 尽管强迫症不是很常见，但它会造成很多痛苦和功能障碍。

○ 心理治疗和抗抑郁药物可以帮助大多数强迫症患者。

7.10　癫痫发作[1]

癫痫发作是指某人突然出现持续数分钟的行为或意识变化。在某些发作中，患者会浑身抽搐，并失去意识。在另一些发作中，患者可能完全清醒或部分清醒，唯一的变化可能是在短时间内与现实失去联系或是重复某些动作（如咂嘴）。与癫痫发作不同，癫痫则是一种疾病，其表现是反复的癫痫发作。如果某人在过去一年内的不同天至少发生两次癫痫发作，即可考虑诊断为癫痫。

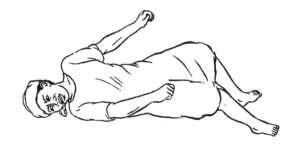

7.10.1　癫痫发作有哪些类型？

成人癫痫发作与儿童不同。有关儿童癫痫发作的详细描述参见其他章节。对于成人来说，有三种主要的发作类型。

● **全身性发作**　患者在数分钟内失去意识，全身强直阵挛，这种发作类型往往会导致舌咬伤、尿失禁，以及由突然跌倒或动作所致的外伤。目击者可能会告诉你，患者在摔倒前有哭泣或大叫，同时有眼球上窜、口吐白沫、皮肤发绀或苍白等表现。发作期间，患者意识完全丧失，无法对任何口头指令做出反应。发作结束后，患者通常会感到昏昏欲睡或直接入睡。有些患者可能会出现短暂的四肢乏力。

● **部分性发作**　部分性发作的患者可能是意识清醒的，也可能是意识错乱的或与周围环境失去接触的。部分性发作的性质千差万别。有些发作完全局限在身体的某个部位，如上肢抽搐。其他发作则可能会涉及较为复杂的行为，如咂嘴和解扣。发作前可能会有先兆，例如胃部不适、错觉或幻觉。

● **转换障碍发作**　"转换障碍"发作没有脑部疾病。相反，它是严重的情绪痛苦的一种躯体表现。这些发作在年轻女性中更为常见，并与心理压力相关（更多有关转换障碍发作的信息可参见 8.6）。

7.10.2　癫痫是一种精神健康问题吗？

癫痫是由脑部异常放电所致。然而，出于种种原因，癫痫通常被认为是一种精神健康问题。

和其他精神障碍相似，在许多文化中，癫痫都被认为是由超自然力量（如巫术）所致。在部分性发作中，患者可能会表现

1　与 Manjari Tripathi 合写。

出奇怪行为。许多癫痫患者都可能会出现精神健康问题，如精神病性障碍、抑郁和自杀行为。癫痫会给患者带来很大的压力，包括污名和日常生活限制。最后，成人的某种发作类型（转换障碍发作）完全是心理层面的。因此，我们不能忽视癫痫患者的精神健康需求。

7.10.3 如何处理该问题？

这一部分将重点介绍癫痫发作的非紧急评估和处理。对于癫痫发作或癫痫持续发作的紧急处理，请参见流程图6.11。

首先，需要弄清楚患者究竟发生了什么，因为很多情况都酷似癫痫发作。做出正确诊断的主要信息，一方面来自目击者，你需要让目击者告诉你当时究竟发生了什么，发作是什么样子的，另一方面来自患者，你需要让患者告诉你他们有关发作的感受。

处理癫痫发作的步骤如下：

（1）明确是否存在癫痫发作的典型特征（框7.20）。

（2）排除晕厥（框7.21）。

（3）排除转换障碍发作（框7.22）。

（4）如果是癫痫发作，排除可能的器质性原因（框7.23）。

请记住，大多数癫痫患者都会在30岁之前首次发作。如果首次发作是在30岁之后（尤其是在40岁之后），那么很有可能存在导致癫痫发作的器质性原因。这些器质性原因大多还具有其他表现，例如发热和头痛，但有时，癫痫发作也可能是唯一表现。如果你发现了导致癫痫发作的器质性原因，请先治疗原发病，不要开始服用抗癫痫药。3个月后复诊。

（5）如果患者曾经有过癫痫发作，而且不存在器质性原因，那么就要明确这是不是首次发作。单次发作并不罕见。例如，严重感染时可能出现癫痫发作，但从此以

后不会有第二次发作。

询问患者及目击者，以确定发作类型（全身性发作和部分性发作）。有时，部分性发作可能会发展为全身性发作。

对于首次发作，不需要开始服用抗癫痫药。请在3个月后复诊，如果12个月内有过不在同一天的两次发作，则开始使用抗癫痫药。

框 7.20　癫痫发作的诊断

应具有以下两个或两个以上的特征，才可诊断为癫痫发作：
- 意识丧失或受损；
- 强直持续超过1～2分钟；
- 阵挛持续超过1～2分钟；
- 舌咬伤或其他由自己导致的外伤；
- 大小便失禁；
- 发作结束后出现：疲劳、困倦、睡意、意识错乱、行为异常、头痛或肌肉疼痛。

框 7.21　鉴别癫痫发作和晕厥

- 癫痫发作起病迅速，而晕厥在发生前往往会先有头晕；
- 晕厥通常只会丧失意识几秒钟，而癫痫发作则至少丧失意识几分钟；
- 抽搐阵挛在晕厥中很少见，但在癫痫发作中很常见；
- 舌咬伤、口吐白沫、尿失禁和皮肤发绀是癫痫发作的典型特征，较少见于晕厥；
- 晕厥后很快就会恢复，而癫痫发作后可能会感到昏昏欲睡或是感到头疼和意识错乱。

框 7.22　鉴别癫痫发作和转换障碍发作

- 癫痫发作会表现出框7.20中的某种特征，而转换障碍发作的特征则通常是千变万化；
- 发绀、咬舌、口吐白沫、自伤和尿失禁是癫痫发作的典型特征，较少见于转换障碍发作；
- 转换障碍发作永远不会丧失意识，即使患者看起来像是意识丧失，但他们会拒绝别人的安慰，由此可知他们其实是清醒的；
- 有些患者可能出现过两种不同类型的发作，在这种情况下，特别需要仔细明确本次发作的类型。

何时转介

理想情况下，所有癫痫发作患者都应

由具有相关资质的内科医生进行至少一次评估。如果可能的话，还应由神经科或精神科专科医生进行评估。对于30岁以后首次发作的患者来说，这一点尤其重要。其主要目的是排除可能导致癫痫发作的其他原因。一旦诊断癫痫，可能就意味着患者必须长期服药，并且可能会被限制从事某些活动，因此正确诊断很重要。专科医生可能会进行脑电图、CT或核磁共振等检查。如果照护人员有手机，请他们拍一段发作时的视频，发给专科医生/健康工作者。

之后需要做的事情

癫痫治疗的关键是教育、坚持服药，以及改变生活方式（框7.25）。

解释癫痫发作时家人应该做什么

● 让患者侧卧，头转向一边，以帮助呼吸，并确保患者不会吸入自己的呕吐物或唾液。

● 确保气道通畅。

● 不要试图约束患者。

● 不要将任何东西塞进患者嘴里。

● 不要做任何意图终止发作但可能会伤害患者的事情，例如在其附近点燃火柴。

● 待在患者身边，直到患者终止发作并且醒来为止。

● 如果癫痫发作持续超过5分钟，请送往医院急诊。

● 有时候，在癫痫发作前，患者可能会出现某些先兆（例如，突然感到恐惧、闻到难闻的气味、看到奇怪的光线、事物外观发生改变）。在这种情况下，他们应该选择安全的地方躺下，以免摔倒。

● 请记住，癫痫不会传染，因此帮助癫痫发作的人是没有问题的。

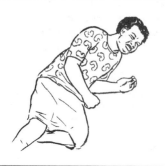

> **框 7.23　成人继发性癫痫的原因**
>
> ○ 头部外伤导致脑内出血；
> ○ 酒精或苯二氮䓬类药物戒断；
> ○ 颅内感染（脑膜炎、绦虫、疟疾、结核和昏睡症）；
> ○ 艾滋病：直接由HIV感染所致，或继发性感染（如真菌感染）所致，或肿瘤所致；
> ○ 脑肿瘤；
> ○ 低血糖；
> ○ 严重的肝病或肾病；
> ○ 兴奋剂中毒（如可卡因）。

> **框 7.24[1]　发热儿童的癫痫发作**
>
> 对于6个月至6岁的孩子，如果发热时出现癫痫发作，请检查如下内容：
> ○ 癫痫发作是局灶性的吗？（从身体的某一部位开始）
> ○ 癫痫发作的时间过长吗？（持续15分钟以上）
> ○ 有反复的癫痫发作吗？（在当前疾病中不止一次发作）
> 如果存在上述一种或一种以上的特征，则可能是**复杂性热性惊厥**。请紧急住院治疗。筛查脑炎或脑膜炎。康复后复诊。如果孩子在没有发热的情况下出现癫痫发作，请考虑使用抗癫痫药。
> ○ 如果上述特征均不存在，则可能是**单纯性热性惊厥**。处理发热，针对发热原因进行治疗，观察24小时，然后3个月后复诊。

使用抗癫痫药

● 针对癫痫类型选择用药。通常，卡马西平用于局灶性发作，丙戊酸盐对全身性发作有效。也可以使用苯妥英和苯巴比妥。当不确定癫痫发作类型时，用丙戊酸盐比较好。

● 如果没有费用限制，请使用卡马西平或丙戊酸钠。如果存在费用问题，可使用苯巴比妥（参见框5.8）。

● 有关抗癫痫药物的使用，请参见第5章、框5.7。

1　译者注：原著中框7.24无框引。

- 请患者记录发作次数。如果发作频率的降低幅度小于50%，可将药物剂量逐渐加至最大推荐剂量；如果出现副作用，则停止加量。

- 如果可能，应监测血药浓度。

- 如果癫痫仍反复发作，换用其他抗癫痫药（在新加上去的药物达到最小剂量之前，不要停用原先的药物）。

- 如果以最大耐受剂量使用了两种不同的抗癫痫药物后，癫痫发作仍未得到控制，请检查诊断是否正确（是不是转化障碍发作？是否遗漏了其他潜在的病因？是否存在未发现的物质滥用问题？），并检查该患者是否遵医嘱服药。如果检查均没有问题，请将患者转介给精神科专科医生。专科医生可能会结合使用不同的抗癫痫药。

- 通常，除非患者至少2年未再发作，否则不要停止用药。与患者讨论停药的利弊。如果癫痫难以控制或存在潜在病因（如头部外伤、脑炎、脑膜炎），则可能需要更为长期的药物治疗。切勿突然停药，应缓慢减量，例如每四周减少单日剂量的1/4。

- 如合并抑郁、精神病性障碍等精神障碍，需同时治疗，但需要尽量选择不会降低癫痫发作阈值的药物（如对于抑郁，使用SSRI类抗抑郁药，而非三环类抗抑郁药；对于精神病性障碍，使用氟哌啶醇，而非氯丙嗪）。

框 7.25 解释癫痫

○ 癫痫发作与大脑异常放电有关。癫痫是以癫痫发作为主要特征的疾病。

○ 癫痫不是传染性疾病，也不是由巫术或邪灵导致的。

○ 癫痫是长期疾病，患者可能需要服药多年。对于3/4的患者来说，癫痫发作可得到完全控制，随后便可能停止用药。

○ 癫痫治疗的关键是定期服药。

○ 经过某些调整，癫痫患者也可过上正常生活。他们可以结婚生子，并从事大部分工作。

○ 女性癫痫患者如果计划怀孕，应咨询健康工作者，因为某些抗癫痫药在孕期是禁用的。

○ 癫痫患者不应驾车，或至少等到持续一年没有癫痫发作，且仍在持续服药的情况下，再视当地法律决定。癫痫患者如独自游泳、明火烹饪、使用重型机械或在其附近作业，也应保持警惕。

○ 患者可通过如下方式改变生活习惯，以降低癫痫发作风险：

  ◆ 规律睡眠；
  ◆ 规律饮食；
  ◆ 严格限制饮酒并避免使用毒品；
  ◆ 避免剧烈运动；
  ◆ 避免紧张；
  ◆ 避免突如其来的兴奋或压力。

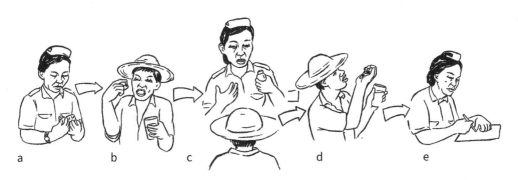

如何使用抗癫痫药
a. 根据癫痫类型及药物费用选择合适的药物
b. 从小剂量开始，通过记录癫痫发作频率及副作用有无来监测药物反应
c. 相应地改变剂量
d. 如果没有效果，可将药物加至最大剂量
e. 如果仍然没有效果，可加用其他药物或转介

第 7.10 节总结
处理癫痫发作时的注意事项

- 成人癫痫发作的最常见原因是癫痫。
- 癫痫通常在30岁之前起病，30岁以后出现的首次癫痫发作可能提示严重的颅内器质性疾病或其他内科疾病。
- 癫痫发作时，永远不要约束患者，大多数情况下，癫痫发作会在几分钟内停止。
- 癫痫患者可能会出现精神病性障碍、抑郁等精神健康问题。

- 教育患者定期服药，避免驾车或使用重型机械，避免饮酒。
- 如有可能，在开始抗癫痫药物治疗之前，应先将患者转介给精神科专科医生。如无法转介，请使用本手册中有关如何诊断癫痫及进行药物治疗的指南。

7.11　进食异常[1]

　　长期且严重的进食紊乱，会严重影响人们的精神或躯体健康。进食紊乱主要有两种"障碍"：**神经性厌食症**［厌食症（anorexia）］和**神经性贪食症**［贪食症（bulimia）］。这些障碍的主要特征是：患者过度关注自己的身材和体重。其结果是：患者会采取极其严格的措施来控制自己的体重，包括限制进食、过度运动、自我催吐和滥用泻药。

　　在厌食症中，故意减重会导致非常低的体重，这可能危及生命。

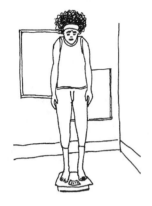

　　在贪食症中，进食不足与进食过度（暴食）反复交替，暴食后多伴有自我催吐行为。由于进食不足和进食过度的影响会相互抵消，所以这些患者的体重通常维持在正常水平。

　　大多数进食障碍（eating disorder）患者还伴有其他精神健康问题的特征。在厌食症中，强迫特征尤为常见（参见7.9），但当患者的体重重新增加时，强迫特征通常会消失。在贪食症中，抑郁是普遍存在的。如果进食障碍治疗顺利，抑郁也会随之缓解。

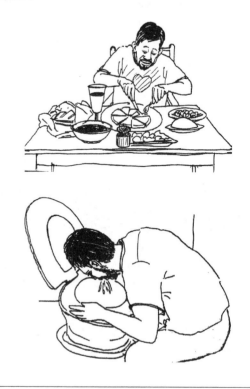

1　与 Christopher G. Fairburn 合写。

进食障碍多见于青春期少女和年轻女性。厌食症通常起病于青春期，可能自行好转。厌食症如果长期存在，往往会演变为贪食症，但对某些患者来说，厌食症可能持续终生。贪食症通常在数年后起病，未经治疗的贪食症会演变为慢性病程。

厌食症和贪食症多见于过度崇尚苗条身材的社会中，因此尤见于西方国家。

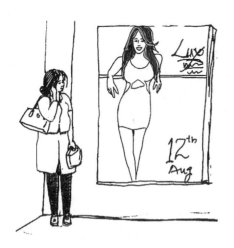

然而，全球化也导致西方审美标准正在越来越多地影响到其他国家的年轻女性。因此，在这些国家，进食障碍的患病率也在上升。

如何处理该问题?

特别的问诊建议

厌食症患者通常不会承认自己有进食问题。请避免与患者对抗，关注患者所担忧的问题，即使这些问题与进食无关。

询问患者的问题

- 你目前有什么困扰吗?
- 你对自己的体重是否满意? 你的理想体重是多少?
- 其他人都在担心你，说你减重减得太多了。对于他们的担心，你有什么看法?
- 有时，你会不会在短时间内吃进大量食物? 这种情况多久发生一次?
- 你是否在以催吐的方式进行减重? 多久会这样做一次?
- 你每天会进行多少运动?
- 你是否在服用减肥药物（如控制食欲的药物或泻药）?
- 你是否感到情绪低落或对事物缺乏兴趣? 你是否感到活着没有意义?（筛查抑郁和自杀行为参见3.9）

询问家属的问题

- 患者的这个问题是从什么时候开始的?
- 患者体重下降得有多快?
- 家人采取过什么措施来解决这个问题?

问诊时应寻找的迹象

- 测量身高、体重，计算体重指数［body mass index，BMI；体重指数由体重（千克）除以身高（厘米）的平方得到］。
- 低体重也可能是躯体疾病所致。检查是否存在慢性躯体疾病，例如营养不良、消化问题、结核病或艾滋病。
- 请患者蹲下然后起立。如果起立困难，说明减重已经导致肌无力，需要紧急治疗。

立即需要做的事情

- 评估患者是否因极低体重（如BMI<15）或由反复呕吐或使用泻药而导致的问题（如电解质异常，尤其是低钾）致使其需要转至医院急诊。
- 解释进食障碍（框7.26）。
- 向患者提供更多有关进食障碍的信息，介绍自助项目（参见第15章中的相关资源）。激励改变（参见5.17）是重要的进食障碍心理治疗策略。该策略可鼓励人们去思考长期进食紊乱的利与弊。使用该策略时，可鼓励厌食症患者努力增加食物种类，并恢复体重。

- 目前没有针对厌食症的药物治疗方法。抗抑郁药对贪食症患者有效，既可减少暴食频率，也可治疗抑郁症状。SSRI类抗抑郁药（如氟西汀）是首选药物。

框 7.26 解释进食障碍

有时候，想减肥的愿望会占据我们生活的全部。这种问题在现代社会并不少见。为了减肥，人们可能会做一些伤害自己的事情（如限制进食、过度运动、自我催吐、服用减肥药物）。然而，体重下降很少会让他们对自己的外表感到满意。他们仍会感到自己的外表很糟糕，并且因为做了上面那些可能伤害自己的事情而感到羞愧，这反过来又会使进食问题变得更加糟糕。当某人的进食紊乱影响到其健康时，他就需要治疗。治疗可以帮助解决这一精神健康问题。

何时转介

- 如果需要急诊处理。
- 如有可能，请将所有的进食障碍患者都转介给精神科专科医生进行治疗。

之后需要做的事情

- 定期监测厌食症患者体重。
- "放松训练""健康思考"或"改善关系"等心理治疗策略可帮助解决可能导致进食问题恶化的情绪问题。对青少年来说，家人参与治疗过程尤为重要。
- 对于存在家庭沟通问题的进食障碍患者，请参见5.24。

第 7.11 节总结
处理进食障碍时的注意事项

- 进食障碍患者存在过度关注体重和身材的问题，这会导致精神和躯体健康两方面的问题。
- 厌食症患者可能会出现非常危险的低体重。
- 贪食症患者会因为反复催吐或使用泻药而出现电解质紊乱。

- 提供信息，鼓励使用自助资源，使用心理治疗策略来激励改变，这些措施都能帮助到进食障碍患者。

（译者：任博恩、张昕璇、马雪梅、黄秋园）

笔记

8 医学无法解释的症状

8.1 医学无法解释的躯体不适

躯体不适是人们寻求医疗帮助最常见的原因。许多症状（如发热或咳嗽）都能够得到医学上的解释。然而，也有一些症状通常很难得到任何医学上的解释，本章旨在探讨此类症状，常见例子包括：

- 头痛。
- 乏力。
- 全身疼痛。
- 皮肤烧灼感或蚁走感。
- 胸痛。
- 心动过速（心悸）。
- 眩晕。
- 腰背痛。
- 腹痛。
- 性交疼痛或痛经。
- 妇科问题（如白带异常）。
- 肠道问题。
- 呼吸困难。

8.1.1 躯体不适与精神健康有何关联？

躯体不适与精神健康问题密切相关，原因有很多。

- 担忧或精神紧张会导致肌肉长时间紧绷，从而导致肌肉疼痛。典型例子是紧张型头痛，其产生原因是担忧所导致的颈部肌肉紧张。
- 焦虑会导致呼吸显著加快，影响血液中的氧气和二氧化碳浓度，由此引发症

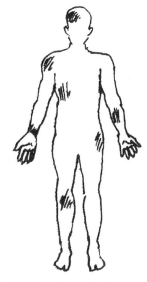

医学无法解释的躯体不适常会影响身体多个部位

状，例如眩晕、心悸、肢端刺痛或麻木、气促或窒息感（"惊恐发作"）（参见8.2.1）。

- 抑郁时，常会感到极度疲劳，其原因可能是抑郁所导致的睡眠欠佳或情绪低落。
- 饮酒过度时，酒精会影响不同器官，进而造成躯体不适（参见9.1）。
- 人们可能会担心，以情感问题为主诉，可能无法得到健康工作者的帮助。因此，他们会关注自己的躯体不适，以吸引健康工作者注意。
- 在许多语言中，人们会用描述躯体不适的方式来描述情感痛苦。例如，在中文里，"心痛"可以形容悲伤。因此，诉说躯体症状也是表达精神痛苦的方式。

● 导致疼痛的疾病（如关节炎）会导致情绪不佳和担忧。在这种情况下，尽管疼痛是躯体疾病所致，患者的精神健康也会受到影响。而患者心情低落时，疼痛就愈发难以忍受。

● 某些精神障碍能导致或加重躯体健康问题。例如，抑郁或焦虑会增加心脏病风险。

● 焦虑障碍有一种类型，其主要症状是过分担心躯体健康。患者往往会因为某些完全无害的躯体感觉，而认为自己患上了严重疾病，并要求治疗。即便各项检查均正常，患者仍可能担心。

● 治疗精神障碍的某些药物可能导致躯体症状。例如，部分抗抑郁药会导致口干（参见框5.2、表14.1）。

上述原因都证明了一句话："没有精神健康，就没有健康。"

8.1.2　何时应该怀疑躯体不适与精神健康问题有关

如果患者存在下列情况，健康工作者应当重点考虑精神健康问题：

● 各项检查已排除躯体疾病。
● 同时出现多种互不关联的不适症状。
● 不适症状不符合任何特定类型的躯体疾病。
● 虽已确诊躯体疾病，但患者出现过度的不适症状。
● 躯体不适与生活中的问题有关。

8.1.3　如何处理该问题？

询问患者的问题

● 这个问题从什么时候开始的？（症状持续越久，越有可能与精神健康问题有关，且患者完全康复的可能性越小。）

● 生活中压力大吗？有没有想得太多？最近是否对事物失去兴趣？最近是否

感到精神紧张、担忧或恐惧？（询问有关抑郁和焦虑的问题，参见3.9。）

● 你是否饮酒？（如是，进一步询问有关问题性饮酒的问题，参见3.9、9.1。）

● 你认为自己的症状是由什么导致的？（患者对自己躯体不适的观点有助于评估其是否由精神健康问题所致。）

问诊时应寻找的迹象

● 患者是否面露担忧或愁苦。
● 患者有无任何躯体疾病和体重减轻的迹象。

立即需要做的事情

● 在确定躯体不适是由精神健康问题所致之前，需要排除躯体疾病。请进行体格检查和任何必要的实验室检查。若存在疑虑，请咨询同事。（关于乏力，参见8.4；关于性相关躯体不适，参见8.5）

● 再次向患者保证，他没有罹患任何危及生命的或严重的躯体疾病，但这并不意味着他没有罹患其他类型的健康问题。

● 向患者解释情绪与躯体症状之间的联系，并说明精神健康问题所导致的躯体症状可以和躯体健康问题所导致的症状一样真实，区别只在病因不同。

● 向患者说明当下暂无进一步检查的必要。

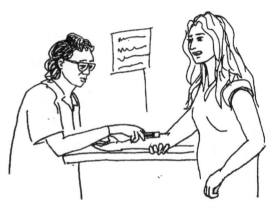

进行实验室检查，以排除躯体疾病

• 尽量避免使用"精神病"等词，这可能会引起患者的反感。毕竟，许多人（甚至包括健康工作者）不会把头痛等躯体不适与精神健康问题联系在一起。可以这么对患者说：

"担心和紧张会加重你的症状。你担心你丈夫的饮酒问题，所以就出现了头痛和心跳加快等问题。"

• 酌情使用放松练习（参见5.12）、问题解决（参见5.11）、活跃起来（参见5.13）或改善关系（参见5.15）等心理治疗策略。

• 关于酗酒者，参见9.1。

• 关于盲目担心自己的躯体健康的患者，应对方式与应对其他类型的担忧相同（参见8.2.4）。

• 除非有充分证据表明，患者存在营养不良或导致痛苦的躯体疾病，否则不要使用维生素或止痛药。

• 如果患者有抑郁症状，尤其是伴有自杀念头、体重减轻、睡眠紊乱或惊恐发作，可考虑使用抗抑郁药（参见框5.2、表14.1）。

之后需要做的事情

1周后复诊，随后定期复诊，直至患者的不适症状缓解。这样做能让患者感到自己的不适症状得到了认真对待，从而起到安慰作用，同时也可以让患者对你产生信任，并最终通过让患者明白躯体不适与精神健康或生活困难之间的关系，以及你的心理治疗，让患者康复。

如果患者出现新的躯体症状，不要自动认为这也是精神健康问题所致。请认真对待任何新出现的症状，进行必要的检查。

不过，如果你不认为存在躯体疾病，也不要听任患者叫你开各种检查。

何时转介

• 如果无法确定患者是否存在躯体疾病，应当转介，寻求进一步诊治。

• 许多长期存在医学无法解释的躯体不适的患者都面临着社会及个人层面的困难，这些困难在医院中无法得到解决。请将患者转介至其他相关机构（参见第15章）。

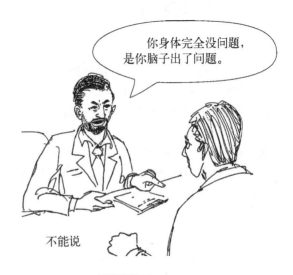

你身体完全没问题，是你脑子出了问题。

不能说

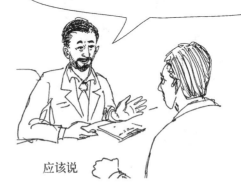

头痛的确给你带来了很多困扰，这是因为肌肉紧张所致。我能帮助你缓解紧张。

应该说

第 8.1 节总结
处理医学无法解释的躯体不适时的注意事项

- 在全科医疗机构中，找不到明确病因的躯体不适主诉十分常见。这类不适症状包括乏力、眩晕、疼痛和心悸。
- 抑郁、焦虑和酗酒问题是导致医学无法解释的躯体不适的重要原因。
- 在告诉患者你完全没有问题之前，需要排除精神健康问题或社会困难。

- 如果你无法确定患者的躯体不适是否由躯体疾病所致，请将患者转至专科医生，寻求进一步诊治。但如果患者已经接受了许多检查，就没必要再进行更多检查了。
- 如无必要，不要开具止痛药、维生素或安眠药。治疗患者的精神健康问题，才能最终缓解躯体不适症状。

8.2　担忧、恐惧或惊恐

担忧是指人们过度思考正在发生或未来可能发生的不愉快事件。常见的担忧通常与经济问题、人际关系问题、子女未来及健康问题有关。担忧本身很常见，也是我们生活的一部分。然而，如果担忧持续存在，超过正常程度，且影响到日常生活，那么，这种担忧就是不健康的。过度担忧会导致人们无法清晰思考，无法解决实际问题。抑郁和焦虑是导致过度担忧的重要原因。

整天担忧是很耗精力的，这也是你为什么会感到疲惫的原因。如果我们能让你少一些担忧，你就能变得更有活力了。

8.2.1　恐惧和惊恐

担忧时，我们会非常害怕发生不愉快的事件，这就是恐惧情绪的基础。恐惧是生活中学习的重要组成部分。例如，如果

学生害怕自己考试不及格，他就可能会更加努力地学习。然而，如果恐惧超出了合理程度，就会导致极端的痛苦，使人产生濒死感，或感到不好的事情将会发生在自己或家人身上。在这种情况下，恐惧就成了精神健康问题。

惊恐发作是指突然出现的极度强烈的恐惧感。典型表现是：没有任何先兆地突然发作，通常会出现严重的躯体症状（心动过速或呼吸困难），从而使患者觉得自己好像心脏病发作了，快要死去或发疯。许多人在一生中都会经历一两次惊恐发作。但是，有些人的发生频率会更高。如果人们频繁地出现惊恐发作（如每月一次或以上），这就提示精神障碍（"惊恐障碍"）。

8.2.2　对特定情境感到恐惧（恐惧症）

有些人会对特定情境感到恐惧，即便这种情境毫无危险。通常，患者会回避能够触发恐惧的情境。这被称为恐惧症。许多人会对特定事物感到恐惧，如蜘蛛、蛇。然而，也有些人会对日常生活中的特定情境感到恐惧，例如，

- 人流密集的场所，如公交车、商场。
- 露天场所（任何室外场地）。
- 社交场合，如与他人会面。

如果人们对上述情境感到恐惧，并开始回避这些情境，那么，他们的生活就会受到严重影响，例如，他们可能无法去上

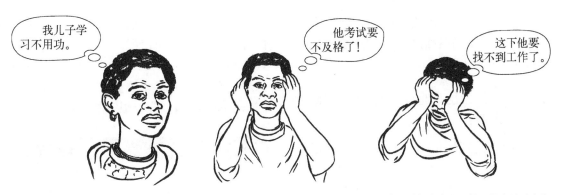

我们在生活中总会碰到令人担忧的事情。但是，对于图中这位母亲的担忧，如果找不到解决办法，她可能会因过度担忧而生病

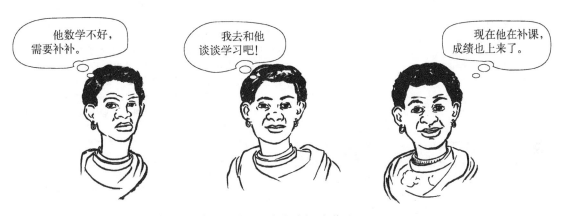

但是，如果这位母亲积极寻找可能的应对方法，她就不会感到那么担忧了

惊恐发作
a. 有时，患者感到担忧时，b. 可能会突然心悸
c. 心悸使其越发担忧
d. 患者可能认为自己心脏病发作了
e. 患者因而产生濒死感，故寻求健康工作者的帮助

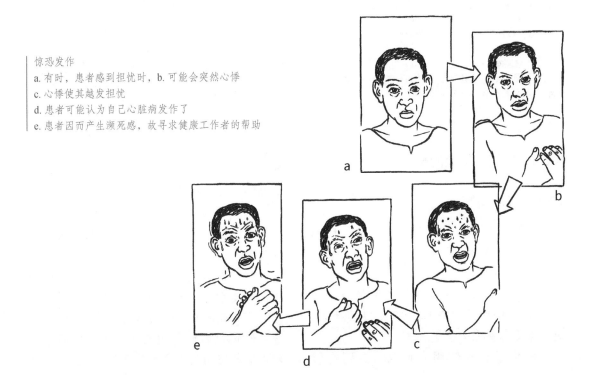

班，无法逛超市，因为这些情境会诱发惊恐发作。如果恐惧症严重到这种程度，它就成了某种精神障碍。

8.2.3 为何会出现担忧、惊恐发作或恐惧症？

有些人会因为压力大而担忧。生活中有许多事情会导致恐惧和焦虑，例如，

● 人际关系问题，如与配偶或父母发生冲突。

● 失去至亲，如至亲离世。

● 失业。

● 躯体疾病。

● 工作问题。

● 经济问题，如欠债。

● 家人生病。

框 8.1　为惊恐发作患者提供的建议

惊恐发作是由快速呼吸所致的严重焦虑发作。患者可以采取以下应对措施：

（1）当他们开始出现恐惧念头或躯体症状时，要意识到自己可能要惊恐发作了。

（2）立刻提醒自己，自己可能呼吸过快，应当控制呼吸节奏。

（3）进行缓慢、平稳、有规律的呼吸（类似于放松训练中的呼吸节律）。保持这样的呼吸节奏，直至惊恐症状消失。

（4）告诉自己，自己的症状是由呼吸过快所致，并不会发生什么危险的事情。

创伤和暴力（参见10.1）会导致焦虑与惊恐，酒精和药物使用问题（包括安眠药等药物，参见9.1～9.3）也会导致焦虑与惊恐。有人会无缘无故担忧，也有人可能一辈子都很容易紧张或很害羞。

框 8.2　为恐惧症患者提供的建议

恐惧症是指患者在特定情境下出现恐惧（常为惊恐发作），并尽力回避此类情境。对于恐惧症患者，健康工作者应当采取如下措施：

（1）告诉患者，若要克服恐惧，就要将自己暴露在那些会引起恐惧的情境中，直至恐惧消失（"直面恐惧"）。由此，患者才能逐渐相信，此类情境并无可怕之处。

（2）向患者说明，回避情境只会加重恐惧。暴露练习必须反复进行，以帮助患者建立勇气与信心，并最终克服恐惧症。面对暴露时的恐惧，患者可以通过呼吸训练（同应对惊恐发作时的呼吸训练），并安慰自己恐惧只是暂时的，来克服恐惧。

（3）让患者列举出可能引起恐惧的情境，并按其恐惧程度由小到大进行排序。

（4）将患者暴露于可能引起恐惧的情境，从恐惧程度最小的情境开始，一旦患者能够掌控这一情境，能不带恐惧地去面对它，就鼓励他们针对恐惧程度更大的情境进行暴露练习。例如，对于不敢外出的患者，健康工作者可以先鼓励他们到邻居家门口遛个弯。暴露练习时，患者无论如何都不能离开该情境，且需每天练习，直至不再对该情境感到恐惧。随后，患者进入下一阶段的暴露练习，可以是出门步行更长距离，例如去邮局。最后，患者需要步入商场。

8.2.4 如何处理该问题？

 询问患者的问题

● 症状出现多久了？（症状持续时间越久，问题可能越严重，且患者完全康复的可能性越小。）

● 症状是如何开始的？（如果症状是由应激事件所致，则往往不会持续很久，患者也更容易完全康复。）

● 你是否在使用安眠药？是否在饮酒？（若是，进一步询问有关问题性饮酒的情况，参见3.9、9.1，并询问有关安眠药依赖的问题，参见9.3。）

● 你有没有因为恐惧而回避某种情境？如果有，是什么情境？你的生活因此受到了什么影响？（这些问题是有关恐惧症的。）

● 你有没有恐惧到觉得自己快要死掉了？如果有，这种感觉大概多久会出现一次？（这些问题是有关惊恐发作的。）

● 你是否遭受过暴力？（该问题可用以识别创伤相关焦虑，参见10.1。）

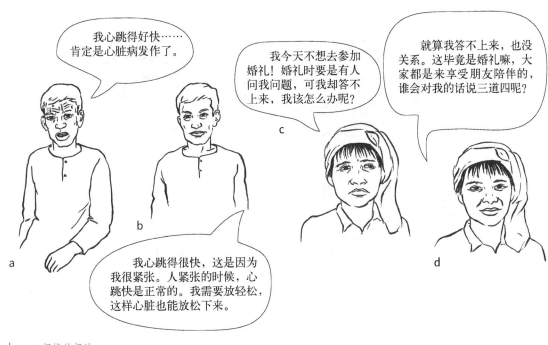

a、c. 担忧的想法
b、d. 自我安慰的想法

● 你最近有没有遇到什么生活上的问题，例如婚姻、人际关系或工作？（这些问题有助于将患者的担忧与其生活困难联系起来。）

● 你有没有对事物丧失兴趣？（询问有关抑郁的问题，参见3.9。）

问诊时应寻找的迹象

容易恐惧的患者会面露担忧或紧张。抑郁患者往往脸色忧伤或面无表情。部分焦虑患者会显得十分焦躁、坐立不安，例如不停扭绞双手或变换坐姿。

立即需要做的事情

● 安抚患者，使其确信以下几点：

○ 这些症状并非严重躯体疾病的表现（需要注意，做出该承诺前，必须对患者进行全面的体格检查及任何必要的实验室检查）。

○ 这些症状也并非"发疯"的表现。

○ 若必要，请告诉患者这些症状的出现绝非因为什么巫术或鬼神。

● 向患者说明，这些症状都是由担忧所致，而症状本身又会加重担忧。若要打破这一循环，患者就需要在症状开始时安慰自己说，这些症状只是由担忧所致而已。

● 对于惊恐发作，放松练习（参见5.12）是最有效的心理治疗策略。

● 其他有用的心理治疗策略包括问题解决（参见5.11）及健康思考（参见5.14）。

● 对于惊恐发作或恐惧症，参见框8.1和框8.2的内容，为患者提供具体建议。

何时应予以药物治疗

以下两种药物对恐惧症有效。

（1）若患者出现如下情况，可予以苯二氮䓬类药物短期（1～2周）服用（参见框5.8和表14.5）。

○ 患者极度焦虑，以致无法听从或理解健康工作者的建议。

○ 患者因生活重大变故（如配偶去世）而高度紧张。

○ 患者因精神紧张而连续数日失眠，

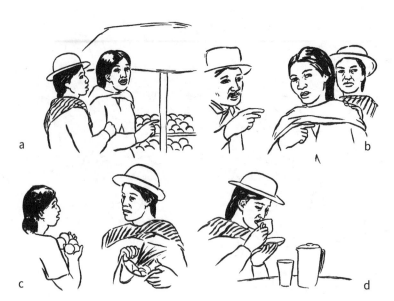

克服恐惧症的步骤

Ⅰ.习惯在陌生人面前说话

a.首先，试着与朋友一起去商店买东西

b.当你能够自在地完成该任务时，试着在朋友陪伴下向陌生人问路

c.当你能够自在地完成该任务时，试着独自去商店买东西

d.当你能够自在地完成该任务时，试着独自去餐厅点杯茶喝

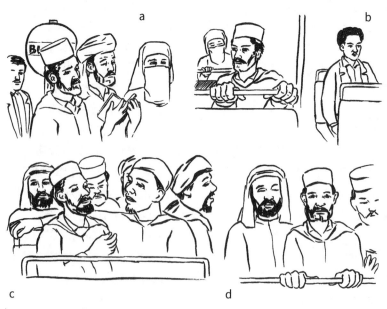

Ⅱ.习惯乘坐拥挤的公交

a.走到站台前候车，但不用上车

b.当你能够自在地完成该任务时，试着选择人少的时候坐公交

c.当你能够自在地完成该任务时，试着与朋友一起乘坐拥挤的公交

d.当你能够自在地完成该任务时，试着独自乘坐拥挤的公交

并因此感到乏力——此时，高质量睡眠有助于康复。

○ 若患者开始服用SSRI类抗抑郁药以治疗焦虑障碍（见下文），可在开始用药后的第3～5日同时予以苯二氮䓬类药物，以帮助患者适应药物反应。可以使用地西泮，每日两次，每次5 mg。

（2）若患者出现如下情况，可予以抗抑郁药。

○ 反复惊恐发作。

○ 患有抑郁（参见7.4）。

○ 虽然健康工作者已向患者充分解释病情，并已进行呼吸训练，但患者仍存在持续担忧，持续超过4周。

○ 患者生活受到严重影响（如完全无法离家外出）。

关于抗抑郁药的使用方法，参见框5.2和表14.1。

何时转介

● 如果你担心患者症状是由躯体疾病

（如哮喘或其他健康问题）所致。

● 如果患者存在严重的生活困难，需要由其他机构（如公安或女性团体）介入（参见第15章）。

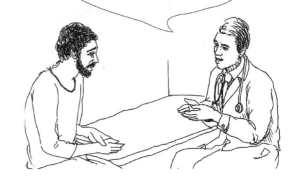

你的症状其实是焦虑发作的表现，这些问题很常见，不是什么凶险的疾病。之所以会出现这些症状，是因为你的精神过于紧张或者过于担心，这时候，你的呼吸频率就会加快，心跳也会加快，并让你感到恐惧，害怕会发生什么不好的事情。

第8.2 节总结
处理担忧、恐惧或惊恐时的注意事项

○ 如果担忧和恐惧影响到患者日常生活，就属于精神健康问题的范畴。

○ 惊恐发作是由严重焦虑所致。由于患者会出现严重的躯体症状，惊恐发作常被误诊为躯体疾病，尤其是心脏病发作。

○ 有些人会设法回避那些可能引起恐惧的情境（恐惧症）。常见的可能引起恐惧的情境包括拥挤场所、社交场合等。

○ 治疗方法包括：告知患者出现这些症状的原因、放松练习、心理治疗。

○ 若患者的焦虑问题持续存在，且对生活造成了较大影响，则可使用抗抑郁药进行治疗。

8.3 睡眠问题（失眠症）

一般情况下，成人每晚需要6～8小时睡眠。睡眠使身体和大脑得到休息，因而能消除疲劳，恢复精力。如果在睡眠后依旧感到疲劳乏力，便是出现了睡眠问题。其中，失眠症（insomnia）是最常见的类型，患者可能表现为入睡困难、易醒、早醒且难以再次入睡等。失眠症是一大常见的疾病。许多患者由于过度使用安眠药，而产生物质依赖（参见9.3）。

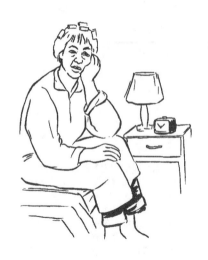

8.3.1　失眠症对患者产生何种影响？

睡眠质量下降会带来什么影响？失眠症会导致：

- 日间嗜睡。
- 乏力。
- 注意力难以集中。
- 容易烦躁、发怒。
- 思维不清晰。
- 动作不协调，容易犯错或发生意外。

8.3.2　失眠症产生的原因有哪些？

失眠症最常见的原因包括：

- **酗酒**　酗酒者在醉酒后睡眠质量下降，且由于酒精的戒断反应（参见9.1），容易早醒。
- **抑郁和焦虑**　抑郁（参见7.4）的表现之一为早醒，且醒后难以再次入睡；焦虑（参见8.2）则通常伴有入睡困难。
- **滥用安眠药**　滥用安眠药后，可能产生戒断反应（参见9.3），其中包括失眠。
- **躯体疾病**　尤其是会引发疼痛或呼吸困难的疾病，或尿路感染（能导致多尿）。
- **肥胖**　肥胖可能在多个方面导致失眠，例如肥胖者常会严重打鼾，并被鼾声吵醒，影响睡眠。

- **部分药物**　包括某些抗抑郁药、治疗哮喘的药物等。
- **躁狂**　躁狂患者通常精力旺盛、不知疲倦、睡眠需要减少（参见7.5）。
- **环境干扰**　如影响入睡的噪声或灯光（包括打鼾的室友！）。

8.3.3　如何处理该问题？

询问患者的问题

- 你的睡眠习惯如何？（询问总睡眠时间、日间睡眠情况及失眠类型。）
- 你是否服药或饮酒助眠？（这一问题有助于了解患者是否存在酗酒问题或安眠药依赖。）
- 你是否感到疼痛？有无其他躯体疾病？
- 你生活中有压力吗？有没有想得太多？最近是否对事物失去兴趣？最近是否感到精神紧张、担忧或恐惧？（询问有关抑郁和焦虑的情况，参见3.9。）

立即需要做的事情

- 告知患者以下信息：失眠症是十分常见的疾病；许多患者在病因得到明确与解决后，能够回归正常睡眠；对另一些患者而言，失眠已成为常态，因此需要进行自我训练，以改善睡眠习惯。
- 向患者讲述提高睡眠质量的方法（参见框8.3）。
- 如果发现患者的失眠可能由潜在的精神健康问题引发，参照本手册相关部分进行治疗（患者最可能存在的精神健康问题包括酗酒、抑郁或焦虑等）。

何时使用安眠药

安眠药多为苯二氮䓬类药物，如地西泮、劳拉西泮、硝西泮等（参见框5.8）。这类药物是全世界最广为使用的药物之一，由此可见失眠症的发生率之高。与

框 8.3　提高睡眠质量的方法

- 保持规律作息：
  - 固定就寝时间；
  - 固定起床时间（无论前晚睡眠时间多长）；
  - 若早晨不易醒来，可以使用闹钟。
- 不要饮酒或服药助眠；
- 睡前不要吸烟；吸烟可能引发咳嗽，导致失眠；
- 睡前去洗手间，以免半夜产生尿意而失眠；
- 睡前数小时避免摄入茶或咖啡，这些兴奋性物质会影响睡眠；
- 睡前尝试放松练习（参见5.12）；
- 睡前数小时不宜运动，但日间运动有助于提高睡眠质量；
- 日间避免小睡；
- 担忧失眠会加剧失眠；
- 营造良好的睡眠环境：拉上窗帘或使用眼罩，以免睡眠环境过亮，若外界噪声较大，关窗或使用耳塞；
- 如果无法入睡，应起床15～30分钟，读读书或进行简单的休闲活动，然后再回床入睡。

之相似的安眠药还包括"Z药"（佐匹克隆和唑吡坦）。然而，安眠药并不能从根本上改善睡眠。这些药物均有成瘾性，患者一旦上瘾，不服药就无法入睡（参见框5.8、9.3）。

遵循下列准则可以避免上述问题的发生。

- 若患者睡眠问题持续已久或曾有酗酒史或药物滥用史，应避免给予安眠药。
- 若有必要使用安眠药，应严格监测患者用药。
- 每次给予1周的药量，例如地西泮每晚5～10 mg或劳拉西泮每晚1～2 mg。要求患者一周后复诊。
- 如果患者症状有所改善，则停止用药。不能给予患者超过2～3周药量的安眠药。每次只给予1周药量，以便每周复诊患者。
- 可考虑使用其他可能具有催眠作用、但不具有成瘾性的药物，如用于治疗感冒和过敏的抗组胺药（如异丙嗪）。
- 若患者没有潜在的精神障碍，不要使用具有镇静作用的抗精神病药治疗失眠。
- 对患者给出提高睡眠质量的建议。
- 建议超重患者减轻体重（如通过运动和控制饮食）。
- 若患者已长时间服用安眠药，请参见9.3。

何时转介

- 如果患者由于躯体疾病而感到疼痛或其他不适；
- 如果以上治疗建议效果均有限，且失眠对患者日常生活带来严重困扰。

第 8.3 节总结
处理睡眠问题时的注意事项

睡眠问题十分普遍。失眠症状如果持续两周以上并给患者带来困扰，就属于健康问题的范畴。 抑郁、酗酒、过度使用安眠药或引起疼痛的躯体疾病均能导致失眠。 调整生活方式最有助于维护健康睡眠。	若有必要使用安眠药，不要一次性给予超过2～3周的药量。 若失眠是由精神健康问题（如抑郁）所致，应首先治疗精神健康问题。

8.4　总是感到乏力

乏力是最常见的不适主诉之一。乏力的表现有很多种。一种是持续地感到乏力，情况严重时，即使是像穿衣服这样简单的动作，也会觉得很困难。另一种常见的表现是

"感觉虚弱"或"没有精力"。乏力通常伴有强烈的睡意（尽管经常失眠）或只想躺着。

8.4.1 为什么有些人会感到乏力?

许多人感到乏力是因为病毒感染或其他常见感染，在这种情况下，乏力通常几天前才开始出现。如果乏力不超过两周，则很可能是由感染所致。如果乏力超过两周，则会变成慢性疲劳。框8.4列出了慢性疲劳的最常见原因。

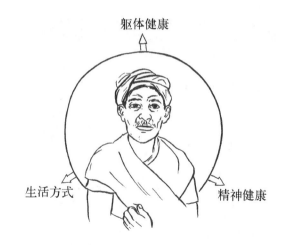

框 8.4　慢性疲劳的最常见原因

躯体健康问题

○ 中度或重度贫血；
○ 慢性感染，包括肺结核、肝炎和艾滋病；
○ 糖尿病；
○ 癌症；
○ 慢性疾病，例如风湿性关节炎、肾脏疾病；
○ 慢性营养不良。

精神健康问题

○ 抑郁或焦虑；
○ 酒精和毒品问题；
○ 睡眠欠佳。

生活方式问题

○ 超负荷工作，特别是体力劳动；
○ 缺乏锻炼——锻炼太少会导致疲劳感。

8.4.2 何时应怀疑乏力是由精神健康问题所致

除非已充分排除可能导致乏力的常见躯体疾病，否则不要考虑精神健康问题。精神健康问题存在的依据：

● 没有证据提示存在躯体疾病，例如，没有任何躯体疾病的体征或各项检查均未发现异常。

● 存在精神健康问题的其他特征，例如，多种多样的躯体不适、睡眠问题或有自杀倾向。

● 乏力程度与躯体疾病不符，例如，患者可能存在贫血，但贫血无法解释该患者的极端乏力。

8.4.3 为什么乏力不等于懒惰

如果某人感到乏力，那么任何工作对他来说都会成为挑战。对于某些女性来说，乏力可能会导致夫妻冲突或婆媳冲突。如果健康工作者查不出任何躯体疾病，从而告诉她的家人说"她没有什么问题"，那么她的家人就会认为她的乏力是装出来的，甚至健康工作者也可能会认为该女性是想偷懒。同样，男性如果没有任何明显的躯体疾病，却因为乏力而无法工作，也可能会受到家人和邻居的批评或嘲笑。要记住，**乏力不等于懒惰**，它通常是精神健康问题的征兆。我们并不能因为找不到明显的躯体疾病，就说患者的乏力是装出来的。

8.4.4 如何处理该问题?

询问患者的问题

● 你什么时候开始感到乏力的? （如果持续时间超过两周，则是慢性疲劳。）

● 你存在其他方面的躯体不适吗？例如咳嗽？便血？体重下降？（这些问题是为了找出慢性躯体疾病。）

● 你最近感觉压力大吗？你是不是思虑过多？最近你是否觉得自己对事物失去了兴趣？你最近经常感到紧张、担心或害怕吗?（针对抑郁和焦虑问题的提问,参见3.9。）

- 你平时饮酒吗?你吸毒吗?你在服用安眠药吗?（针对习惯问题的提问,参见第9章）
- 最近一周,你每天大概会做什么事情?（这会让你更准确地了解乏力对日常活动的影响。）

问诊时应寻找的迹象

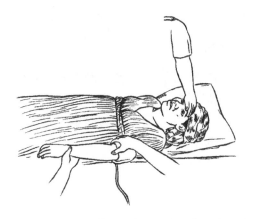

进行适当的体格检查,特别要检查是否存在:

- 病态面容。
- 发热。

- 脉率、血压异常。
- 呼吸频率异常。
- 贫血的体征,例如舌苔、睑结膜或指甲苍白。
- 体重减轻的体征,例如手臂或腿部肌肉萎缩。

实验室检查

因为乏力可能是严重躯体疾病的表现,所以有必要检查常见躯体疾病:

- 血红蛋白浓度,检查有无贫血。
- 白细胞数,检查有无感染。
- 尿糖,检查有无糖尿病。

立即需要做的事情

- 排除躯体疾病。
- 向患者及其家人解释:乏力是真实存在的症状,由健康问题所致。但没有必要明确指出,这是一种精神健康问题,因为这可能会影响到家人对于患者的支持态度。相反,你可以说:"当我们面对压力的时候,或多或少都会感到乏力。"
- 向患者解释:没有专门治疗乏力的药物。但如果乏力是由压力过大所致,那么有可能会开具一些缓解压力的药物。

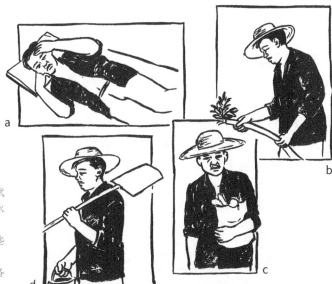

活跃起来

a. 如果患者乏力到无法起床,他应该先尝试做一些简单、愉快的活动,例如给花浇水（b）

c. 当他能做到这一点时,他可以尝试做一些活动量更大的活动,例如,去商场购物

d. 当他能做到这一点时,他或许就可以准备去工作了

- 提供饮食建议：多吃水果、绿色蔬菜和鸡蛋，多喝牛奶。
- 如果患者睡眠不好，提供如何提高睡眠质量的建议（参见8.3）。
- 如果患者存在酗酒或吸毒问题，给予适当的建议（参见9.1、9.2）。
- 如果患者存在抑郁或焦虑，提供合理的应对措施（参见7.4、8.2）。
- 逐渐增加活动量是克服乏力的有效方式。参考下图，了解该策略。最有效的心理治疗策略是活跃起来（参见5.13）。
- 提醒患者要和家人及朋友保持联系。如果他有宗教信仰，建议定期做礼拜。
- 放松训练和问题解决等心理治疗策略是有帮助的（参见5.11、5.12）。
- 如果其他方法都不见效，可以使用抗抑郁药物，如氟西汀（参见表14.1）。

何时应该服用补品或维生素？

很多人觉得，乏力是缺乏维生素和营养所致。所以，很多感到乏力的人会服用补品和维生素。然而，绝大多数人的乏力症状并不会因为服用了补品或维生素而有所改善。对于没有贫血或营养不良的人来说，服用补品或维生素是没有帮助的。相反，比起补品，某些日常饮食建议能给他们带来的好处更大，例如，多吃绿叶蔬菜、鸡蛋、鱼或扁豆。制药公司通常会给感到乏力的人推销补品，但那只是营销手段，不要被欺骗了。

何时转介

如果你怀疑乏力是由严重躯体疾病所致，如肺结核或癌症，应该将患者转介至医院进行治疗。这类疾病的重要表现之一是体重减轻。

第 8.4 节总结
处理慢性疲劳时的注意事项

○ 乏力未必是因为生病。当我们工作太多、缺乏休息时，就会感到乏力。 ○ 乏力可能由躯体健康问题所致，也可能由精神健康问题所致。在考虑精神健康问题之前，一定要排除躯体疾病。	○ 导致乏力的精神健康问题有：抑郁、焦虑和酗酒。 ○ 没有专门治疗乏力的药物。除非患者存在贫血或营养不良，否则维生素和补品通常没有改善乏力的效果。 ○ 抗抑郁药以及活跃起来、问题解决等心理治疗策略有助于改善乏力。

8.5　性相关问题[1]

性健康与性器官和性行为有关。性健康包括：预防性传播疾病和意外怀孕、享受性生活、接受每个人不同的性欲水平、能够控制自己有关性和性行为的决定。在本手册中，我们将讨论常见的性行为问题。如果你想了解影响性器官的传染性疾病，请参考其他手册（参见第18章）。

尽管不是每个人都渴望性，但性是亲密关系的重要部分。性是我们生活中非常私密的一部分，我们很少会与他人讨论该话题。所以，人们很难获得有关性的可靠知识。很多人对于什么是"正常"性行为一无所知，更无从了解"正常"这两个字可能含义甚广。对于性相关问题的类型和原因，人们也知之甚少。基本上，无论是男性还是女性，都会存在性相关问题，这

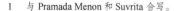

1　与 Pramada Menon 和 Suvrita 合写。

些问题会影响到他们的性健康。

8.5.1 男性的性相关问题

男性有两种常见的性相关问题。

- **勃起功能障碍**：勃起功能障碍（impotence）指阴茎无法勃起或无法保持勃起状态，导致患者无法性交。
- **早泄**：早泄（premature ejaculation）指男性射精过快，导致伴侣双方都无法享受性行为。

这些性相关问题的最常见原因如下所述。

- **对性行为感到紧张**：通常发生在男性与某人初次性交时或男性在经历了阴茎无法勃起的情况后对性行为感到焦虑。
- 对阴茎尺寸存在**误解**或错误地认为自慰或与月经期女性发生性行为会给自己带来不利影响。
- 对性功能健康的**忽视**是亚洲男性出现"Dhat综合征"的主要原因之一（框8.5）。
- **抑郁和乏力**：当某人感到不开心或乏力时，就很难享受性生活。
- **酗酒**，可能会导致男性出现勃起功能障碍。
- **缺乏性兴趣**。
- **吸烟**，会影响性器官的血供。
- **糖尿病**，会影响性器官的神经和血供。
- 某些**药物**，如抗抑郁药和降压药。
- **衰老**：就像身体其他机能，性功能也会随着年龄增长而逐渐衰退。
- 比较罕见的情况是，既往的**性虐待**经历会影响到将来的性健康。

8.5.2 女性的性相关问题

女性的常见性相关问题有以下几种。

- **性交疼痛**：如果女性阴道干涩，或如果男性在女性做好准备前就试图与其性交，或如果男性强迫女性发生性行为，女

性就可能会出现性交疼痛。
- **缺乏性兴趣**。

女性的性相关问题（框8.6）的常见原因有以下几种。

- **在有关性的决定上缺乏话语权**：女性无法选择何时想（或不想）要发生性行为。
- 对性行为感到**紧张**或恐惧。
- **抑郁和乏力**：当某人感到不开心或乏力时，就很难享受性生活。
- **缺乏性兴趣**：如果女性觉得伴侣缺乏吸引力，就会发生这种情况。
- **性器官感染**。
- 童年的**性虐待**经历（参见11.5），以及不愉快或痛苦的性经历，会让女性很难享受性生活。
- 某些**药物**，例如，抗抑郁药可能会降低性欲。

框 8.5　Dhat 综合征

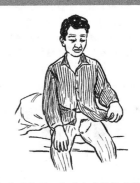

| 我遗精了，我现在感觉很虚弱

亚洲某些地区的男性认为，精液是生命力的来源。年轻男性如果在早晨注意到自己夜里遗精了，可能就会感到非常担心。他们会因为自慰冲动而感到非常焦虑。如果他们进行了自慰，就会感到紧张和内疚。很多男性会感到乏力、疼痛、勃起功能障碍，甚至出现自杀想法。他们通常会把这些症状归于遗精。健康工作者必须向他们耐心解释男性的性特点。这里可以引用一个很恰当的比喻：男性体内的精液就像杯子里的牛奶，如果我们往杯子里不断地倒牛奶，那么杯子一旦满了，牛奶就会溢出来，遗精同样如此。同时，也要让男性知道，自慰是一种健康的性行为。如果他们为此感到压力或者抑郁，请查阅本手册的其他章节（参见7.4、8.2）进行治疗。

框 8.6　性别和性相关问题

在很多地方，女性对于她们的身体和性生活都无法享有与其男性伴侣相同的话语权。他们无法在自己想要性生活的时候提出要求，也无法选择发生性行为的时间。如果她们的男性伴侣提出性行为方面的要求，她们可能只能选择服从。健康工作者虽然很难改变这种社会问题，但至少可以做出一些努力以减少性相关问题。例如，健康工作者可以向女性解释，性并不可耻，他们对于性爱的渴望或想要寻求性刺激的想法是健康的。健康工作者也可以告诉女性，他们有权保护自己不受意外怀孕的伤害，并教给他们一些避孕的方法。如果女性因为阴道干涩而无法享受性生活，可以建议她使用润滑油。在消除性别偏见方面，健康工作者可以做很多事情（参见第 13 章）。

框 8.7[1]　性和亲密关系

性是表达爱意的方式，是生孩子和组建家庭的渠道，是感受身心愉悦的方式。如果某人有性相关问题，那么亲密关系就会受到影响。而且，这些问题通常难以发现，因为性是个敏感话题，人们很少会把它当作"健康"问题来讨论。如果性生活不和谐，伴侣之间可能会自责或互相指责，想知道他们的性生活为什么不再和谐了，进而产生内疚和不愉快的情绪。有时，伴侣一方会指控另一方感情不忠。性相关问题会让伴侣的日常相处变得紧张，可能会导致抑郁和酗酒问题。

一方面，性相关问题可能会导致亲密关系变得非常不愉快，甚至走向结束。有时，是因为其中一方找到了新的伴侣。另一方面，不愉快的亲密关系也会导致性相关问题。所以，如果伴侣之间有太多争吵或冲突，他们就很难拥有满意的性生活。

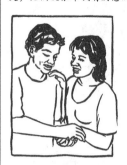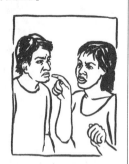

第一对夫妻看上去比第二对更容易享受他们的性生活

8.5.3　性行为问题

性行为问题是指某人在不恰当的场合（如公共场所）发生性行为，或以可能伤害到他人的方式发生性行为。某人可能会因为缺少自己的私人空间而选择在公共场所的隐蔽空间内进行自慰。这并不代表他存在精神健康问题：他只是需要一些建议和支持，以找到更合适的自慰场所。可能提示存在精神健康问题的性行为问题包括：

- 在公共场所脱衣服，例如，某人情绪"高涨"（参见 7.5），完全不在乎社会规范。
- 在公共场所暴露性器官，例如，难以满足性需求的智力障碍人士。
- 老年人试图与其伴侣发生性行为，虽然他们可能已经多年没有性生活。

当以上情况出现时，此人的家属可能会产生担忧。有时，此人还会因为上述行为而受到虐待或殴打。许多表现出性行为问题的人，可能罹患严重精神障碍或精神残疾，如精神病性障碍、智力障碍或痴呆，有必要将其转介至精神科专科医生。

8.5.4　如何处理该问题？

特别的问诊建议

- 谈论性相关话题并不轻松，花些时间建立信任，不要着急。
- 在询问性健康相关问题时不要害羞：对每个人来说，性健康和躯体或精神健康同样重要。
- 先和患者在私密环境下单独问诊，在征得患者同意后，再邀请其伴侣加入会谈。
- 虽然性相关话题比较敏感，但如果健康工作者能以坦率的方式进行提问，患者也会感到更加自在。得到详细的病史很重要。

询问患者的问题

- 你遇到了什么问题？什么时候开始的？到目前为止，你做了哪些尝试，以改善这一问题？

1　译者注：原著中框 8.7 无框引。

- 谈谈你的亲密关系吧。你们认识多久了？你们有多爱对方？你们之前享受和对方的性生活吗？什么样的事情会让你感觉愉快？（如果亲密关系不愉快，双方就很难享受性生活。）

- 你会自慰吗？你是否和其他人（除了你的伴侣）发生过性关系？（如果患者只有在和某个特定伴侣发生性行为时才出现性相关问题，那么可能是他们的亲密关系出现了问题。）

- 你最近感觉紧张吗？是不是思虑过多？你是否觉得自己对日常生活失去了兴趣？（针对抑郁和焦虑的提问，参见3.9。）

- 你的性器官发生过感染吗？

- 你在服用什么药物吗？

可以询问男性以下问题

- 你是否患有糖尿病、高血压或其他疾病？

- 你在服用什么药物吗？

- 你饮酒吗？

- 你吸烟吗？

- 你会晨勃吗？（通常，如果男性从未勃起过，那么就应该寻找勃起功能障碍的器质性原因。）

- 询问男性是否接触过性工作者。如果有的话，他们可能会感到愧疚。但是，仍旧有必要检查艾滋病和其他性传播疾病。

可以询问女性以下问题

- 你对性生活有多少话语权？例如，你是否觉得你的丈夫有时在强迫你与他发生性行为？

- 你过去有过痛苦的性经历吗？

立即需要做的事情

做一些常规检查，如尿糖检测和尿培养，以排除糖尿病和尿路感染。

框 8.8[1]	自慰：一种给自己带来性快感的健康方式

　　每个人都有自己的性生活。例如，一个人可能会有性幻想或会刺激自己的性器官（自慰）。有些人会因为自慰而导致紧张和不愉快，他们可能会害怕自己被人"看到"，也可能会认为自己做了错事而感到内疚。在某些国家，女性会因为自慰而感到非常内疚。有些人会认为，自慰是道德败坏的表现。然而，我们有必要强调，**不管是对男性还是女性来说，自慰都是一种健康的性行为。它是安全的，不会造成任何健康问题。**如果男性自慰时无法正常勃起，那么勃起功能障碍可能存在器质性原因。

针对勃起功能障碍

- 向患者解释，这个现象很常见，而且通常是短期的。

- 建议患者在性交之前不要吸烟、饮酒。

- 与患者讨论可能导致其紧张或担心的原因，并解释这些情绪与勃起功能障碍的关系。

- 让患者缓慢从容地尝试性生活，如果性相关问题没有得到解决，也不要因此而失望，可以改天再试。正如其他焦虑问题那样，直面引起焦虑的原因是最好的治疗方法。

- 如果问题持续存在，建议患者禁欲2周。可以鼓励他在这段时间内与伴侣进行愉快的身体接触及其他社交活动。

- 鼓励伴侣也参与治疗。让伴侣认识到勃起功能障碍是可以得到治疗的，并不是由软弱所致，这点很重要。

- 如果问题仍持续存在，你可以考虑将患者转介给能够开具相关处方药（如西地那非和他达拉非）的医生。

针对早泄

- 向患者解释，这个现象很常见，通常是由紧张所致。

- 有些小技巧可以帮助男性延迟射精。暂停技巧：要求男性意识到自己何时即将射精，一旦感到自己快要射精，立即停止性

1　译者注：原著中框 8.8 无框引。

行为，待冲动消失后再开始性行为。挤压技巧：感到自己快要射精时，用手挤压阴茎，这会减少射精冲动，有助于预防早泄。这些技巧都可以帮助男性更有自信地控制射精。

针对女性的性交疼痛

● 向患者解释，这个现象很常见，通常是由紧张或性兴奋程度不够所致。

● 如果患者同意，可以让她的伴侣也加入治疗。让她的伴侣明白，性交前需要花时间做些准备，这样女性才会感到性兴奋，阴道才会湿润。向男性伴侣解释，需要在双方都想要性生活时才开始性生活。

● 推荐使用阴道润滑剂，例如，油或其他合成润滑剂。

针对性欲缺乏

● 如果伴侣双方对性生活的渴求不一

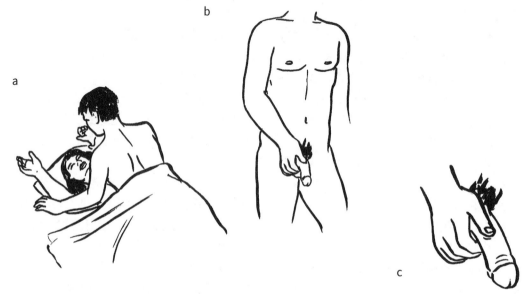

a. 如果男性有早泄的问题，最好在性交时采取男上女下的姿势

b. 当他感觉快要射精时，就立刻离开女性身体，并用手指挤压阴茎根部，待射精冲动消失后，再继续性交（c）

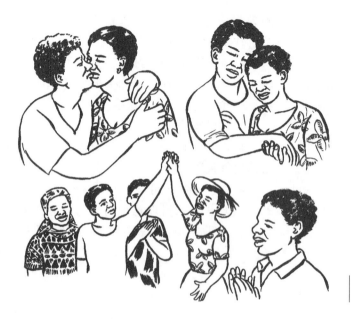

除了性爱，还有其他许多享受爱人陪伴的方式

致，通常就会出现这种情况。针对伴侣双方的心理治疗可以分别进行，如果可能的话也可以同时进行。要让双方都明白，性欲缺乏通常是婚姻问题所致，而非性器官方面的生理问题。

- 探讨伴侣之间的婚姻问题，鼓励他们分享彼此感受和顾虑。使用心理治疗策略，来解决亲密关系问题（参见5.15）。
- 性欲缺乏可能是抑郁的症状。如果存在抑郁，应首先治疗抑郁。
- 建议性欲更强的那方将自慰作为疏泄方式。

何时转介

- 如果性相关问题与精神健康问题相关。
- 如果宣教和心理治疗都无法解决性相关问题。
- 如果你怀疑性相关问题是由严重躯体疾病所致，如糖尿病或性传播疾病。

之后需要做的事情

要求患者或伴侣双方一周后前来复诊，随后每两周定期复诊，检查他们是否遵从了你的建议。一般来说，对性相关问题的解释和讨论会让人们放松下来，这对他们性健康的改善很有帮助。

8.5.5　同性关系与精神健康

同性恋是指男性和男性之间的性行为（男同性恋关系）或女性和女性之间的性行为（女同性恋关系）。人们对这类性行为有着不同的看法。如今，世界上的许多地方，它们都被看作是正常和健康的，但在有些地方，它们仍被看作是精神健康问题，甚至被当成是犯罪行为。作为健康工作者，你应该把同性关系视为人际关系多样性的一个例子，认识到同性恋不是精神健康问题，这点很重要。两性关系会出现

性相关问题，同性关系也会。现实中，很少有同性恋会和健康工作者谈论这个问题，因为他们害怕受到批评或嘲笑。有些人会因为自己的性取向而感到困扰、孤独、内疚、恐惧和不快乐。如果你能理解这种情况，就可以为同性恋人群提供更多的帮助，让他们能够在充满信任的氛围中谈论自己的感受，从而更好地应对孤独。

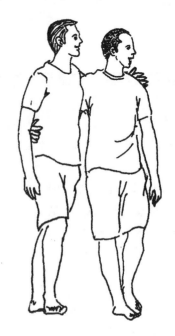

8.5.6　性与智力障碍

我们经常认为，智力障碍人士无"性"可谈。事实上，智力障碍并不影响人们在性方面的感觉和欲望。不幸的是，他们很难像他人那样表达自己的性感受，也不太容易遇到想和他们发生性关系的人。因此，他们可能会变得不快乐、愤怒，甚至表现出不正常的性行为，这些人（及其家人）需要接受心理治疗，以应对他们不正常的性行为。你可以向他们强调，自慰是获得性快感的一种方式。但有时，他们的性行为问题也会成为隐患，甚至对他人造成威胁。此时，需要把他们转介至精神科专科。

第 8.5 节总结
处理性相关问题时的注意事项

- 性相关问题通常是不愉快的亲密关系的结果，性相关问题可能会进一步恶化亲密关系。因此，尽可能让伴侣双方都参与治疗。
- 有些性相关问题和严重躯体疾病有关，如糖尿病。
- 那些被认为具有社会危害性的性行为问题可能是由严重精神障碍或精神残疾所致。
- 患者隐私很重要。如果有人对你倾诉了性相关问题，但不想让其伴侣知道，你就一定要尊重他的想法。

- 人们很少会谈论性相关问题，他们更倾向于谈论自己的躯体不适（如乏力）。你可以问所有人如下这个简单问题："你最近和丈夫/妻子/伴侣的关系怎么样？"抑郁、焦虑和酗酒都可能导致性相关问题。
- 许多性相关问题是由于缺乏性知识。这时候，科普教育是最有效的办法。

8.6　突然失声或失去某项身体功能

如果某人突然失去某项身体功能，无论失去的是躯体功能（如四肢运动），还是精神功能（如记忆或意识），这对于他们自己和他们的家人来说都是很可怕的。这时候，你必须首先要想到的是脑部疾病，尤其是卒中，这是需要立即就医的。但有时，功能丧失也可能是精神健康问题所致，这种情况被称为"转换"障碍。

8.6.1　为什么这些"躯体"问题会是精神健康问题所致？

想象一下，有个人（通常是年轻女性）面临着巨大的压力，压力可能是来自考试失利、失恋或被迫嫁给一个不喜欢的人，同时她又无法向家人倾诉她的痛苦。当这些强烈情绪无法被自由表达出来的时候，大脑便会将这些情绪"转换"为躯体症状，这便是转换障碍（conversion disorder）。转换障碍通常突然起病，富有戏剧性，过去它又被叫作"癔症"。需要注意的是，情绪痛苦转换为躯体症状，通常是在当事人没有意识到的情况下发生的，对于当事人来说，这些症状都非常真实。但是，转换症状给当事人带来的影响（例如，博取更多关注，甚至有可能逃避压力）却可能使转

换症状持续下去。

最常见的转换症状如下所述。

- 失声。
- 丧失视力。
- 失去行走或活动手臂的能力。
- 抽搐或癫痫发作（参见 7.10）。

精神功能也可能会在转换障碍中受到突然影响。

- 记忆能力：可能会失去所有的记忆。
- 意识水平：可能会表现得神志不清或精神恍惚。

8.6.2　转换障碍会传染吗？

尽管精神健康问题不具有传染性，但转换障碍有时也会发生在共同生活的一群人身上。典型的例子是在校学生，经常是女生。当一个孩子出现了转换症状，周围的孩子也可能会出现同样的症状，看起来就好像转换症状会传染。可能的原因是，孩子们对这些症状比较无知，而且容易感到恐惧，这就让他们十分紧张，担心是某种严重疾病，再加上，他们已经知道症状发作时的表现是什么样子（如昏厥），于是，这种担心就会被"转换"成相同的症状。然而，大多数在校老师和学生家长根本不了解这种状况背后的心理机制，卫生部门也可能会因为担心传染病暴发或

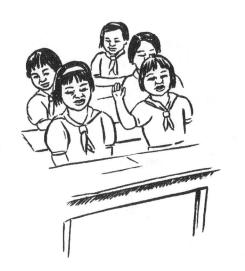

集体中毒而封锁学校，并将学生紧急送往
医院。

8.6.3 何时应该怀疑转换障碍

提示转换障碍的线索包括：

- 患者年龄小于40岁（脑部疾病的可能性较小）。
- 没有其他严重躯体疾病的表现（例如，卒中患者可能有一侧面瘫）。
- 症状会时不时地发生改变。
- 近期有压力事件，如考试。
- 患者身边的人在过去数小时或数天内也出现了类似症状。
- 患者存在通过生病来逃避压力的倾向，例如，逃避结婚。

8.6.4 如何处理该问题？

询问患者的问题

- 症状是怎么开始的？（询问可能提示脑部疾病的外伤史或其他躯体不适。）
- 症状是从什么时候开始的？（持续时间越短，快速恢复的可能性越大。）
- 你最近有什么特别担心的事吗？（针对家庭关系和亲密关系进行提问，如果患者是学生，可以询问上学情况和考试成绩。）

- 你最近压力大吗？或思虑过多吗？

（询问抑郁和焦虑症状参见3.9。）

问诊时应寻找的迹象

- 观察有无明显的脑部疾病表现，如四肢瘫痪（四肢无力或肌肉萎缩）；
- 有些存在转换症状的患者看上去好像对自己的症状漠不关心，哪怕这些症状看起来很严重，这种对自己症状的漠不关心可能提示转换障碍。

询问家属或朋友的问题

- 患者的症状是怎么开始的？（如果某个症状突然出现，此前没有任何躯体健康问题的迹象，那么很可能提示转换障碍。）
- 患者最近有什么压力吗？（具体询问考试、工作和人际关系等方面的问题。）

特别的问诊建议

- 患者可能存在令他们担心的个人问题，如遭遇性侵。这时，如果他们的家属或其他人陪在患者身边，他们就很难向你透露这些信息。
- 有时，患者会一言不发，甚至看上去根本没在听你说话。不要因此生气，他们不是故意要为难你，而是因为他们处在巨大的压力之下。

立即需要做的事情

- 排除躯体疾病，如果存在躯体疾病，建议立即送往急诊。
- 向家属解释，这类症状没有生命危险，但也不要让他们认为，患者是在装病。
- 这类症状通常会在数小时或数天内迅速缓解，利用这段时间和患者建立融洽的关系。不要过分关注症状本身，而要重点关注患者所面临的压力状况。
- 快速缓解症状的关键是让患者能够

坦诚地谈论他们的担忧或压力，并逐渐认识到这些症状可能与生活中遇到的困难有关。

- 鼓励患者想办法解决他们的困难（参见5.11）。如果需要，可以考虑针对关系问题的心理治疗策略（参见5.15）。
- 不要建议患者住院或休息过久，这只会让患者更加相信，他们罹患的是严重的躯体疾病，从而使症状延续得更久。
- 尽量避免使用处方药，除非合并明显的抑郁症状。
- 如果患者家属在导致这些症状出现的压力事件中扮演了角色，也请给家属提供心理咨询。

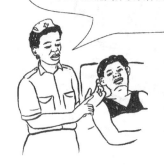

我知道，你最近有许多烦心事。如果你愿意和我谈谈的话，我或许能帮你找到解决问题的办法。现在，我要去忙一些其他的事情了，我会在大概一个小时后回来，希望到时候我们能具体谈谈你的烦恼。

何时转介

- 如果存在严重躯体疾病的迹象，例如，高热或肢体瘫痪。
- 如果患者在转换症状发作时受伤了或连续24小时未进食饮水。
- 如果症状持续超过1周，且上述治疗没有效果。

之后需要做的事情

要求患者一周后复诊，随后定期复诊，直到他们的症状完全恢复，并开始解决他们生活中的问题。这有助于医患关系的建立，也有助于评估他们解决问题的进展。

第8.6节总结
处理疑似转换障碍时的注意事项

- 如果躯体或精神症状突然出现，务必先排查躯体疾病，再考虑转换障碍的可能性。
- 常见的转换症状包括：失声、瘫痪、抽搐、记忆丧失或行为混乱。
- 转换障碍是由压力所致。
- 大多数的转换障碍可以自行恢复，和他们谈论压力事件，并帮助他们解决生活中的困难，可以帮助他们恢复。
- 向他们的家人解释什么是转换障碍，由于转换障碍的症状具有突发性和戏剧性，家属经常感到担心和害怕。

（译者：龚盈上、付尹柯）

笔记

9 习惯问题

9.1 过度饮酒

在世界上的许多文化中，都存在酒精饮料。有些酒精饮料遍布全球，如啤酒和威士忌。另外一些酒精饮料则是为某些文化所特有的，如津巴布韦的奇布酷（*chibuku*）、埃塞俄比亚的特拉（*tella*）和印度果阿的芬尼（*feni*）。某些地区的人们甚至会在自己家里酿酒。非法酿制的酒可能含有致命的化学物质。大多数人都是偶尔喝一次酒，通常是陪朋友喝一杯。有些人则是有规律地饮酒，且每天的饮酒量维持在比较适度的范围。除此之外，还有些人则存在过度饮酒的问题。对于这些人，你需要多加关注。

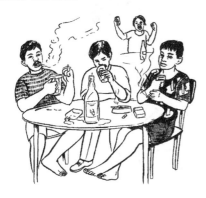

9.1.1 什么是问题性饮酒？

问题性饮酒的饮酒量分为几个不同水平。首先是所谓的**危险性饮酒**（hazardous drinking）或**风险性饮酒**（risky drinking），这一水平的饮酒量会使饮酒者面临更高的健康和社会问题风险。

其次是**有害性饮酒**（harmful drinking），这一水平的饮酒量已经开始损害饮酒者的健康或个人生活。

饮酒过多者不一定每天都会饮酒，但有一种饮酒模式很危险，那就是连续数天都大量饮酒。例如，有的人虽然只在周末饮酒，但一到周末，他们就会喝很多量的酒。这就是所谓的**暴饮**（binge drinking）。

一小部分有害性饮酒者会对酒精产生生理和心理需求，这就是所谓的**酒精依赖**（或酒精成瘾）。如果有酒精依赖的人不饮酒，他们就会感到躯体不适（如肢体发抖、大汗、恶心），这被称为戒断综合征。戒断反应可以通过摄入更多酒精来得到暂时性缓解，结果则是导致酒精依赖继续维持。

饮酒问题可能不易识别。有时，一个人可能喝的很多（框9.1），却能正常生活。对于这些人，健康工作者也必须予以关注，因为饮酒问题迟早会影响到他们的健康。有些饮酒者对自己的饮酒量有把握，觉得好像这样就没有问题。其实，这时候，他们的身体对于酒精已经出现了耐受，而耐受本身就是饮酒过度的表现。等到他们的健康受到影响，问题往往已经非常严重。因此，及早发现饮酒问题，是促进健康和

1　与 Abhijit Nadkarni 合写。

预防疾病的重要一步。

框9.2介绍了不建议饮酒或应谨慎饮酒的情况。

框9.1 过度饮酒：饮酒量达到多少算过度饮酒？

使用下图，你可以计算出一个人的饮酒量。如果存在以下情况，则提示过度饮酒：

○ 男性每天喝超过3个标准杯（或每周喝超过21个标准杯）；

○ 女性每天喝超过2个标准杯（或每周喝超过14个标准杯）；

○ 他或她每天早晨起床后必须饮酒；

○ 他或她存在一个或多个与饮酒相关的健康或社会问题。

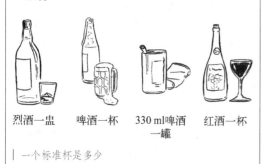

烈酒一盅　啤酒一杯　330 ml啤酒一罐　红酒一杯

一个标准杯是多少

框9.2 不应该饮酒或应谨慎饮酒的情况

法律禁止饮酒的情况：

○ 未达到法定饮酒年龄（各国可能不同）；

○ 需要驾车（许多国家，饮酒量超过法定安全限度是被禁止的）。

不建议饮酒的情况：

○ 在操作器械或使用工具工作时；

○ 反复癫痫发作的患者（即不受药物控制的反复发作）；

○ 怀孕或哺乳期女性。

最好停止饮酒（或至少大大减少饮酒量）的情况：

○ 在服用治疗精神健康问题、糖尿病或癫痫的药物期间；

○ 如果存在心脏、肝脏、肾脏疾病或糖尿病。

9.1.2 为什么人们会过度饮酒？

许多人都是在青少年时期第一次尝试饮酒的。酒精的易获得性、寻求酒精的兴奋效果、朋辈压力，以及将酒精作为逃避问题的方式，是人们开始饮酒的常见原因。当然，人们也可以在人生的更晚时期才开始饮酒，例如，人到中年才开始饮酒，特别是在压力大的时候。大多数人都是在安

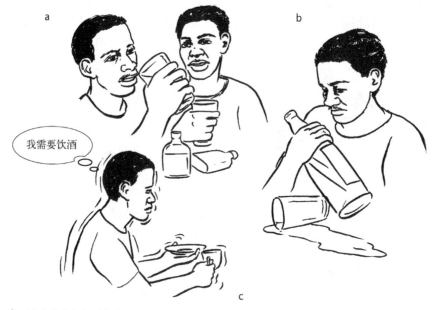

酒精依赖是如何形成的

a. 大多数饮酒者都只在社交场合陪朋友喝杯酒

b. 但有时，某人的饮酒需求可能会变得愈发强烈，饮酒量变得更大，并且独自饮酒

c. 最终，他即便是早晨起床后都需要饮酒

全范围（即饮酒量不会对其社会生活或健康造成伤害的范围）内饮酒。

9.1.3 过度饮酒对个人和家庭有什么影响？

首先，过度饮酒会严重损害健康。过度饮酒会导致以下这些健康问题：

- 酒后记忆丧失。
- 戒断反应，如变得紧张和颤抖，严重时会变得意识错乱和出现抽搐（参见7.10）。
- 意外事故，特别是驾车时或工作时。
- 胃溃疡。
- 呕血和/或便血。
- 黄疸。
- 勃起功能障碍（参见8.5）。
- 抑郁和自杀（参见7.4、7.6）。
- 睡眠问题（参见8.3）。
- 妄想和幻觉（参见7.3）。
- 脑外伤。
- 由于冒险行为而反复出现的性传播疾病和HIV感染。
- 结核病。
- 婴儿的智力障碍（女性在怀孕期间饮酒）。

问题性饮酒的社会影响包括：

- 因工作能力下降和花钱买酒而加重贫困。
- 家庭（参见10.2）和社区暴力（参见13.1）。
- 失业。
- 对于家庭的忽视，导致家庭破裂。
- 法律问题。

9.1.4 什么时候应该怀疑饮酒问题？

很多有饮酒问题的人，直到身体状况非常糟糕，才寻求帮助。即使他们寻求了帮助，饮酒问题也往往没有得到及时诊治。在许多地区，人们对饮酒者都抱持着负面态度。因此，有饮酒问题的人可能会因为羞愧而不愿向健康工作者谈及此事。健康工作者也可能会觉得饮酒是个人问题，健康工作者不需要介入其中。但作为健康工作者，你需要意识到，许多健康问题都与饮酒有关，而且问题性饮酒本身就是一个非常严重的健康问题。你应该询问每位就诊者的饮酒习惯，特别是存在以下情况的就诊者：

- 无故受伤。
- 胃部灼痛或呕血。
- 与家人或朋友的人际关系问题。
- 屡次生病和旷工。
- 精神健康问题，如抑郁和焦虑。
- 睡眠困难。
- 性相关问题，如勃起功能障碍。

9.1.5 女性饮酒

有害性饮酒通常被看作是"男性问题"。的确，大多数有害性饮酒者都是男性。然而，女性也会有饮酒相关的问题。在许多社会，有害性饮酒在女性中都开始变得越来越普遍。饮酒对女性的影响可能不同于男性。

- 女性对酒精毒性更敏感，这就是为什么女性的"安全"饮酒水平较男性更低的原因（框9.1）。

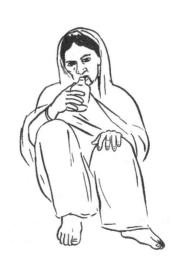

- 怀孕期间饮酒会导致胎儿出现严重问题，造成智力障碍和出生缺陷，这就是为什么怀孕期间应避免饮酒的原因。
- 由于与饮酒相关的羞耻感，女性更加不愿与健康工作者谈及此事，也不太可能得到帮助。
- 由于女性面临着与性别有关的压力，她们很容易将饮酒作为应对方式。
- 有酗酒的男性伴侣的女性可能会遭受他们的躯体和情感暴力。

9.1.6　如何处理该问题？

酒精中毒或酒精戒断的紧急处理已在其他章节介绍（参见流程图6.4）。在这里，我们将讨论如何帮助那些有饮酒问题但情况不那么紧急的人。

特别的问诊建议

- 花些时间建立良好关系，允诺信息保密。有饮酒问题的人如果觉得可以信任健康工作者，往往会更加放心地讨论他们的饮酒问题。
- 不要对饮酒问题抱持着道德观点。即使你觉得饮酒不好，你的目的是为了帮助他们。
- 在与对方初次面谈后，一定要尝试与其家人（特别是配偶）进行沟通。配偶可以更准确地描述问题，可能在患者的康复过程中发挥重要作用。而且，由于与问题性饮酒者生活在一起往往往面临着很大压力，患者家人可能也需要得到精神健康服务。

询问患者的问题

- 你最近是否在饮酒？（如果是，使用"CAGE"酒瘾筛查问卷进行提问）：
  ○ 你曾经是否觉得自己应该减少饮酒（Cut down on your drinking）？
  ○ 你曾经是否因为别人责怪你饮酒

而被惹恼（Annoyed you）？
  ○ 你曾经是否因为自己饮酒而有负罪感（Guilty about your drinking）？
  ○ 你曾经是否早上一睁眼（an "Eye-opener"）就想喝杯酒来稳定自己的情绪或消除宿醉？

如果他对其中两个或更多问题的回答是"是"，那么你就应该怀疑他有饮酒问题，并就饮酒行为进行更详细的提问。

- 你喝什么类型的酒（如威士忌、啤酒）？
- 你每天喝多少？（如果一周只有几天饮酒，则问：一周有几天会饮酒？那几天每天会喝多少？）
- 饮酒如何影响了你的健康？（这将有助于使当事人认识到饮酒对其健康的损害。）
- 你有没有尝试过戒酒？结果如何？

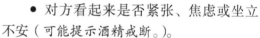

问诊时应寻找的迹象

- 对方看起来是否紧张、焦虑或坐立不安（可能提示酒精戒断。）。
- 口中有酒味。
- 瘀斑、瘢痕或其他受伤的迹象。
- 肝病体征，如黄疸。

询问家人或朋友的问题

- 此人最近是否饮酒？
- 你担心他们的饮酒问题吗？为什么？
- 此人是否会在早上饮酒？

对第一个问题和其他任何问题之一的回答是"是"，则提示此人可能有饮酒问题。

如何帮助有饮酒问题的人

大多数情况下，健康工作者只能处理与问题性饮酒相关的躯体疾病。但是，只有针对饮酒问题本身进行治疗，他们才能完全康复。可以通过以下三个步骤，来帮助人们克服饮酒问题。

第一步：接受饮酒问题的存在

接受是非常重要的一步。通常，有饮酒问题的人大都是迫于家人压力才来诊所的，他们可能会否认自己的饮酒问题。重要的是，不要对这些人发脾气。相反，你可以谈论一些其他问题（如他们的工作问题和健康问题），试着让他们将饮酒问题和饮酒对他们生活的影响联系起来。为了推进这一过程，你可以这样做：根据此前收集到的有关当事人饮酒问题的细节信息，给他们提供一些个性化的反馈意见，以说明饮酒为什么有害、如何有害、饮酒与他们告诉你的某些问题有怎样的联系。任何关于饮酒影响的反馈，都应该适用于当事人（例如，如果某位男性告诉你，他反复失业，那么你就可以告诉他，这种情况在酗酒者身上很常见）。在给出反馈后，你可以继续问他："需要我帮助你进行戒酒或减少饮酒量吗？"

重要的是，即使只是对某人的饮酒情况及其影响进行评估，并做出反馈，也会产生积极的影响。这个过程可以帮助当事人反思自己的饮酒行为，并开始注意到饮酒对自己生活的影响。这可以成为他们改变自己的饮酒习惯的强大动力。

如果对方不承认自己有饮酒问题，强迫他们接受治疗，那么他们就不太可能会改变自己的饮酒习惯。提高戒酒意愿的最有效方法，是采用心理治疗中的"激励改变"策略，其原则如下（详情参见5.17）：

- 与当事人讨论，他觉得饮酒有哪些好处，又有哪些实际的或可能的坏处。
- 鼓励他对酒精的积极和消极影响进行综合评估，既不要夸大好处，也不要低估坏处。
- 避免与他们争吵，如果对方拒绝讨论该话题，就重新组织语言或换个话题。
- 鼓励他们自己决定，今后将如何处理饮酒问题。

- 如果当事人依然没有准备好戒酒或减少饮酒量，就让他们随时回来进行下一步讨论。

第二步：减少或停止饮酒

饮酒者应该完全停止饮酒（戒酒）还是只需要减少到"健康"的限度（控制饮酒，框9.3）？这个问题没有简单的答案。在你和当事人达成一致目标之前，你需要考虑到他的健康和社会状况及饮酒史。

在下列情况下，戒酒是更好的选择。

- 如果饮酒已经导致严重的健康问题（如反复发作的黄疸）。
- 如果饮酒已经在工作或家庭中引起了严重问题（如暴力）。
- 如果当事人已经尝试过控制饮酒，但没有成功。

框 9.3　控制饮酒

如果当事人选择控制饮酒，你可以提供如下建议，帮助他控制每天的饮酒量：

- 记录每天的饮酒量（如在日记中记录）；
- 每周至少2～3天不喝任何酒精饮料；
- 用不含酒精的饮料代替酒精饮料；
- 不要直接喝"纯"酒，可以掺入水或苏打水，这样一杯酒就可以喝得更久；
- 减少每杯酒的量（如只喝一盅）；
- 永远不要在白天饮酒；
- 每杯酒喝得久一些（如一个小时）；
- 喝第一杯酒之前，吃点东西；
- 不要用酒解渴，用水或其他不含酒精的饮料解渴；
- 减少在酒吧中饮酒的次数或和酗酒的朋友饮酒的次数。

如果以戒酒为目标，则更容易监控，而且更不容易复饮（再次对酒精产生依赖）。无论选择什么目标，都应该由当事人同意。因此，目标是当事人自己的选择，在未来的几个月时间里都需要定期监控。

如果当事人酗酒，且有酒精依赖的迹象，那么突然停止饮酒可能会导致戒断反应（框9.5）。需要告知对方这些风险，以及如何应对戒断反应的办法。如果对方已经尝试停止饮酒，且出现了严重的戒断反应，那么最好将其转介至医院进行治疗，在那里可以更严密地监测戒断反应。

第三步：保持不饮酒的状态

这通常是治疗中最困难的阶段，因为它将延续一生。

下列建议可以帮助当事人保持不饮酒的状态：

● AA是一个世界性的网络，由已经成功戒酒的人士组成，他们互相帮助，以保持不饮酒的状态。任何有戒酒意愿的人都可以加入。AA通过召开定期会议的方式，分享个人经验，并给予互相支持。作为健康工作者，你可以记录下当地AA或其他酗酒者互助组织的信息（参见第15章）。

● 有饮酒问题的人经常将饮酒作为生活困难的应对方式。你可以教给他们一些问题解决策略（参见5.11），作为更健康的应对方式。帮助他们扩大社会支持的圈子，不饮酒的同事或邻居都可以成为他们困难时期的重要支持。人际关系问题往往与饮酒行为相关，可以给他们提供一些改善人际关系的建议（参见5.15）。

● 建议他们寻找其他休闲放松的方式。让他们提前做好准备，万一哪天想饮酒了，该如何应对（框9.6）。

保持不饮酒或控制饮酒的技巧

有时，人们在保持不饮酒或坚持控制饮酒的计划时，会遇到一些具体的困难。我们需要帮助他们识别这些困难，并共同制定克服这些困难的策略。以下是一些常见的困难和有助于克服这些困难的技巧。

拒绝劝酒的技巧

如果在社交场合被劝酒，他们可以这样说：

● "不了，我正在治疗自己的饮酒问题，我不会再喝酒了"。

● "医生让我不要再喝酒了，我的身体

> **框9.4**[1]　**居家戒酒**
>
> 如果患者家人愿意在患者戒酒期间陪伴患者，那么有些不太复杂的戒酒治疗也可以在家进行。但是，对于那些曾经在戒酒时出现癫痫发作或严重意识错乱和/或存在躯体健康问题（如癫痫、未得到控制的高血压）或精神健康问题（如幻觉、自杀）的人，不建议进行居家戒酒。
>
> 如果患者适合居家戒酒，可以按框9.5所示，给他们开具氯氮卓。一定要提醒他们，在使用苯二氮卓类药物进行戒酒期间，饮酒会导致严重的呼吸问题，甚至可能致命。在戒酒的最初几天，每天都要对他们进行监测，家访或就诊均可。在戒酒过程中，需要每天监测如下内容：睡眠、恶心/呕吐、震颤、焦虑、激越、无法控制地出汗、定向力、幻觉、头痛、脉率、血压、体温、共济失调（协调性差和不稳定）和脱水。如果这些情况没有逐步改善，甚至出现恶化，需要送往医院进行治疗。

已经出问题了"。

● "我不介意喝果汁、冷饮或咖啡来代替喝酒"。

● "我有饮酒问题，所以，如果你能允

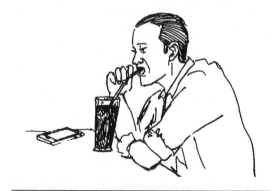

> **框9.5　酒精戒断反应及其治疗**
>
> 对酒精有生理依赖的人，如果突然停止饮酒，就可能会出现酒精戒断反应。戒断反应通常在停止饮酒后24小时内出现，持续4～10天。情况最严重的通常是前2～3天。此前饮酒量越大，戒断反应就越严重。戒断反应的常见预警症状有：
> ○ 震颤；
> ○ 抖动；
> ○ 夜眠差；
> ○ 恶心；
> ○ 焦虑；
> ○ 易激惹；
> ○ 发热；
> ○ 坐立不安。

1　译者注：原著中框9.4无框引。

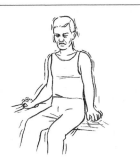

随着症状加重，患者可能会出现意识错乱、幻觉和癫痫发作等症状。全科医疗机构中的治疗应包括以下内容。

○ 就症状与戒酒之间的关系进行教育。

○ 全面的体格检查：如果有发热、癫痫发作、无法饮水、脱水、躯体疾病、或出现幻觉或意识错乱等情况，应转至医院进行治疗。

○ 维生素B₁ 100 mg肌注，并开具1周的维生素B₁片（每日50 mg）、复合维生素和叶酸（每日1 mg）。

○ 服用4～6天的氯氮卓，服用方法如下：
  • 第1日：每天4次，每次25 mg；
  • 第2日：每天3次，每次25 mg；
  • 第3日：每天2次，每次25 mg；
  • 第4、5日：每晚25 mg；
  • 第6、7日：每晚12.5 mg

○ 此外，也可使用地西泮，方法同前，从每日4次、每次5 mg的剂量开始。

○ 根据需要，开具以下药物：
  • 对乙酰氨基酚500 mg～1 g（每日最多4 g），治疗头痛/躯体疼痛；
  • 奥美拉唑20 mg，早晨服用，护胃；
  • 多潘立酮10 mg，每日3～4次，治疗恶心、呕吐。

许我不喝酒的话，那可是帮了我大忙"。

如果当事人的同伴还坚持让他饮酒，不妨换个话题。如果在改变话题后，同伴仍然坚持要他饮酒，他可能就需要离开同伴了。重要的是，当他对劝酒的同伴说"不"的时候，要保持目光接触，语气要坚定，且有说服力。

处理饮酒冲动或"渴求"

饮酒冲动是促使人饮酒的想法或感觉。人们可能在戒酒后很长一段时间内，脑子里仍然会不断出现这种想法或感觉。可以利用以下策略来应对饮酒冲动：

● 意识到冲动是暂时的，慢慢等它消失，它终会消失。

● 去"安全"的、不容易获得酒的地方（如图书馆、教堂）。

● 参加不饮酒的活动。

● 和朋友或家人讨论饮酒冲动，这样可以使人转移注意力，并获得帮助和支持。

● 用不含酒精的饮料作为替代。

● 每次有饮酒冲动时，提醒自己饮酒的消极影响。

● 很多人在生活中遇到困难时都会有饮酒冲动。教给他们一些问题解决技巧（参见5.11），以帮助他们解决生活中的问题，而不是靠饮酒来应对，饮酒只会让问题变得更糟。

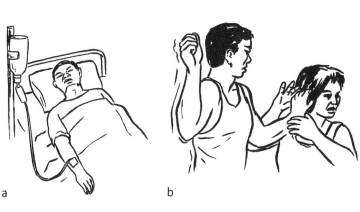
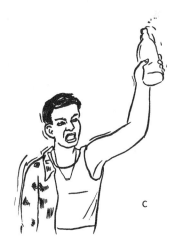

a   b   c

以戒酒为目标
a. 如果饮酒已经导致严重的健康问题，如反复发作的黄疸
b. 如果饮酒已经在工作或家庭中引起了严重问题，如暴力
c. 如果当事人已经尝试过控制饮酒，但没有成功

● 最后，需要注意，部分问题性饮酒者可能会变得抑郁或焦虑。尽可能将他们看作和其他有精神健康问题的人一样来进行治疗（参见7.4、8.2）。但是，要同时帮助他们解决饮酒问题，因为只要继续酗酒，抑郁/焦虑问题就无法得到解决。

何时使用药物

两种情况下可以使用药物。第一种，通过使用氯氮卓或地西泮来控制戒断症状。第二种，通过药物来帮助患者保持不饮酒的状态。像双硫仑这样的药物，在饮酒后会引起强烈的反应，对这种反应的恐惧可帮助患者保持不饮酒的状态。其他药物（如阿坎酸和纳曲酮等）有助于减少饮酒冲动。这些药物只能由精神科专科医生开具（参见表14.6）。

何时转介

● 如果出现严重的躯体问题（如呕血、黄疸和严重的意外事故）。

● 如果出现严重的戒断反应。

● 如果同时患有严重精神障碍（如精神病性障碍）。

9.1.7 与有饮酒问题的人生活在一起

问题性饮酒会影响到患者的所有家庭成员。他们承受着巨大的压力，患者的饮酒问题很可能对家人的精神和身体健康也造成有害影响。例如，他们可能出现过度担忧、睡眠不足、难以集中精力等问题。家庭成员可能有以下几种应对方式：勇敢地面对他们；忍受他们；离开他们，从而获得独立。

家庭成员往往感到困惑，不知道该如何应对饮酒者，也会觉得孤立无援。对大

框 9.6　在不饮酒的情况下应对困难时刻

有些时候，保持不饮酒非常难，建议采用以下策略来应对这些时刻。

○ 如果你大多数时候在晚上饮酒：让自己在晚上忙碌起来，去一些不能饮酒的地方，如寺庙；

○ 如果你有下班后和同事一起饮酒的习惯：尝试其他社交活动，如看电影或做些运动；

○ 如果你只有在和某些朋友待在一起时才喝的很多：避开这些朋友；

○ 如果你独自一人时会饮酒：减少独处时间——可以加入互助组织（AA），或更多与家人相处；

○ 如果你在有压力时会饮酒：学习应对压力的方法，解决问题，而非靠酒精来将它们暂时忘却。

多数家庭成员来说，造成压力的一个重要原因是他们对酒精不了解。你可以通过提供以下信息来帮助他们：患者可能正在饮用的酒精饮料、安全和不安全的饮酒模式、酒精依赖问题。帮助家庭成员探索现有的支持，建立更强大的支持系统，改善家庭中共同解决问题的方式。

有些家属会责怪自己，你需要让他们相信，他们对于患者的饮酒问题没有责任。有些地方有针对家属的支持小组。你可以鼓励家人团结起来，劝说患者寻求帮助。

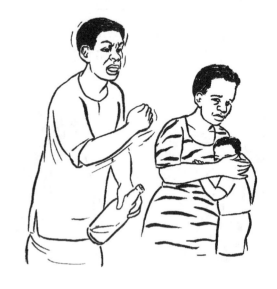

第 9.1 节总结
处理饮酒问题时需要注意的事项

- 询问每位就诊者（特别是那些存在饮酒相关健康问题的就诊者）的饮酒习惯。
- 有害性或问题性饮酒指某人的饮酒量正在导致其出现躯体、精神或社会问题。
- 大部分问题性饮酒者的就诊原因是躯体问题（如胃溃疡），而非饮酒本身。
- 针对戒酒或控制饮酒习惯的心理治疗、针对戒断反应的治疗、转介给AA及家庭支持，是应对饮酒问题的主要方法。

9.2　物质滥用

物质滥用是指某人在没有任何医学原因的情况下反复使用某种物质，对其健康和社会功能产生了消极影响。与酗酒一样，反复使用成瘾性物质会造成依赖，使人产生想要继续使用该物质的强烈欲望，尽管这种物质可能会对他们造成伤害。当成瘾者试图停止使用该物质时，他们会感到不适（戒断综合征）。被滥用的物质有很多种，其中酒精、烟草和安眠药会在本手册的其他地方进行介绍。

9.2.1　是否每个使用物质的人都有物质滥用问题？

不是。人们可能会以不同方式使用物质。

- 尝试一两次是很常见的，通常见于年轻人。
- 偶尔使用是第二常见的物质使用类型，尤见于大麻（框9.7）。绝大多数使用大麻的人都是偶尔使用，他们的日常生活或健康不受影响。
- 传统用途：世界上的某些文化允许人们在特定场合使用特定物质（框9.8）。
- 有害使用：物质的使用方式（如吸食或注射）或物质的作用（如幻觉）可能是有害的。
- 依赖：最少见的物质使用类型，但

框 9.7　大麻

全世界许多国家都存在吸食或食用大麻的问题。大麻在不同国家有不同名字，比如在津巴布韦叫作 *mbanje*，在美国叫作 *grass*，在印度叫作 *charas*。大麻是当今世界最常见的非法物质。有些国家或地区（如乌拉圭或美国的部分州）却正在试图将其合法化。在某些情况下，大麻可以作为药物，例如，缓解化疗所致的恶心。

大麻会以不同方式影响到人们的健康：
- 大麻通常是吸食使用，这会损伤呼吸道。
- 如果患有严重精神障碍（精神病性障碍）的人吸食大麻，病情会进一步恶化。事实上，某些效果很强的大麻品种（通常是人工种植大麻）甚至会诱发精神病性障碍。

就像劝人不要吸烟一样，你也一定要劝说你的患者（特别是那些罹患严重精神障碍的患者），绝不能吸食大麻。

框 9.8　传统物质

世界上的某些文化允许人们在特定场合使用特定物质。例如，印度人和非洲人在某些节庆活动中会使用大麻。美洲印第安人在举行某些宗教仪式时会使用佩奥特掌（一种具有致幻作用的仙人掌）。有些物质会被人们作为日常生活社交的一部分，如东非部分地区的人们会咀嚼阿拉伯茶叶（卡塔叶）。这些物质的共同特点之一是从植物中提取，并严格用于传统仪式。虽然以这种方式使用物质在大多数情况下不会造成不良影响，但有些人仍可能因此而滥用物质。

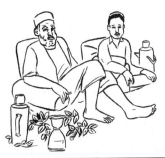

却是最需要健康工作者加以关注的类型。

9.2.2 哪些物质可能被滥用？

- **抑制大脑活动的物质**　包括阿片和海洛因。在小剂量使用的情况下，这些物质会使人感到放松。剂量较大时，则会使人昏昏欲睡、失去知觉（参见流程图6.5）。其戒断反应非常严重，服用者会感到强烈的物质使用冲动，出现发热、烦躁不安、神志不清、恶心、腹泻、焦虑、抽搐等症状（参见流程图6.8）。

- **刺激大脑活动的物质**　包括可卡因、甲基苯丙胺（又称冰毒）、阿拉伯茶叶（卡塔叶）、摇头丸和快速丸（苯丙胺）等药丸。在小剂量使用的情况下，这些物质会使人感到警觉和清醒。剂量较大时，则会使人感到紧张、恐慌和不安，难以控制自己的思想，可能会出现幻觉，变得多疑和意识错乱。戒断反应通常包括饥饿、疲劳，有时也会导致情绪低落。戒断反应通常比较轻微。

- **使人产生幻觉的物质**　许多抑制性和刺激性物质都会使人产生幻觉。有些物质则是专门用于产生幻觉的，如麦角酸二乙胺（lysergic acid diethylamide，LSD）。LSD的效果可以持续12小时以上。有些人在服用这些物质时，会变得非常兴奋、多疑、意识错乱。这些物质不会导致戒断状态。

- **"派对物质"**　近年来，某些物质在参加派对活动的年轻人中流行起来。这些物质被称为"派对物质"，通常是由非法实验室自行生产的。冰毒和可卡因就属于派对物质，它们能使身体超速运转，让使用者感到精力充沛和快乐。某些物质（如氟硝西泮和氯胺酮）也被用作"迷奸药"。这些物质通常无色、无味、无臭，因此可以被添加到饮料中，在他人不知情的情况下使人昏睡过去。

- **吸入性溶剂**　如胶水或油漆，这些物质会让人感到快乐和刺激，有时会引起幻觉。

同时服用数种物质的情况并不少见，例如，使用物质的同时还使用烟、酒或安眠药。如果同时服用数种物质，或与酒同时服用，这些物质会对人们的健康和安全造成更大的影响。

9.2.3 物质使用的方式有哪些？

物质使用的方式有很多，常见方式包括：
- **吸食**　大麻、阿片、可卡因和传统物质。
- **饮用、咀嚼或食用**　药丸、派对物质、大麻和传统物质。
- **鼻吸**　可卡因和胶水。
- **注射**　海洛因和可卡因。这是最危险的使用方式（框9.9）。

> **框 9.9　物质滥用和危及生命的感染问题**
>
> - 海洛因、可卡因等物质有时会以注射的形式使用。吸毒者可能会共用针头和注射器，而且吸毒者更有可能进行不安全性行为，因此他们感染艾滋的危险很大。另一类感染途径相同的严重疾病是肝炎（乙型和丙型）。
> - 健康工作者必须教育吸毒者，他们可能会出现这些严重感染。
> - 如果吸毒者不存在上述感染，请推荐进行乙肝疫苗接种。
> - 当然，戒毒是最终目标，虽然最初很难实现。

9.2.4 物质滥用有什么危害？

物质滥用会对当事人及其家庭造成巨大的危害。

- **精神健康问题**　由于物质会影响大脑，所以物质滥用者会感到抑郁和紧张。有些物质会使人产生多疑和意识错乱，有些物质则可能会导致精神病性障碍。

- **躯体健康问题**　吸食会损害呼吸道，注射可能导致感染（框9.9）。

- **家庭问题**　物质滥用会导致家庭问题。

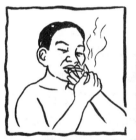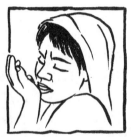
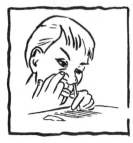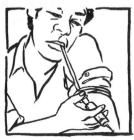

- **意外事故**　物质滥用可能导致意外事故。
- **社会功能损害**　由于物质滥用者在物质使用上花费了大量时间，他们通常无法正常学习、工作或参与日常活动。
- **经济困难**　物质需要花钱购买，由于物质滥用者的收入来源相对有限，因此物质滥用会导致贫困。
- **法律问题**　某些情况下，物质滥用者可能会为了获取毒品而卷入犯罪事件。在绝大多数国家，物质滥用本身就是犯罪，因此一旦被抓住使用物质，就会锒铛入狱。
- **死亡**　物质滥用可因为过量使用、严重感染和意外事故而导致死亡。

9.2.5　人们为什么会滥用物质？

通常，物质滥用始于青少年时期。人们开始使用物质的主要原因之一是朋辈压力，也就是说，因为朋友在使用物质，所以他们也鼓励当事人这样做。好奇心和物质的易获得性也是两个重要原因。人们可能会把物质滥用作为应对压力（如人际关系冲突和失业）的方式。物质使用的另一个原因是慢性疼痛（因为阿片同时也是非常有效的止痛药）。一旦开始滥用物质，对物质的躯体依赖就是继续滥用物质的主要原因。

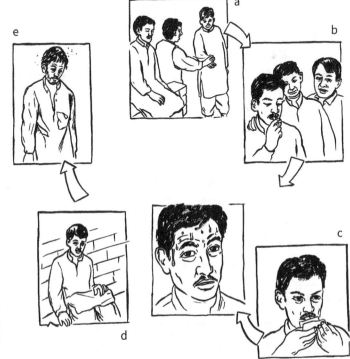

物质滥用的恶性循环
a. 物质使用往往是因为有朋友在使用物质
b. 第一次使用物质可能只是想体验一下，这让他感到非常兴奋
c. 于是，他就喜欢了这种感觉，并且开始越来越多地使用物质，直到某个阶段（d），他一旦不使用物质，就会感到非常难受，因此他必须定期使用物质（e）

9.2.6 物质使用者为什么会寻求你的帮助?

- 因为物质使用所导致的健康问题。
- 因为他们的物质用完了,他们正在经历戒断反应。
- 因为他们对自己的这个习惯感到厌倦,希望在戒毒方面得到帮助。
- 因为他们的家人或警察要求他们向你求助。

9.2.7 什么时候应怀疑物质滥用?

- 如果某个年轻人在中学或大学里闹了事,特别是在他们从未闹过事的情况下。
- 如果某个人开始忽视自己的日常工作或责任。
- 如果某个人开始渐渐远离自己的老朋友。
- 如果某个人三番两次与警察发生冲突。
- 如果问诊时发现对方意识错乱。
- 如果某个人出现了与物质滥用相关的精神或躯体健康问题,如反复发生意外事故或手臂皮肤感染。
- 如果某个人的行为发生了变化,并引起了家人担心。

9.2.8 如何处理该问题?

特别的问诊建议

- 在私密场合询问患者,很多物质使用者都是偷偷使用物质的,不愿意在家人面前透露他们滥用物质的习惯。
- 即使你很反感物质滥用,也不能让这些情感左右你作为健康工作者的工作。

询问患者的问题

- 你在使用哪些物质?你使用物质的频率是怎样的?(这将让你知道患者滥用物质的类型和频率。)
- 你是如何使用物质的?如果是注射,请提问:你是否与他人共用针头?如是,你是否进行过HIV检测或乙肝检测?
- 你是否尝试过自行戒除物质使用?结果如何?(如果患者曾经尝试过戒除物质使用,可能会更愿意接受你的帮助。)
- 物质滥用对你的健康造成了什么影响?对你的家庭和工作呢?
- 你是否希望戒除物质使用?为什么是现在?(患者态度积极是成功戒除物质使用的重要标志。)
- 你信任谁?有谁支持你?(这些人可能会在帮助患者戒除物质使用的过程中发挥重要作用。)

问诊时应寻找的迹象

- 自我照顾不佳的迹象。
- 注射物质的迹象,如手臂上有针眼或脓肿。
- 中毒迹象,如昏昏欲睡或言语含糊。
- 黄疸可能提示乙型或丙型肝炎。

询问家属或朋友的问题

- 你是否注意到患者的任何行为变化?你是否注意到患者交了新朋友?什么时候开始的?

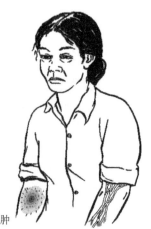

脓肿

质硬的血栓性静脉

- 你是否怀疑患者在使用物质？为什么？

- 你对此有何感受？（如果家属表示同情，这将有助于物质滥用者戒除物质。）

立即需要做的事情

患者的躯体健康是当务之急。物质滥用者在以下三种情况下可能需要紧急医疗干预。

- 中毒：患者在短时间内使用了大量物质，导致意识错乱，并可能丧失意识。对于使用海洛因或阿片的人来说，中毒是很危险的，因为这些物质会抑制呼吸（参见流程图6.5、流程图6.6）。

- 严重的戒断反应，如意识错乱和癫痫发作（参见流程图6.8、流程图6.11）。然而，大多数戒断反应没那么严重，可以使用药物和情绪安抚来进行治疗。

- 严重感染或受伤。

如果不需要紧急干预，那么治疗的首要目标是建立良好的医患关系，使患者能够信任你。向患者解释，是躯体依赖导致他们反复使用物质。

- 对患者进行心理治疗，增强他们改掉物质使用习惯的动力（参见5.17）。

- 对家属进行心理咨询。在患者同意的情况下，让家属参与治疗。

- 告知静脉使用毒品者减少感染风险的办法（框9.9）。

针对那些希望立即戒除物质的患者

- 确定戒除物质的明确日期。

- 患者应计划休假一周。患者应该至少给自己一周时间，从戒断反应中恢复过来。

- 将相关情况告诉那些可以在戒断期间提供帮助的患者亲朋。

- 如果存在戒断反应风险，应告知患者有关症状和如何控制症状。针对睡眠问题，可使用地西泮或异丙嗪（请记住，地西泮也具有成瘾性，所以应首先尝试使用异丙嗪。如果需要使用地西泮，则只开5日的剂量）；针对腹泻，可使用解痉药；针对疼痛，可使用止痛药。如果你不确定戒断反应的严重程度，最好安排患者去医院。

- 在某些国家，会使用药物来减轻某些物质的戒断反应。美沙酮和丁丙诺啡就是最佳的例子，它们可用于治疗阿片和海洛因滥用（参见表14.6）。然而，这些药物通常只能由专科门诊开具，因此最好将患者转介至精神科专科。

- 复吸很常见，这往往是因为患者无法应对生活困难。患者一旦戒除物质，请和患者讨论应对生活困难的方法。明确患者为了降低物质使用的可能性可以采取的措施：

  ○ 和同样使用物质的朋友断交。

  ○ 重新开始工作或上学。

  ○ 学习放松练习（参见5.12）和问题解决策略（参见5.11）。

  ○ 花时间在其他令人愉快的活动上。

  ○ 享受因戒除物质使用而出现的财富增长。

  ○ 加入那些帮助物质滥用者的社区团体。

针对目前还不愿戒除物质的患者

- 将他们转介至帮助物质滥用者的社区团体。

- 考虑减少物质滥用的方法，例如，每日吸入海洛因的量从0.5 g减少到0.25 g。

- 告诉患者，他总是可以回来找你谈谈。

针对复吸患者

- 向患者解释，复吸很常见，找出复吸的原因，明确防止复吸的办法。

- 无论患者花了多长时间来戒除物质，都要给予肯定。

- 重新开始治疗，就像患者第一次来寻求帮助时那样。

何时转介

- 如果患者滥用了大量物质，如每日使用1 g以上的海洛因。
- 在你的指导下仍无法戒除物质。
- 由于滥用物质而出现了严重的躯体或精神健康问题。
- 正在注射物质，而且无法戒除该习惯。
- 在有条件开展美沙酮或丁丙诺啡等阿片类物质替代治疗的国家，为了让患者能接受替代治疗。

之后需要做的事情

戒除物质使用是非常困难的，而且复吸很常见，所以要经常与患者保持联系。只有当患者找到了应对压力的新方法，并参与到新的活动中，复吸的概率才会下降。一般来说，至少要在6个月内保持联系。在某些国家，健康工作者在治疗物质滥用者时必须通知司法部门。你需要了解相关规定，并注意行为恰当。

第9.2节总结
处理物质使用问题时的注意事项

- 最常见的被滥用的物质（即烟草和酒精）是合法的。本节是关于阿片、可卡因和海洛因等非法物质的。
- 物质滥用既是社会问题，也是健康问题。最严重的问题见于注射物质的人。
- 对年轻人来说，绝大多数的物质非法使用都是暂时性的行为。
- 主要的治疗方法包括：增强患者改变行为的动机、治疗戒断症状、为家属提供咨询、定期随访，以及转介至社区团体。

9.3　无法戒除处方药

在那些可以合法获得的药物中，安眠药和止痛药是最经常被滥用的药物类型。最常见的安眠药是地西泮、硝西泮、劳拉西泮、氯氮卓、阿普唑仑（在第14章的药物表格中填写这些药物在你所在地区的商品名）。导致滥用的止痛药主要是阿片类止痛药，如可卡因、双氢可待因、曲马多、哌替啶。本章主要介绍安眠药和止痛药依赖。这些药物通常由健康工作者开具（处方药）或自药店购买（非处方药）。健康工作者自身也容易滥用这些药物。

9.3.1　为什么人们会对处方药产生依赖？

通常，健康工作者会为所有类型的精神健康问题开出安眠药的处方，特别是用于治疗睡眠问题、焦虑、抑郁，以及酒精和物质使用问题。然而，与其他药物一样，安眠药也会导致依赖。一旦产生依赖，患者只能在服用安眠药的情况下才能入睡。有时，患者可能需要服用更大量的药物，才能获得同样的效果。如果突然停止服用安眠药，就会出现焦虑、坐立不安、睡眠问题等戒断反应，从而导致患者继续服用安眠药。在服用安眠药的同时，有些人可能会服用其他物质，通常是酒精。同时服用安眠药和其他物质可能会导致更严重的问题（如嗜睡）。极少数情况下，患者可能会把药片碾碎，混入水中，通过静脉注射的方式使用药物。

疼痛是全科诊所的常见症状。躯体和精神健康问题都会引起疼痛，而且是两者结合共同引起疼痛。健康工作者可能会给患者开出止痛药，如果疼痛无明显缓解，则会逐步使用药效更强的止痛药，如阿片类药物。一段时间后，患者的身体会逐步适应止痛药，因此不得不需要更大的剂量才能获得相同的效果。一旦停止服用止痛药，他们就会出现戒断反应，尤其是疼痛，这就会让他们觉得，他们需要更大的剂量或药效更强的止痛药。严重的止痛药成瘾者甚至需要注射阿片类药物（如哌替啶），甚至开始使用非法的阿片类药物（如海洛因）。

9.3.2　何时应怀疑处方药依赖？

如果某个人：

● 已经连续4周服用安眠药或阿片类止痛药。

● 强烈要求你给他开这些药。

● 因为紧张、睡眠问题和疼痛而需要更大剂量或药效更强的药物。

9.3.3　如何处理该问题？

询问患者的问题

● 你服用这些药物多久了？（时间越长，产生依赖的可能性越大。）

● 你多久服用一次药物？（就安眠药而言，如果患者白天也服用，那么他很可能产生了依赖。）

● 你每天会服用多少片口服药？（据此你可以估计患者每天服用的药物总量。）

● 你是否饮酒？（如果安眠药或止痛药与酒精同时服用，可能产生非常强的联合镇静作用。）

立即需要做的事情

● 向患者解释，如果长期使用安眠药或止痛药，会和酒精成瘾一样产生依赖问题。强烈建议患者，不要将这些药片与酒精一起服用，否则有引起镇静和抑制呼吸的危险。

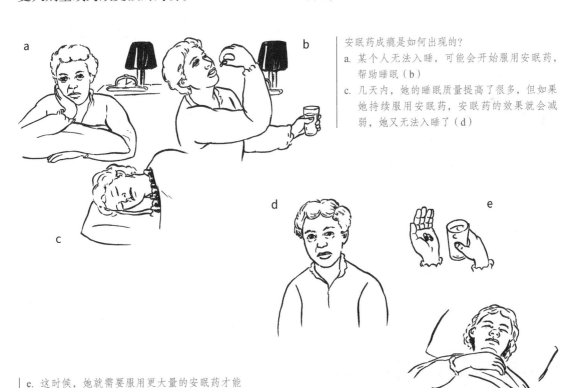

安眠药成瘾是如何出现的？
a. 某个人无法入睡，可能会开始服用安眠药，帮助睡眠（b）
c. 几天内，她的睡眠质量提高了很多，但如果她持续服用安眠药，安眠药的效果就会减弱，她又无法入睡了（d）

e. 这时候，她就需要服用更大量的安眠药才能入睡，（f）只有在服用药片时，她才能入睡

● 向患者解释，他的许多症状（如睡眠问题和疼痛）实际上是物质依赖所致，并不能说明他就需要使用更多的安眠药。

● 使用激励性策略（参见5.17）帮助患者下决心改变其行为。

● 对于注射阿片类止痛药的患者，遵循阿片类药物依赖的治疗指南（参见9.2.8）。

● 对于使用口服药的患者，一旦你得到了他的理解，你就可以开始实施逐步戒断（gradual withdrawal）方案。该方案是指患者在一段时间内逐步递减药物用量，从而减轻戒断症状。典型的戒断症状包括紧张、担忧、睡眠问题和疼痛。记得警告患者在戒断过程中可能出现戒断症状，使他们有所准备。

● 戒断方案可按以下方式进行：

○ 了解患者每天服用特定安眠药或止痛药的剂量。如果每日剂量不同，则取前3天的服用剂量的平均数。

○ 立即将剂量减少1/4。例如，如果患者每天服用4片地西泮，就减少到3片。

○ 患者应在接下来的3天或4天里服用该剂量。在这之后，再减少1/4的剂量或某个更具有可操作性的剂量（如再减少1片）。

○ 在大约2周的时间内，继续采用这种方式进行药物减量，直到患者停药。

○ 如果患者出现严重的戒断症状，就恢复到前一剂量，一周后再重新开始递减。

○ 如果患者服用的是短效安眠药（如阿普唑仑），可以先用长效安眠药（如地西泮）进行替代，然后再按上述方法逐渐减量。长效药物的戒断症状会比短效药物轻。

● 有的患者如果觉得你开的药量不够，会从其他健康工作者那里（甚至直接从药店）拿药。如果可能的话，请与当地其他健康工作者及药房取得联系，告知他们要避免给这样的患者开药。

何时转介

如果患者正在服用大剂量安眠药。

如果他们正在注射药物或使用阿片类止痛药针剂或滥用多种不同类型的物质。

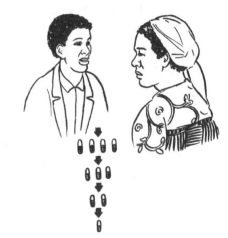

安眠药的戒断应逐步进行，例如每隔几天减少1粒或减少每日剂量的1/4

第 9.3 节总结
处理处方药依赖时的注意事项

- 安眠药和阿片类止痛药等处方药很容易获得，并可能导致依赖问题。
- 你应该只给那些确实需要阿片类药物进行止痛的人开具阿片类止痛药。
- 安眠药和止痛药依赖可能导致患者重新出现服药之前的不适症状，如睡眠问题、紧张和疼痛。
- 对于有睡眠问题的患者，一定要尝试进行改善睡眠的心理治疗或使用镇静类抗组胺药。

- 如果服用安眠药，千万不要连续服用超过2～3周；
- 在进行药物止痛之前，一定要确保自己没有遗漏导致疼痛的情绪原因。
- 对于大多数有物质依赖问题的人，治疗方法是教育和逐步戒断。

9.4 烟草依赖

几个世纪以来，烟草植物的叶子一直被用作药物，它既可以被咀嚼（如印度的 *gutka*），也可以被吸食（以卷烟的形式）。

人们开始使用烟草的原因往往与开始饮酒相同。常见原因包括：学校里的朋辈压力、受到烟草公司广告的影响、认为吸烟是时尚。一旦开始吸烟，人们很快就会产生依赖，因为烟草中含尼古丁，尼古丁可导致成瘾。当然，就像其他物质，很多青少年吸烟者只是想体验一把，并不会对烟草产生依赖。

9.4.1 使用烟草为什么会有危险

烟草是全世界导致过早死亡的最重要原因之一。尽管烟草造成巨大的健康危害，烟草公司仍在积极推销香烟，特别是在中低收入国家。年轻人尤其是他们的推销目标。

最常见的烟草使用相关疾病是：

- 呼吸道癌症（如肺癌）。
- 口腔癌（如舌癌）。
- 心脏病、卒中和高血压。
- 严重的肺部疾病，如慢性支气管炎和肺气肿。

吸烟会以如下方式伤害到那些不吸烟的人。

- 如果女性在怀孕期间吸烟，未出生的孩子可能会受到伤害。孩子可能会过早出生或体重过轻。
- 被动吸烟（二手烟）是指不吸烟者吸入吸烟者产生的烟雾。被动吸烟会导致不吸烟者患上与实际吸烟者相同的疾病。
- 生活在吸烟家庭中的儿童患哮喘等呼吸疾病的风险更高，婴儿在睡眠中发生死亡的可能性也更大。

9.4.2 何时应询问烟草使用情况

你应该询问每位患者的烟草使用情况，因为大多数与烟草相关的疾病都是在使用

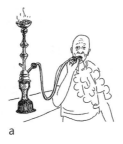
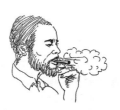
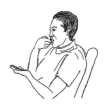

烟草使用包括几种不同的方式：调味烟草可作为阿拉伯水烟进行吸食（a），干烟叶可制成卷烟（b），烟叶可进行咀嚼（c）

a   b   c

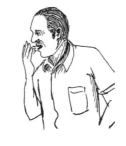
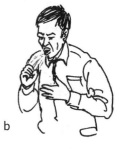

a   b

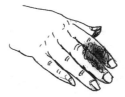
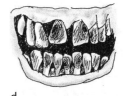

烟草使用的迹象
a. 口气中有烟草味
b. 咳嗽或有其他胸部/心脏不适
c. 有黄渍的手指
d. 有黄渍的牙齿

c   d

多年后才出现的。因此，从青少年时期就开始经常吸烟的人，只有到 40 或 50 多岁的时候，才会出现相关疾病。但是，到那时，预防疾病往往为时已晚。如果出现以下情况，你应该怀疑患者在使用烟草：

- 你从患者口气中闻到烟草味。
- 你发现患者牙齿或手指上有黄渍。
- 你发现患者牙齿有蛀牙或舌头变色。
- 你看到患者的衣服口袋里放了一包烟。
- 患者存在呼吸、胸部或心脏不适。

框 9.10　如何减少吸烟

以下是关于如何减少吸烟的建议。

- 下定决心每小时只抽一次烟，然后将这个时间每次延长半小时，直到每两小时及更长时间才抽一次烟。
- 使香烟变得难以获得。任何时候，家里的香烟都不要超过一支。
- 如果你总是在吸烟时喝茶或喝咖啡，试着换成其他饮料。
- 如果你能一天不吸烟，那你就能两天不吸烟。试试吧！
- 从吸烟中省下的钱，你可以用来买一些你喜欢但过去没有钱买的东西。
- 锻炼身体，看看不吸烟时的感觉有多好！
- 如果你没忍住还是抽了一支烟，没关系！你愿意尝试戒烟就是好事，你可以再试一次。
- 告诉你的朋友，你要戒烟了。
- 咨询你的医生，如何使用药物来降低烟草渴求。

框 9.11[1]　电子烟

想要戒烟的人可能会使用电子烟。电子烟以电池为动力，可以加热尼古丁溶液，并将其转化为蒸汽，从而吸入。电子烟或许能够减少戒烟所致的渴求和戒断反应。

虽然电子烟看似比吸食烟草更加安全，但目前尚无可靠证据表明电子烟的有效性与安全性。

9.4.3　如何处理该问题？

询问患者的问题

- 你咀嚼烟草/吸烟的频率是多少？你是从什么时候开始的？（据此你可以估计烟草依赖的严重程度。）

- 烟草使用对你的健康造成了什么影响？（询问关于呼吸困难、反复咳嗽和感冒的具体情况。）
- 你是否饮酒？（烟草使用和饮酒可能彼此关联，患者可能既饮酒又吸烟。观察患者是否存在酒精使用问题的迹象。）
- 你想戒烟吗？（许多烟草使用者都想戒烟，并愿意接受戒烟帮助或建议。）
- 家里还有其他人吸烟吗？（如果家里有其他人吸烟，戒烟就会变得更难。尝试让家里的所有吸烟者同时戒烟，可能会有所帮助。）

立即需要做的事情

- 让患者了解吸烟或咀嚼烟草的健康风险。
- 使用激励性策略，支持患者的行为改变动机（参见 5.17）。

针对愿意立即戒烟的患者

- 设定明确的戒烟日期，这个日期应就在近期。
- 明确患者的吸烟场景或时间（如与朋友一起、在酒吧、饭后）。鼓励他们在这些时间找其他的事情做（如避开吸烟的朋友、不去酒吧、饭后吃一颗糖）。
- 安慰患者，戒烟对所有吸烟者来说都是艰难的，但几乎所有想戒烟的人都能成功戒烟。

针对复吸或不想立即戒烟的患者

- 不要拒绝他们。
- 继续定期随访，监测他们的健康状况。患者每次就诊时，都和他们讨论其吸烟习惯。
- 试着让患者减少吸烟量，例如从每天两包减少到一包。减少吸烟量给他们的健康所带来的积极影响（以及省下的钱）可能促使他们彻底戒烟。

1　译者注：原著中框 9.11 无框引。

- 如果患者同意减少吸烟量，帮助他们计划好吸烟的方式和时间（框9.10）。如果患者能够减少吸烟量，他们就会变得更有信心，有助于将来彻底戒烟。

针对希望戒烟但无法自行戒烟的患者

- 建议采用尼古丁替代治疗（nicotine replacement therapy，NRT）。通过给予少量尼古丁（但不含香烟中其他危险化学物质），NRT能够减轻戒断反应。NRT既可以满足患者的尼古丁渴求，又可以减少吸烟冲动。NRT的使用形式包括：贴片、口香糖、含片、吸入和鼻喷。

- 目前还有一些其他药物可帮助戒烟并减少渴求（如安非他酮和伐尼克兰）。

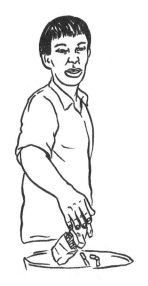

何时转介

如果你怀疑患者患有烟草所致的癌症或心脏病，就需要转介。如果长期吸烟者出现舌头或口腔颜色的变化、持续咳嗽超过1个月、出现胸痛或呼吸困难，都需要接受详细的医学检查。

第9.4节总结
处理烟草依赖问题时的注意事项

· 烟草危害极大。
· 烟草使用者很少会把烟草使用当作主要问题。
· 要想发现患者是否在使用烟草，唯一方法是询问每位患者的烟草使用情况。
· 激励和教育是戒烟的有效策略。

9.5 赌博习惯

赌博是指某人在赢钱主要靠运气的游戏中下注。赌博的常见形式包括：赛马、牌类、体育项目、彩票、赌博机。

9.5.1 赌博是如何成为一种习惯的？

与其他物质不同，赌博没有任何外在的"化学物质"，可用以解释赌博成瘾的原因。尽管大多数赌博者都是输比赢多，但是对于赢钱的期望似乎是人们喜欢赌博的主要原因。人们可能会借钱或偷钱来进行

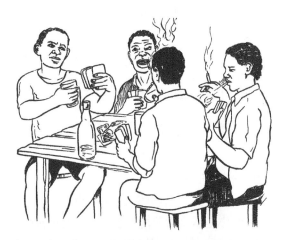

赌博往往与其他习惯（如吸烟和饮酒）相关

赌博。但是，输钱、赌博、再输钱的循环会不断持续下去，直到赌博者深陷财务危机。事实上，在某些方面，赌博成瘾与物质成瘾有类似的机制。如果赌博者陷入上述循环，这就被称为病态赌博。

9.5.2　赌博与健康

赌博会在很多方面影响健康：

- 赌博者的工作会受到影响，由于某些赌博活动在深夜进行，赌博者的作息时间会变得不固定，其睡眠时间也会减少。
- 由于赌博者一门心思只想着赌博，他们可能会变得烦躁、注意力不集中，并且变得抑郁。
- 赌博者可能出现财务问题，而且可能会同时欠好几个人的钱。
- 有些赌博者会参与盗窃或犯罪活动，以此筹集赌金。
- 赌博者会与家人发生冲突，往往是因为赌博者没有在家庭责任上给予足够的时间和关注。
- 赌博、饮酒和吸烟经常同时进行（例如，赌博活动可能在酒吧中进行）。

9.5.3　何时应怀疑赌博问题

- 每当看到有酗酒问题的患者，都应该询问其赌博情况。
- 如果患者与家人或警察反复发生冲突。
- 如果患者开始出现财务状况越来越差的迹象。
- 如果患者开始与朋友疏远。

9.5.4　如何治疗赌博问题

询问患者的问题

- 你最近在赌博吗？哪种赌博？
- 你是否因为赌博而影响到工作时间？
- 赌博对你的家庭生活有什么影响？

- 你怎么看自己的赌博行为？你是否感到内疚？
- 你是如何筹集赌金的？你欠别人多少钱？
- 你是否饮酒？（如果是，请询问与问题性饮酒相关的情况。）
- 你有没有想过戒赌？你现在是否愿意戒赌？

立即需要做的事情

- 讨论赌博的实质。大多数赌博者甚至可能不知道，赌瘾与其他成瘾相似。如果赌博者能够意识到这一点，就有可能促使他们考虑戒赌。
- 讨论赌博给患者生活带来的负面影响。
- 如果有其他的成瘾问题，进行相应处理。

如果患者希望现在就戒赌

- 明确患者可以参与的、用于代替赌博的其他活动。这些替代性活动应该是患者喜欢的，这样他们才能够抵制赌博的冲动。
- 明确患者产生赌博冲动的情境。例如，如果他们每次去酒吧饮酒就想赌博，那么就应该避免去酒吧。同样，他们也应该避开赌友。
- 明确患者生活中能够理解患者并给予患者支持的人。

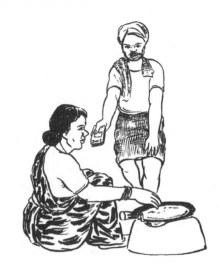

● 明确患者的所有债主，帮助患者制定债务偿还计划。这将帮助患者重拾信心，相信自己能够解决困难，也可以防止患者为了还债而继续赌博。

● 把大部分工资都交给配偶管理，以免用于赌博。

● 某些地方有专门的团体，会帮助有赌博问题的人（如匿名戒赌互助会）。如果有相关团体，请将患者介绍给他们。

如果患者赌瘾复发或不想立即戒赌

● 不要拒绝他们。

● 请他们再来复诊。

● 患者每次就诊时，都与他们讨论戒赌的可能性。

● 通过减少赌博时间或设定单周赌金上限，尝试减少赌博活动。

有些赌博者会变得抑郁或焦虑。请进行针对性的治疗（参见7.4）。

9.6 网络成瘾

与赌博成瘾类似，网络成瘾（internet addiction）不是对某种化学物质成瘾，而是无法控制自己使用网络的冲动。网络成瘾包括：过度且强迫性地玩游戏、发电子邮件或使用社交媒体。网络成瘾的常见特征包括以下内容。

● 过度使用网络，往往缺乏时间观念

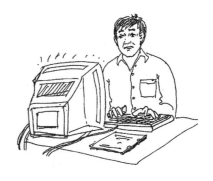

或忽视其他重要活动，如吃饭、睡觉等。

● 一旦无法使用电脑，就会变得愤怒或沮丧。

● 渴望得到更好的计算机设备、更多的软件或更多的使用时间。

网络成瘾的负面后果包括：熬夜使用网络所导致的睡眠节律紊乱及其后果（如白天疲劳）、人际关系问题、学习成绩下降、抑郁。

网络成瘾的治疗重点应该是控制使用。为了达到这一目的，可以采用的治疗策略包括：

● 鼓励患者重新安排网络使用的模式或时长。

● 以患者需要参加的活动或需要去的地方作为提示，提醒他们下线。

● 制作提醒卡片，卡片上需要列出过度使用网络的利弊。

● 培养兴趣爱好，特别是那些因为过度使用网络而被忽视的兴趣爱好。

第 9.5 和 9.6 节总结
处理赌博成瘾或网络成瘾时的注意事项

◦ 赌博和网络使用可能会成瘾，并损害成瘾者的精神健康和社会健康。 ◦ 赌博者和网络成瘾者尽管很少主动接受治疗，但大多能够意识到自己的问题。	◦ 部分成瘾者可能会出现抑郁。 ◦ 患者教育、激励改变策略、明确替代性的娱乐活动、问题解决策略是最好的治疗方法。

（译者：刘扬、沈烨钦）

笔记

10 由丧失和暴力引起的问题

10.1 经历过创伤性事件的个体

创伤性事件，指的是使个体对其生活产生恐惧、为个体带来极端痛苦的事件。创伤性事件有几种不同的类型：

- **个人创伤** 主要指危及个人的创伤性事件，例如，被强暴、成为犯罪事件受害者、卷入道路交通事故或目睹亲人所遭受的创伤。

- **战争或恐怖袭击** 主要指个体所在的整个社区或社区中的某个团体所遭受的创伤性事件。

- **灾害** 主要指地震、火灾、洪水等对个体或更大的群体造成创伤的自然灾害。

10.1.1 创伤如何影响健康？

创伤（trauma）可以造成外伤，例如在车祸中发生骨折或是在爆炸事件中被烧伤。同时，创伤也可能对个体的精神健康造成深远的影响。即便仅仅是目睹了创伤性事件（如目击严重事故），个体的精神健康也可能会受到影响。许多受到创伤影响的个体会体验到以下几种情绪痛苦反应：

- 感到麻木、恍惚，感受不到周围的环境及自己的感受。

- 忘记创伤性事件中的某个或若干个重要情节。

- 头脑中反复出现与创伤性事件有关的想法，感觉自己又重新回到了事件现场。

- 易激惹、睡眠问题、梦魇、注意力难以集中。

- 感到恐惧，回避任何让自己回想起创伤性事件的东西。

- 出现躯体症状，如恶心、呕吐、心悸和呼吸困难。

- 儿童可能会出现尿床。

以上是经历创伤性事件后可能出现的正常反应，持续时间通常不超过2周。但对于部分人而言，这些体验可能在创伤发生后持续数月（甚至数年）。如果这些症状开始影响到个体的正常生活（如为人际交往带来困难），那么他就可能患上了一种名为**创伤后应激障碍（post-traumatic stress disorder，PTSD）**的精神障碍（框10.1）。创伤性事件也可能触发其它精神健康问题，包括抑郁、焦虑、酒精和物质使用问题等。

1　与 Maryam Shahmanesh 合写。

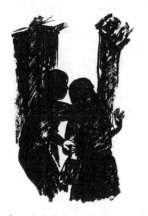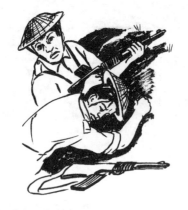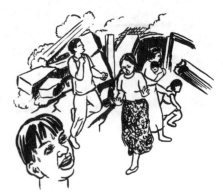

可能造成 PTSD 的原因：犯罪、战争、灾害

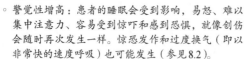

框 10.1　经历创伤后的精神健康体验

PTSD 有 3 种核心症状。

○ 不断地重复体验创伤：患者脑海中会浮现出有关创伤事件的画面，还会经历梦魇与"闪回"（关于创伤性事件不断重演的想法），在此过程中，患者会再次经历创伤。

○ 回避：患者回避使自己想起创伤性事件的场景。无法回忆起和创伤相关的事情，情感上与他人疏离。

○ 警觉性增高：患者的睡眠会受到影响，易怒、难以集中注意力、容易受到惊吓和感到恐惧，就像创伤会随时再次发生一样。惊恐发作和过度换气（即以非常快的速度呼吸）也可能发生（参见 8.2）。

此外，许多 PTSD 患者会感到抑郁，丧失对日常生活的兴趣，感觉疲惫或疼痛，也会产生自杀意念。部分患者会使用酒精或安眠药来帮助缓解症状。

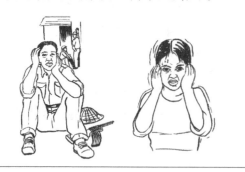

10.1.2　为什么有的暴力受害者会出现精神健康问题？

造成实际死亡的事件或危及生命的事件更可能导致精神健康问题。相较于自然事件，恐怖袭击等人为事件可能更具有创伤性。在经历了造成实际死亡的创伤性事件后，幸存者可能会感到内疚，或责怪自己没有做更多事情来拯救他人的生命。长期经历创伤（如童年性侵）的个体、既往有过精神健康问题的个体、社会支持较弱的个体，更容易出现精神健康问题，包括 PTSD。

10.1.3　如何处理该问题？

询问患者的问题

● 发生了什么？是怎么/什么时候发生的？你经历了什么？当时还有谁在场？事情发生后你做了什么？（这些问题能够帮助你收集关于创伤性事件的信息。）

● 你现在感觉如何？（严重的痛苦症状与更高的 PTSD 风险存在相关性。）

● 你做了什么来帮助处理自己的情绪？（尤其注意发掘个体可获得的社会支持，并寻找酒精或其他药物使用的迹象。）

● 询问抑郁和焦虑有关的特征（参见 3.9），这是经历创伤后常见的两种精神障碍。

立即需要做的事情

对于和灾害、战争或其他人道主义危

机相关的创伤，首要原则是保证安全，并满足食物、住所等基本需求。关于如何在人道主义情境中关注精神健康，请进一步参见13.1。

对于经历创伤性事件后出现精神健康痛苦的个体，可尝试以下举措：

- 心理急救（参见5.10）。
- 针对睡眠问题，可使用放松练习（参见5.12），并提供有关如何改善睡眠的建议（参见8.3）。
- 如果存在惊恐发作等症状，或者在创伤发生后出现了酒精和物质使用问题，参见8.2（惊恐发作）、参见9.1、9.2（酒精或物质使用）。
- 在创伤发生后的前4周内，不要使用抗抑郁药物，避免使用苯二氮䓬类药物，只有在个体处于极度痛苦且无法被安抚的

状态时，可以开具1～2次的服用剂量，否则可能会影响到个体自己的应对方式。

- 应建议负责照顾儿童的父母或其他人，避免用严厉的态度对待儿童尿床现象（参见11.7）。

之后需要做的事情

在创伤性事件发生后，每隔几天就要见创伤亲历者一次。当你看到恢复的迹象时，可以逐渐减少见面频率。问题解决（参见5.11）、健康思考（参见5.14）和活跃起来（参见5.13）等心理治疗技策略可能有所帮助。然而，如果患者症状持续恶化，就需要和他保持更长时间的联系，并在可能的情况下把他转介给精神科专科医生。抗抑郁药只应在心理治疗无效的情况下使用。

第10.1节总结
面对经历过创伤的个体时的注意事项

- 创伤性事件包括：暴力、强奸或其他犯罪事件、战争、恐怖袭击、重大灾害等。
- 大部分经历过这类事件的人都会感到痛苦，只有少数人会患上PTSD或其他精神健康问题。
- PTSD的主要特点包括：重复体验创伤、回避可能唤起创伤回忆的情境或地点、感到恐惧或警觉性增强。

- 心理急救是创伤事件发生后短期内处理痛苦的最有效措施。
- 安眠药（苯二氮䓬类药物）和抗抑郁药在创伤发生后的短时间内几乎没有什么作用。
- 心理治疗策略常常在康复过程中发挥重要作用。在其他方式无效或出现抑郁症状时，抗抑郁药物是有效的。

10.2 被伴侣殴打或虐待的女性

世界范围内，很多女性在家庭中都曾经遭受过来自家庭成员的暴力，最常见的是来自丈夫或者亲密男性伴侣。在相对少见的情况下，女性也可能遭受到其他男性家属（如儿子）或家庭中权力更大的女性（如婆婆）的暴力。家庭暴力可以有多种形式（框10.2）。

暴力可以存在于社会的各个阶级。暴力会严重损害女性的躯体和精神健康。在

最极端的情况下，暴力可能导致女性受伤身亡或采取自杀。许多受害者会因为自己身上的诸多健康问题而寻求帮助。

10.2.1 遭受到家庭暴力的女性会如何出现在健康工作者面前？

女性很少会诉说自己遭受的家庭暴力。因此，健康工作者需要充分认识到暴力的可能性，并在任何怀疑的时候加以询问。遭受到家庭暴力的女性会抱怨的典型健康问题包括：

框 10.2　男性虐待女性的几种不同方式

- 嘲笑、虐待和羞辱（例如，使用脏话或诋毁女性的亲人和朋友）；
- 威胁（例如，威胁女性说，如果她离开，就会杀了她或伤害她，或采取自杀等自伤行为）；
- 强迫女性发生性行为（有的人认为，如果女性已婚，她就必须在丈夫想要的任何时候同意和他发生性行为，这是不正确的）；
- 控制家庭资源（例如，不允许女性拥有钱财、医疗或工作机会）；
- 强迫女性和外界隔离（例如，不允许女性见自己的朋友或离开家）；
- 肢体暴力（从扇耳光、殴打到用脚踢。在更严重的情形中，男性可能会使用武器，甚至试图杀死女性）。

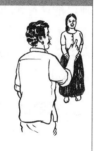

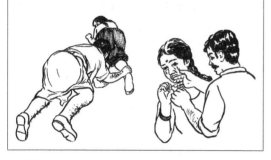

- 身上多处切割伤、淤青或其他外伤，受伤原因模糊或无法解释。
- 自杀或自伤行为。
- 药物和酒精滥用。
- 无法解释的慢性躯体症状，例如，头痛、睡眠问题、疲倦、消化道症状、泌尿道症状和慢性疼痛。
- 生殖道症状（如阴道分泌物、阴道出血）和性传播感染。
- 不良妊娠结局（如流产）和意外怀孕。
- 反复就医，却没有明确诊断。
- 陪同就诊的男性伴侣让人非常困扰。

10.2.2　为什么有的人会殴打或虐待自己的伴侣？

亲密伴侣暴力十分常见，发生在世界各个地方。有的男性会殴打自己的妻子，因为他们认为这是一种可接受的冲突处理方式。他们或许曾经目睹自己的父亲以类似的方式对待自己的母亲。暴力成了某种让女性学会"安分守己"的方式。有的人会说，有些女性是因为她们做的事情或她们的表现而"活该"被打。对于健康工作者而言，重要的是认识到，任何理由都无法为男性对女性使用暴力进行开脱。

尽管大多数的暴力受害者都是女性，但有时暴力也会指向家庭里的其他成员，如儿童（参见 11.5）、老人和男性。在同性亲密关系中，男性可能会对自己的男性伴侣使用暴力，女性也可能对自己的女性伴侣使用暴力。有时，女性也可能对自己的男性伴侣使用暴力。家庭暴力中的一个共同主题是对权力和控制的渴望。如果某个人希望对另一方施加权力和控制，那么这个人就更有可能会诉诸暴力。

健康工作者不应该认为，施虐者就是"魔鬼"。施虐者本身可能也需要得到帮助。许多人会选择继续和伴侣生活在一起，尽管他们很暴力。如果健康工作者认为，施虐的男性就是"魔鬼"，那么可能就会无法理解他的妻子为何会选择继续和他生活在一起（框 10.4），也难以在这种情况下继续帮助这对夫妻。

10.2.3　如何识别家庭暴力

许多健康工作者都不确定自己是否应该询问有关暴力的事情，因为他们感觉自己在这种事情上无能为力。有的健康工作者则认为，暴力并非健康问题，但实际上，暴力就和饮用不洁净的水一样，都是健康问题，尤其是对于精神健康而言。准则是：如果你怀疑某位女性遭受过家庭暴力，那么就应该对此加以询问。如果女性出现了上文（参见 10.2.1）所提到的任何临床表现，健康工作者都必须确认她们是否遭受过暴力。存在智力或肢体残疾的女性更容你可以告诉他们，你需要给该女性做下"检查"，因此请他们离开。

● 有关暴力问题的调查需要时间，不要急着收集信息，也不要偏袒任何一方。

● 在提供任何解决方案之前，先认真倾听。

● 无论女性选择离开丈夫或选择继续和丈夫生活在一起，都不要对此做是或非的价值判断。

● 除非女性在短期内面临生命危险，否则不要急着把她"拯救"出来。

● 注意保密原则。如果你们的讨论被施暴的男性发现了，他可能会变得非常愤怒，从而使暴力升级。

● 如果女性要求你和她丈夫谈谈，先和她讨论一下这样做的潜在风险。如果双方都认为，让丈夫加入讨论更有利于问题解决，那么才可以与她的丈夫进行交谈（究竟是与他单独交谈还是与夫妻共同交谈，要看女性自己觉得哪种方式更加舒服）。

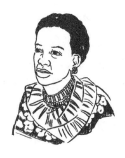

框 10.3 　　关于亲密伴侣暴力的迷思和真相

○ 迷思：男性可以对自己的妻子做任何他想做的事情。
　● 真相：没有人有权力控制他人，更别提使用暴力。
○ 迷思：他这么爱她，不可能会对她做出这样的事。即使他真的打她了，也是因为爱她。

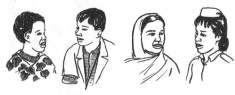

　● 真相：殴打绝不可能是因为爱。很多男性殴打妻子都是因为占有欲，并不是因为爱。
○ 迷思：他打她是因为他喝醉了。
　● 真相：酒精不会使男性变得暴力，但它会让愤怒的男性更有可能使用暴力。
○ 迷思：是她自己活该。

　● 真相：无论男女，没有任何一个人活该成为暴力的受害者。
○ 迷思：这是别人家的事情，与我无关。
　● 真相：暴力问题和社会中的所有人都息息相关。如果某位女性遭受家暴，那么同样的事情也会发生在其他女性身上。
○ 迷思：她怎么能离开他呢？孩子们怎么办？
　● 真相：对于孩子们的身心健康来说，家庭暴力所带来的危害远大于父母离异。

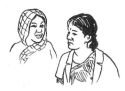

易遭受暴力。另外，女性在怀孕期间所遭受到的家庭暴力可能升级，因此产检时也需要询问有关家庭暴力的事情。

10.2.4　如何处理该问题？

特别的问诊建议

● 暴力是一个令人尴尬的话题，因此请在私密环境中讨论该话题。

● 如果丈夫或其他家庭成员不愿离开，

询问女性的问题

第1步：询问

家庭暴力是一个非常敏感的话题。因此，你必须首先和对方建立信任关系，然后才能就此话题进行询问。一般来说，有关夫妻关系的提问，你可以先抛出某个一般性的问题，或可以先做一个开场白，让有关家庭暴力的提问不那么突兀。

1　译者注：原著中框 10.3 无框引。

框10.4 为什么女性会选择留在暴力关系里？

女性选择不离开暴力关系的原因有很多。

- "我没有钱，也无处可去"：女性可能受困于自己的经济状况，如果选择离开，她可能就会变得身无分文、无处可去；
- "孩子怎么能没有父亲？"：如果女性有孩子，她可能会担心孩子的未来；
- "要是选择离开，他会做出什么事？"：她可能会担心，自己若选择离开，伴侣会做出什么事。有的丈夫会威胁要杀害自己的妻子（并真的杀害妻子）；
- "要是选择离开，其他人会怎么看我？"：也许，她的社会支持很少。有的女性会担心，自己要是选择离开，可能会被家人抛弃，并被社会中的其他人所孤立；
- "可能是我做错了，是我需要改变"：有的女性会将暴力问题归咎于自身。她们可能会认为，为了让事态好转，自己需要做出改变；
- "婚姻就是这样的"：有的女性可能认为，和男性生活在一起，自然就会遭受到来自男性的暴力，这是再"正常"不过的事情。如果女性曾经目睹自己的母亲或姐妹被男性伴侣殴打，那么她就更可能这样去想。

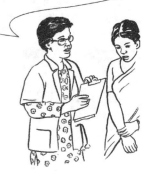

对于有些人来说，婚姻是很艰难的。很多不快乐的女性都在遭受到家庭暴力。你有遇到过这种问题吗？

- 你和丈夫的关系怎么样？
- 家庭暴力是很常见的，所以我们通常都会就此话题进行询问。
- 你和丈夫会吵架或打架吗？有多频繁？是因为什么原因呢？
- 在你目前的夫妻关系中，对方会伤害你或威胁你吗？家里有让你感到害怕的人吗？

记住，永远不要强迫对方去谈论家庭暴力这个话题。

第2步：评估问题的严重程度

基于女性对上述问题的回答，你可以再问些更直接的问题。

- 你的丈夫有打过你？或威胁要打你吗？
- 如果有，第一次是什么时候？从那之后，他多久会动一次手？这种情况最近有变得更频繁吗？（如果家庭暴力逐步升级，那么，除非立即采取措施，否则家庭暴力可能会导致严重的伤害。）
- 你受过的最严重的伤是什么样的？

他是否使用过武器？或试图要杀你？（曾经遭受到骨折等严重伤害的女性更有可能在未来遭受到身体上的伤害。）

- 这种情况给你的情绪造成了什么样的影响？（询问关于焦虑、抑郁和自杀意念的问题，参见3.9、7.4。）
- 你是如何应对这种暴力的？你是否和他人提起过这些事情？（了解该女性的社会支持和应对暴力的方式。询问酒精和安眠药使用情况。）
- 孩子们还好吗？（如果孩子也遭受到暴力，请安排时间与孩子们也谈一谈。）

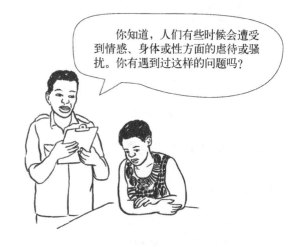

你知道，人们有些时候会遭受到情感、身体或性方面的虐待或骚扰。你有遇到过这样的问题吗？

- 为了改变你现在的处境，你想过哪些方法？（如果她考虑过离婚，请问问她曾经和谁提起过这个想法。）

● 你对离婚有哪些顾虑？离婚以后，你会住在哪里？（如果你所在的地区没有专为女性设立的庇护所，那么该问题就尤为重要。）

● 你的丈夫是否知道我们在讨论这个话题？

● 你是否希望我请你丈夫过来，和我谈谈这个话题？（大多数情况下，他可能不会来，但问一句并不会造成什么伤害。）

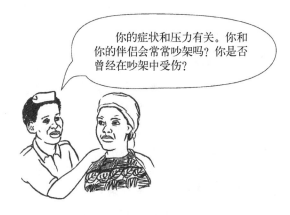

> 你的症状和压力有关。你和你的伴侣会常常吵架吗？你是否曾经在吵架中受伤？

准则是：**不要害怕提出有关暴力的问题**。大部分女性在被问到有关暴力的问题时都会感觉如释重负，因为她们往往由于害怕或尴尬而不愿意主动提起这个话题。

询问家属或朋友的问题

如果未经求助者同意，永远不要询问其家属或朋友。如果要询问，以下问题是重要的。

● 你觉得她应该怎么做？（从中你可以了解到该女性身边的人对这件事的看法。身边人的看法通常会对她的决定产生重要影响。）

● 如果她要离开这个家，她可以住在你那里吗？或其他人那里？

立即要做的事

● 如果女性谈到自己曾经遭受过暴力，跟她说些支持性的话，例如"你不是一个人"或"发生这样的事不是你的错"。

● 清晰记录该女性的经历及任何外伤。记下完整的细节，例如，她跟你说，她的伴侣对她做了什么？例如，"该女性表示，她的伴侣曾经至少6次用金属锅打她"。同时，记录外伤类型。例如，"右肩部可见一瘀斑，大小约为2 cm×3 cm"。这些记录在向警方报案时可能会起到非常重要的作用。

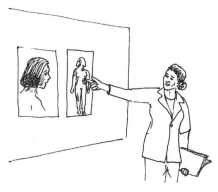

| 仔细记录瘀斑位置和大小

● 许多女性会对自己产生消极想法。请给她们提供安慰，让她们明白，遭受暴力不是她们的责任。

● 治疗抑郁症状（参见7.4）或PTSD（参见10.1）。

● 使用问题解决策略，来确定女性可以采取哪些实际措施来解决暴力的原因和后果（参见5.11）。

● 关于是否继续和丈夫生活在一起，尽管你不应该代替对方做出选择，但如果你确实感觉她的生命安全正在受到威胁，你就应该表达出自己的担忧。

● 让她生活中重要的人（包括真正关心她的家人和朋友）也参与进来，帮助她规划未来。

● 如果该女性面临着法律问题或希望向警方报案，你可以将其转介至相关机构。如果你能用文字简单记录下她的健康问题，则会更有帮助，因为警方未必能耐心倾听她的讲述。

- 如果你知道遭受到暴力伤害的女性享有哪些合法权利，请和她分享这些信息。如果你对此不了解，可以咨询同事或将她转介至女性支持团体。例如，在某些地方，如果男性被指控有暴力行为，则警方可以对其进行质询和警告，法官也可以限制其靠近受害女性，并强制要求其支付子女抚养费。

- 与该女性进行讨论，如果暴力再次发生，她会怎么办。帮助她制定行动计划。关于如何制定行动计划以保障自身安全，可以参考如下例子：

  ○ 想好自己可以去哪里避难，如邻居家，并确保这些地方在紧急情况下允许你借住。

  ○ 如果家里有武器，把它们藏起来。

  ○ 存钱，以备不时之需。

  ○ 准备好重要文件（如身份证和结婚证）的复印件，并交给他人保管。

  ○ 设计一个暗号，以便在受到威胁并想要寻求帮助时能够通过该暗号与孩子或家人取得联系。

  ○ 最重要的是，一旦察觉自己身处危险，立刻离开。

- 将你所在社区的相关资源信息提供给该女性（参见第 15 章）。

何时转介

如果该女性的生命安全受到威胁，并且无处可去，那么医院可能是她唯一安全的庇护所。如果条件允许，推荐她参加女性赋能相关社群或项目。

之后需要做的事情

如果女性愿意，可以邀请她丈夫共同接受心理咨询，从而处理夫妻关系问题（参见5.15）。帮助暴力受害者的难点在于：要考虑好如果情况没有好转，且女性无法离开，可以采取什么措施。以下选择可供考虑：

- 报警，有的男性看到警方介入就会退缩。

- 将暴力问题告诉给受害者的其他家人，希望他们能给受害者丈夫施压。

- 准备离婚，了解女性在离婚问题上的担忧，帮助她寻找解决方法。

- 推荐她参加可以从中获得建议的女性支持团体。

- 有时，男性施暴者可能会因为某些原因来找健康工作者——趁机向他提起这个话题。

10.2.5　帮助有暴力行为的男性

对那些丈夫或伴侣有暴力行为的女性来说，帮助她们的最大困难在于：大部分男性不会因为自己的暴力问题而寻求帮助。他们可能会担心丢脸，害怕受到警方或法律制裁，或担心社会偏见。对那些因为担心自己的暴力行为而主动寻求帮助的男性来说，如果你想帮助他们，以下建议可供参考。

- 对健康工作者而言，在这种情况下不要偏袒任何一方，而要尝试帮助男性改变其行为。

- 部分男性是因为精神健康问题而表现出暴力行为的。有的男性可能饮酒过量，醉酒后会表现出暴力行为（参见9.1）。有的男性非常多疑，怀疑妻子出轨，并试图通过殴打妻子，让妻子承认出轨。当然，妻子出轨通常是他们自己想象出来的（参见7.3）。

- 对于有暴力行为的男性，有关如何控制愤怒的建议，对他们来说是大有帮助的。你应该给他们提供有关如何控制愤怒的建议（参见5.16）。

- 对那些难以控制自己的愤怒情绪的男性，可以鼓励他们参加相关的支持小组，帮助他们降低愤怒爆发的风险，正如 AA 能够帮助到酒精成瘾者一样（参见5.26）。

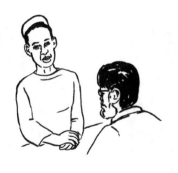

- 如果健康工作者单独和伴侣双方进行交流，保密原则就显得尤为重要。伴侣双方都必须感觉安全，知道自己和健康工作者的交流不会被另一方知道。

第 10.2 节总结
帮助正在遭受虐待的女性时的注意事项

○ 暴力是常见的。如果注意到女性身上存在无法解释的外伤、不明确的躯体症状、睡眠问题或自杀想法，就应该怀疑存在暴力问题。
○ 暴力可能是身体暴力，也可能是性暴力或情感暴力。大部分家庭暴力的受害者都是受到男性伴侣虐待的女性。

○ 女性怀孕期间，她所遭受到的暴力可能会升级。
○ 怀疑存在暴力问题时，一定要进行询问。
○ 鼓励女性把她的经历告诉给她信任的家人或朋友。

10.3 遭到强奸或性侵的个体

在大多数国家，强奸指的是男性强行与女性发生插入式性行为。针对儿童的性暴力会在本手册的另一章节进行讨论（参见11.5）。

性侵犯这个术语更为宽泛，它包括强奸及其他形式的性暴力，包括：

- 触碰或抓住他人的身体部位。
- 做出带有性暗示的评论或动作。
- 以任何方式对他人进行性攻击，无论有无插入行为。

性侵犯和强奸是最可怕的经历之一。在某些地区，强奸受害者会受到其他社会成员的歧视，进而受到二次伤害。由于强奸同时包含身体上的和精神上的暴力，因此它会对个体的健康造成极为严重的伤害。

性侵犯和强奸可能导致：

- 意外怀孕。
- 性传播疾病，如艾滋病。
- 外伤，例如，挫伤、撕裂伤、切割伤或骨折。

- 精神健康问题，例如，PTSD和抑郁。
- 死亡。

有人认为，除非女性配合（例如，躺下来或在强奸过程中保持安静），否则男性是不可能轻易实施强奸的。事实上，大部分女性是会进行反抗的，很多人也因此而成功逃脱了。但是，强奸者能够凭借自身蛮力来控制女性，通常还会结合情感胁迫。有时，女性受害者会感到非常害怕，从而不敢反抗，担心反抗会带来更大的伤害。

男性也可能成为性侵犯的受害者，也可能被其他人强奸。相比针对女性的强奸，针对男性的强奸可能隐藏得更加隐蔽，部分原因是男性受害者极少会求助。

10.3.1 被强奸后会有什么反应?

通常而言，强奸受害者会经历一系列情绪反应（参见10.1）。

- 第一反应通常是震惊和愤怒。女

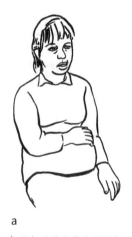
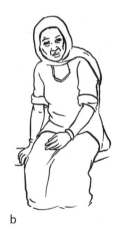
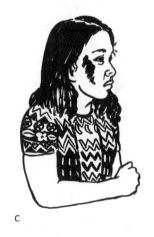
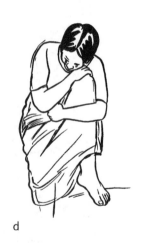

a   b   c   d

强奸给健康带来的影响
a. 意外怀孕
b. 性传播疾病，如艾滋病
c. 外伤，例如，挫伤、撕裂伤、切割伤或骨折
d. 精神健康问题，例如，PTSD 和抑郁

性受害者可能会流泪不止，由于害怕和愤怒而浑身颤抖，无法理解自己刚刚经历的事情。

● 有的女性可能会表现得平静而克制，这并不代表她们已经成功应对了强奸事件。

● 强奸后的几天至几周时间内，受害者可能会自我谴责，害怕遭人谋杀或伤害，感觉自己很肮脏，脑海中不断出现有关强奸事件的想法，出现梦魇和睡眠问题。常见的躯体症状包括：疼痛、食欲减退和疲倦。

● 再往后，受害者可能会变得怕人，害怕与强奸现场相似的地方。她们可能会罹患抑郁（参见7.4）和PTSD（参见10.1），也可能会出现自杀行为（参见7.6）。

● 最终，大部分人会康复，但会经历一个相当漫长而痛苦的过程。

10.3.2 谁会强奸他人？

在针对女性的强奸中，强奸者通常是受害者的熟人。

● 其男友：这种情况有时被称为"约会强奸"。

● 其丈夫：在许多文化中，和丈夫发生性行为都被认为是妻子的"义务"。但是，如果妻子不愿意，那么丈夫强迫其做爱就是性暴力。

● 其社交圈中的某个人，如叔叔、邻居或同事。

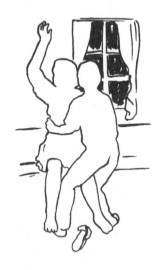

强奸者同样可能是：

● 警察或士兵（特别是在女性当事人被警察或士兵逮捕的情况下——这种情况尤其可怕，因为警察或士兵本该保护她，而如今却强奸了她）。

● 客户（如果当事人是性工作者）。

● 陌生人（强奸可能发生在大街上或当事人家里）。

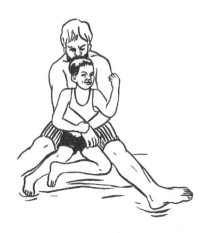

在针对男性的强奸中，强奸者要么拥有权力，如警官、士兵、神父，要么就和受害者共同生活在某个相对封闭的环境中，如监狱、军队、寄宿制学校或男性招待所。

10.3.3　如何处理该问题？

强奸是一个很敏感的话题。花时间倾听，切勿强迫当事人开口谈论其经历。适当优先解决当事人在健康和法律方面的需求。如果对方愿意讲述自己的经历，请在私密环境中讨论该话题。向当事人保证，对于她们的故事，你一定会保密。切勿询问不必要的细节。由于针对男性的强奸往往会导致偏见和耻辱，因此被（其他男性）强奸的男性尤其不愿诉说自己的经历。在向男性提出有关性暴力的问题时，需要特别细心。

询问当事人的问题

● 发生了什么？（尤其要询问性侵的时间、性质及任何外伤。）

● 你的伴侣是否曾经在你不愿意的情况下和你发生性关系？

● 末次月经是什么时候？有没有采取任何避孕措施？（评估女性当事人的怀孕风险。）

● 强奸者有没有使用避孕套？（如果没有，当事人感染艾滋病和性病的风险会增加。）

● 你现在有怎样的感受？（询问她们的精神健康状况，特别是抑郁、焦虑症状及自杀行为。）

● 你有没有把这件事情告诉给其他人？如果有，告诉过谁？他们有什么反应？（这可以帮助你识别当事人在这个困难时期可能获得的社会支持。）

立即需要做的事情

体格检查

建议为当事人进行体格检查，尤其是强奸发生在24小时内的情况下。当事人可能会抗拒检查。此时，你需要安抚当事人，告诉她们，体格检查是在法律上证明强奸的主要途径。体格检查的内容包括：明确性器官及其他部位是否存在外伤（包括直肠损伤，尤其是对于男性受害者而言）、收集精液样本、进行包括艾滋病在内的性病检测。

紧急避孕

如果存在怀孕风险，应尽快给女性受害者提供紧急避孕措施：

● 如果条件允许，予以1.5 g左炔诺孕酮。如果条件不允许，予以雌孕激素复合剂，可考虑预防性给予止吐药。

● 紧急置入含铜宫内节育器，辅以预防性抗生素，以预防性传播疾病。

如果强奸发生超过5天或当事人已经怀孕，应为她提供符合国家法律的安全流产方式。

艾滋病和性病的暴露后预防（post-exposure prophylaxis，PEP）

● 事件发生后，尽快提供艾滋病咨询和检测。

● 根据艾滋病感染风险（取决于当地的艾滋病患病率、性侵者的特征及是否感染HIV、性侵犯的性质及性侵者人数），为经历性侵未超过72小时的受害者提供PEP。

● 如果要提供PEP，需要进行艾滋病咨询和检测。必须提供依从性咨询和PEP相关支持。

● 根据国家指南，提供乙肝疫苗接种。

关注精神健康

● 提供心理急救（参见5.10），确保已妥善讨论如何预防再次遭受暴力。

● 提供切实建议，以帮助当事人打消顾虑（例如，是否要报案的顾虑）。理想情况下，在遭受到性侵犯之后，应该要报案。但是，某些因素（例如，羞耻感、近亲作案、男性被性侵、同性性行为在当地是犯罪）可能会让当事人犹豫是否要报案。

● 解释强奸会带来的心理反应，让当事人了解到恐惧、梦魇和悲伤都是正常反应。

● 鼓励当事人把经历告诉给自己的朋友或亲戚，并和自己能够信任的人待上几天。有人能陪伴她们是更好的。

● 将当事人转介给能够提供法律咨询并提供帮助的支持小组。

● 如果当事人同意，也和她的家属谈一谈。有些男性在妻子被强奸后会抛弃她们。和当事人的丈夫谈谈，告诉他：强奸是犯罪，任何女性都可能成为受害者，试着改变他的态度。

● 如果强奸者或性侵者是当事人的亲戚或朋友，鼓励她将此事告诉给她的家人，以寻求帮助，并防止事件再次发生。

何时转介

如果当地有司法鉴定机构，一定要将体格检查工作交由专门的司法鉴定机构。

之后需要做的事情

● 筛查抑郁或PTSD（参见10.1）、毒品和酒精使用或其他精神健康问题。如果有，进行相应处理（参见7.4、8.2、9.1、9.2）。

● 事件发生后大约4周，安排有关性传播疾病和怀孕（如果当事人是女性）的随访检查和处理。事件发生后大约3个月（如果接受了PEP，则可推迟至6个月），安排有关梅毒、乙肝和艾滋病的咨询和检测。

第 10.3 节总结
帮助性侵犯受害者时的注意事项

○ 强奸和性侵犯是最严重的暴力行为之一。这种经历会影响到个体的躯体健康、性健康和精神健康。

○ 强奸可导致意外怀孕、性传播疾病（乙肝、艾滋病）和严重外伤。抑郁、自杀想法和PTSD是常见的精神健康问题。

○ 帮助当事人的关键是：提供心理急救、确保躯体健康、记录事件经过（包括体格检查）、给予预防怀孕和性传播疾病方面的建议，并提供心理咨询，以处理强奸带来的精神健康影响。

○ 如果当事人选择报案，提供支持及正确的证明文件。

○ 帮助当事人联系支持服务。

10.4　经历丧亲的个体

居丧反应（或哀伤）指的是亲近之人去世时个体会产生的反应。大部分人都会在生命的某个时间经历居丧。失去亲近之人或许是我们不得不面对的最为重大的丧失。这就是为什么居丧会成为精神健康议题的原因。

10.4.1　居丧反应有哪些？

丧亲之痛就像伤口。像伤口一样，丧

亲会让人感到疼痛。像伤口一样，丧亲需要时间才能愈合。也正如某些伤口，丧亲有时会需要更长的时间才能愈合，或会变得复杂（complicated）。丧亲是一种极度私人的体验，并不存在"正确"或"错误"的哀悼方式。在有些文化中，居丧可能是某种群体经历，面对亲近之人的去世，许多人会共同哀悼。在这种情况下，人们更容易和他人分享自己的痛苦和有关丧失的感受。

10.4.2 怎样的居丧反应是"异常的"？

有时，居丧反应会因其时间过长或对当事人的健康造成影响而成为异常的居丧反应。以下这些情况可能意味着异常的居丧反应：

● 如果居丧反应超过6个月（或超出符合情境的预计时长）。

● 如果当事人变得情绪非常低落或想要自杀。

● 如果当事人出现社会退缩。

● 如果当事人回避与去世的亲人或朋友有关的人和事物。

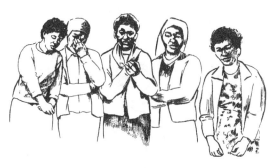

异常的居丧反应在这些情况下更可能发生：

● 当事人在短时间内经历了不止一名亲近之人的死亡。

● 当事人缺乏必要的社会支持。

● 当事人失去了自己的孩子，尤其是唯一的孩子。

● 当事人年事已高，并且失去的是自己的伴侣。

● 死者突然去世，例如遇到交通事故或自杀。

10.4.3 如何处理该问题？

询问当事人的问题

● 发生了什么？你的感受是怎样的？（谈论挚爱之人的死亡可能有助于缓解当事人的震惊。）

● 未来几天，你会和谁待在一起？如果需要有人陪，你可以找谁？（丧亲之后，如果能够立即得到朋友或家人的社会支持，这将非常有助于当事人从丧亲中恢复。）

立即需要做的事情

● 提供心理急救（参见5.1）。

● 安慰当事人，告诉他们，如果他们会时不时地想象自己逝去的亲人还活着，或想要去找寻他们，这样的体验都是正常的，并不代表他们要"疯"了。告诉他们，哀伤会有几个不同的阶段，让他们知道接下来会发生什么，不必太担心自己的某些感受或想法。

● 鼓励当事人和自己的亲人或朋友分享自己的感受。尽可能保证当事人在最初几天内不要独处。

● 如果当地文化中有和死亡相关的仪式，鼓励他们参加。这些仪式往往可以让当事人感受到来自他人的支持。如果当事人信仰宗教，祷告或许可以帮助他们处理哀伤。

● 如果去世的亲人死于自杀，那么需要特别关注当事人的需求，因为他们可能会变得非常愤怒或非常自责。他们尝试自杀的风险也会增高。

● 在丧亲发生后的几天，可以和当事人讨论丧失和悲伤的感受。对于某些情绪（如愤怒），当事人可能会难以启齿，尤其是在逝者是自杀离世的或逝者和当事人的关系不太好的情况下。询问当事人有无这些反应，这能让他们更愿意对你敞开心扉。

● 如果当事人有自杀想法，参考本手册其他部分的内容进行评估和处理（参见7.6）。

● 不要用"这都是命"或"你至少还有孩子"等三言两语来简单地安慰当事人。哀伤是人类的普遍体验。安静倾听，允许当事人表达悲伤，这本身就具有疗愈作用。

● 除非当事人情绪极度低落且入睡困难，否则不要开具安眠药（苯二氮䓬类药物）。

● 鼓励当事人在3～6周内逐渐回归日常生活和工作。工作及其他活动有助于当事人打起精神，重新整装待发。

框 10.5　哀伤的几个阶段

通常而言，人们的哀伤反应有三个阶段，但这并不是说，每个人都会经历完整的三个阶段或遵循同样的次序。

"这不可能是真的"：否认（denial）阶段

这个阶段发生在丧亲后的几天内。在这个阶段，你会觉得消息是假的，你挚爱的那个人不可能离世，这不可能。如果死者是突然离世，那么你的震惊就会更加明显。你可能会感到麻木，感觉像在做梦，一切都不真实。葬礼等活动有助于丧亲者将自己和丧失分隔开来。

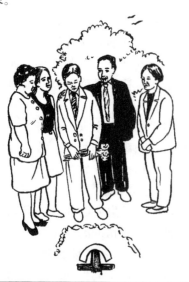

"我觉得很难过"：悲伤（sadness）阶段

这个阶段通常发生在所有仪式的忙碌都结束以后，当事人逐渐回到他的日常生活中去的时候。这时候，当事人会重新注意到挚爱之人的离开。悲伤、想要找寻逝者、想象他们一定还活着，都是这一阶段的常见感受。有的人甚至会听到逝者呼喊他们的名字或梦到逝者。有的人会责怪自己做得还不够，没能阻止死亡的发生，或是对亲人离开自己感到愤怒。在这个阶段，当事人可能会哭泣，出现睡眠问题，不愿参加活动，也不愿见人，甚至觉得活着没价值。

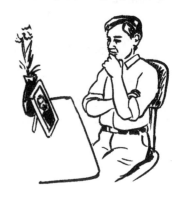

"是时候往前走了"：重整（reorganisation）阶段

这是居丧反应的最后阶段。对于大多数人而言，这时候，他们已经能够把丧失看作生活的一部分，并重新踏上自己余下的人生旅程。对丧失的接受是逐步进行的。绝大多数人都将会时不时地想起逝者。但重要的是，我们想起逝者时的悲伤，不会影响到我们继续享受生命快乐的能力。丧亲者继续前行的真正标志，是他开始规划自己的未来。未来不会再有那个已经离开的人，但未来仍有希望。

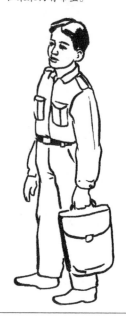

如何处理异常的居丧反应

● 如果居丧反应变得"异常"，你应该按照心理急救的原则（参见5.10），每周给当事人提供至少一次心理咨询。在咨询过程中，你可以和当事人讨论他们和逝者的关系（既探索积极的感受，也探索消极的感受）。让他们带上能够让他们想起逝者的照片或物件，这能够成为讨论的焦点。

● 如果当事人表现出抑郁迹象，你可以运用活跃起来（参见5.13）或健康思考（参见5.14）等心理治疗策略，或者开具抗抑郁药（参见表14.1）。

第 10.4 节总结
处理居丧反应时的注意事项

- 居丧或哀伤是失去挚爱之人时的人类正常反应。
- 如果哀伤的时间超过当地文化的预期（通常是6个月）或导致了严重的抑郁或自杀意念，那就是异常的。
- 给当事人提供心理咨询，讨论丧失，并让亲人朋友也参与进来，给当事人提供支持。

- 如果当事人在丧亲后的几个月出现了抑郁症状，需要针对抑郁进行心理治疗或抗抑郁药治疗。

（译者：潘南）

笔记

_____

_____

_____

_____

_____

_____

_____

童年期与青少年期的问题

在接触儿童与青少年时的一般性方法

儿童和青少年（可统称为年轻人）就像成人一样也可能会遇到从"精神痛苦""精神障碍"到"精神残疾"等一系列不同类型的精神健康问题。精神痛苦可以被广泛地定义为：年轻人的情绪稳定性受到内部因素（如青春期的到来）或是外部因素（如兄弟姐妹的到来或家庭问题）的影响，或是受到内外部因素的共同影响。年轻人的精神痛苦可以体现在行为方面（例如，不听话或表现得比实际年龄小）。当年轻人所面临的挑战超过他们的自身能力，以及可以获得的支持时，他们可能会出现精神痛苦。而精神障碍则是一系列定义更为明确的疾病，表现为一组影响到年轻人的日常功能的情绪、思维或行为模式。儿童的精神残疾通常在出生时就已经存在，或在18岁之前就会出现，会影响到他们自主学习与生活的能力，并且可能持续终生。

虽然人们可能会认为是年轻人存在问题，但在评估与干预时，我们几乎总是需要考虑到他们的家庭。实际上，大多数年轻人都会由一名成人陪同就诊，这位成人可能是他们的父母、其他家人或其他关心他们的社区成员（如老师）。我们需要去平衡家人（或更大范围里的人）参与年轻人诊疗过程的必要性与年轻人自己的独立性和隐私权。以下是在应对年轻人的问题时应遵循的一些一般性准则。

- 创造一个使成人和孩子都感到舒适的空间。一盒有助于发展评估的玩具（框11.1），加上笔和纸，对评估年轻人的情况而言，是十分有用的。

- 始终对年轻人的在场保持敏感。即使孩子的年龄非常小，也应注意自己的语言。避免使用消极负面的术语，给孩子贴标签，例如"淘气"，即使你认为孩子并没有在听，也应当避免使用这样的语言。

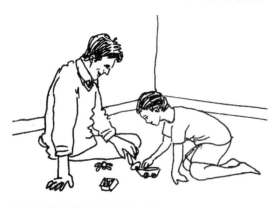
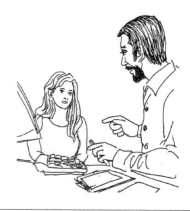

1　与 Gauri Divan 合写。

● 有时,你可能会希望与年轻人单独谈话,如果是这样的话,请问一问他们的家人:你能否与孩子单独交流一段时间。当与孩子交流时,向孩子解释:你不会泄露他们告诉你的任何信息,除非取得他们的同意或出现紧急情况。

● 与孩子交流时,使用通俗易懂的语言。然而,不要居高临下地和青少年说话(即把他们当成小孩子),这样可能会使他们不高兴。

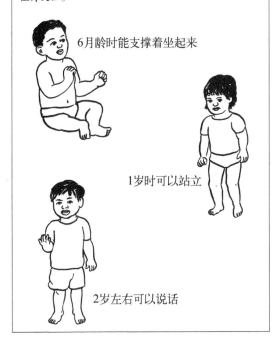

框 11.1　重要的生长发育里程碑

从出生到成年的历程中会有许多里程碑(参见表11.1)。一些重要的里程碑可以用来检查孩子的发育是否比预期更为缓慢,因此记住一些重要的里程碑是十分有必要的。以下里程碑可以帮助粗略地筛查智力障碍。丧失任何一项在某一年龄应该已经学会的技能都值得关注。

6月龄时能支撑着坐起来

1岁时可以站立

2岁左右可以说话

● 同样地,你可能需要和家庭成员单独交流,在这种情况下,向年轻人解释,你为什么希望与他们的父母进行交谈,并且请他们在房间外等待。

● 向家庭成员宣布关于孩子的坏消息时,需要谨慎。给予父母充足的提问时间。

使用简单而准确的术语进行回答。承认自己可能无法回答全部答案,但你会尽你所能地帮助父母。

11.1　发育迟缓的儿童

这一章讨论的是那些发育速度不及大多数同龄人的儿童。然而,需要记住,儿童(及成人)的身心能力存在很大差异。一些儿童可能比其他儿童更擅长运动,可能比其他儿童更擅长学习,也可能比其他儿童更晚学会走路。在第4部分(参见13.3),我们会讨论,为了刺激婴儿的大脑发育,父母应该定期做什么事情(例如,游戏与玩耍)。然而,在某些情况下,儿童达到重要的生长发育里程碑的速度十分缓慢(框11.1、表11.1),这通常是由于某些在儿童出生前就已经存在的问题或遗传缺陷。对于这些孩子,你应当考虑智力障碍(过去通常被称作"精神发育迟滞")的可能性。

11.1.1　什么是智力障碍?

智力障碍是指儿童的大脑发育慢于预期水平,这会导致儿童难以学习新事物。儿童可能会在学习理解周围世界(如理解自己的名字或指令),学习如何坐、走路和系扣子,学习说话和理解新词语或学习如何照顾自己(如如何自己吃饭)等方面进展迟缓。智力障碍通常会在生命早期就表现出来(通常从出生开始)并且持续终生。智力障碍没有"治愈"的方法。然而,可以采取许多措施,来提高儿童及其家庭的生活质量。尽管许多儿童永远都无法达到他们年龄所对应的预期功能水平,许多儿童可以在他人帮助下发展并学习自助技能,只不过其学习速度会比同龄人慢。智力障碍可分为轻、中、重度,最为常见的是轻度残疾。

表 11.1 生长发育里程碑

里 程 碑	儿童应当达到该里程碑的年龄	如果儿童达到该里程碑的年龄超过如下年龄，则应怀疑有问题
对声音有反应	2 月龄	3 月龄
对他人微笑	2 月龄	3 月龄
与大人玩躲猫猫（一种大人一隐一现以逗婴儿的游戏）	3 月龄	6 月龄
能抬头	4 月龄	6 月龄
会笑和发出咿咿呀呀等的声音	4 月龄	8 月龄
玩具能在两手间交换	6 月龄	9 月龄
能自己坐	8 月龄	10 月龄
能自己扶着站起来	10 月龄	12 月龄
可以用手喂自己吃东西	12 月龄	18 月龄
至少可以清楚地说一个词	12 月龄	18 月龄
会找到藏起来的东西	12 月龄	18 月龄
能自己走路	12 月龄	18 月龄
拿着笔乱涂乱画	18 月龄	24 月龄
用手指着要东西和用手指东西给别人看	18 月龄	20 月龄
能执行只有一个步骤的简单指令	18 月龄	24 月龄
能说 8 到 10 个词	18 月龄	20 月龄
能自己洗手	24 月龄	30 月龄
能说两个词的句子	24 月龄	24 月龄
能指出身体的两个部位	24 月龄	30 月龄
知道自己的名字	24 月龄	30 月龄
能双脚跳	3 岁	36 月龄
能说三个词的句子	3 岁	36 月龄
能自己吃饭喝水	3 岁	4 岁
能听从简单的指令	3 岁	4 岁
避开简单的危险	3 岁	4 岁
能画圆	3 岁	36 月龄
学会上厕所	4 岁	4 岁
能画简单的人脸	4 岁	5 岁

（续表）

里 程 碑	儿童应当达到该里程碑的年龄	如果儿童达到该里程碑的年龄超过如下年龄，则应怀疑有问题
能数到5	4岁	5岁
能单脚跳	5岁	5岁
能画有身体的人物	5岁	5岁
想和他人玩	5岁	5岁

11.1.2　为什么有些孩子发展迟缓?

很多因素会影响大脑发育。智力障碍的诱因包括：

- 儿童出生前的问题，包括母亲营养不良、母亲过量饮酒、母亲出现某种类型的感染或母亲在饮食中没有摄入某些重要的必需物质（如碘）。
- 分娩过程中的问题，如滞产或创伤性分娩（如脐带绕颈）。
- 1岁以内的问题，如颅内感染、重度和长时间的黄疸、不受控制的癫痫发作、意外和严重的营养不良。
- 儿童照料方式的问题，如缺乏刺激、虐待儿童和情感忽视。
- 遗传问题，如唐氏综合征。

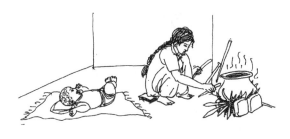

然而，对于多数患有智力障碍的儿童，我们无法找到确切病因。

11.1.3　智力障碍会怎样影响儿童?

智力障碍可通过许多方式影响儿童。

- 躯体功能：例如，儿童走路和动手的能力。

- 自理能力：例如，自主进食、洗澡和上厕所的能力。
- 沟通能力：交谈并理解所讲内容。
- 社交能力：例如，和其他孩子玩耍。
- 精神健康问题风险增加（框11.2）。

> ### 框 11.2　当智力障碍与精神健康问题同时发生时
>
> 智力障碍的儿童更容易遭受精神健康问题的困扰。轻度智力障碍的儿童可能会清楚地意识到自己与其他孩子相比所存在的能力受限，并且可能在课堂上出现情绪和行为问题（如多动，参见11.4）。当他们长大，他们在社交方面的困难会使他们感到抑郁和生气。他们也会面临性冲动的控制问题。智力障碍严重的儿童更容易出现行为问题或精神病性障碍。如果智力障碍儿童的日常行为发生变化，你应该在排除器质性原因之后，怀疑是否存在精神健康问题。

- 躯体残疾和躯体疾病（智力障碍越严重，出现躯体健康问题的风险也相应增加，例如，癫痫发作和躯体损伤）。
- 家庭问题：因孩子的残疾而产生内疚、抑郁和生气等情绪，进而导致家庭问题。
- 由于存在于家庭或社区中的污名而遭到忽视或虐待。

11.1.4　何时应怀疑智力障碍?

如果儿童出现以下情况应怀疑智力障碍。

- 在达到重要里程碑的时间上存在延迟（框11.1、表11.1）。
- 在学业以及与其他孩子玩耍等方面有困难。

- 不能完成简单指令。

如果青少年出现以下情况应怀疑智力障碍。

- 学习速度较班里其他孩子慢。
- 有不适当的情绪反应和性行为（例如，在公共场合自慰）。

如果成人出现以下情况应怀疑智力障碍。

- 在日常功能方面有困难（如做饭、打扫）。
- 在社会适应方面有问题（如交友、工作）。

中度与重度智力障碍通常在孩子2岁前就会被发现，因为孩子达到里程碑的时间存在明显延迟。如果直到青少年期或成年期才初次诊断智力障碍，其程度通常较轻微，仅仅是在长大后必须面对的新责任上存在问题。

11.1.5　如何处理该问题？

特别的问诊建议

年轻人有智力障碍，并不意味着他们无法理解有关他们的对话。不应当表现得好像孩子不在房间里。尊重每个孩子，不论其残疾严重程度如何。参见此章节引言部分的一般性评估建议。

询问父母的问题

- 你对孩子的发育有哪些担忧？（了解父母最担心儿童发育的哪个方面）
- 家庭中是否有其他孩子或成人有类似的问题？（家族史十分重要，因为有些残疾具有遗传性。）
- 你的孩子是在什么时候学会抬头？靠着东西坐？在他人帮助下站起来？自己走路？清楚说出第一个有两个词的句子？（对于大一些的孩子，需要让父母描述孩子一周岁时所具备的能力。）
- 你是什么时候第一次注意到你的孩子与其他同龄的孩子不同？
- 你是否发现你的孩子有任何听力障碍？视力障碍？（在考虑智力障碍前，需要排除其他感觉问题。）
- 对于大一些的孩子，询问自理能力、在校表现和行为。
- 你的孩子是否有任何健康问题，如癫痫发作？
- 怀孕期间有什么问题吗？孩子出生时有什么问题吗，例如滞产？孩子出生后1个月内有什么问题吗？例如，是否有过高烧或抽动？是否有学习问题的家族史？（这些问题可以帮助确认智力障碍的病因。）
- 你认为这些问题的原因是什么？（一些父母可能会认为，是恶魔或诅咒导致他们的孩子发育迟缓。）
- 孩子是否存在某些困难行为是家人难以应对的？（询问无法解释的攻击行为或使家人感到尴尬的行为。）
- 父母或家庭成员在照顾孩子方面是否遇到什么挑战？例如，是否需要以不同的方式来教育孩子？是否不得不因为某些行为而要约束孩子？
- 查看孩子的医疗记录。

问诊时应寻找的迹象

问诊时了解孩子发育程度的关键是：

- 在与父母交谈时，观察孩子及其行为。参考表11.1，根据孩子的年龄，寻找相应的行为表现。注意孩子对问诊的专注度与参与度。患有智力障碍的孩子通常无法顺利问诊，其注意力会经常转移。
- 当你与父母交谈时，可以让孩子玩一些玩具或给他纸和笔画画。
- 当你与孩子的家人交谈时，可以通过对孩子微笑、说话或打手势等方式，使孩子感到放松。
- 注意观察孩子是否有与智力障碍相

关的明显躯体特征，包括：头颅过小或过大、身材非常矮小，以及其他的躯体残疾。但大多数智力障碍的孩子看上去与其他正常发育的孩子相似。

● 注意观察孩子是否有与某种遗传综合征相关的特殊面容。最常见的遗传综合征是唐氏综合征，唐氏综合征儿童通常有眼距宽、眼裂小、眼外侧上斜、外耳小、颈短和通贯掌等特征。

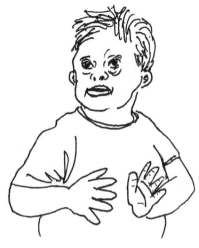

唐氏综合征儿童会出现眼外侧上斜、外耳小、颈短和通贯掌等特征

有智力障碍的孩子容易遭受忽视（他们的家庭可能会认为不值得在他们身上浪费资源）或虐待（包括躯体虐待与性虐待）。在与父母或家庭成员交谈时，应当意识到上述可能性，并且在为孩子进行检查时留心观察。

需要引起注意的迹象包括：

● 当你靠近孩子时，孩子表现得十分紧张或畏缩。

● 孩子看起来营养不良或缺乏足够的照顾。

● 孩子的瘀伤与外伤史不符。

如果你怀疑孩子可能受到任何虐待，在另一名健康工作者在场的情况下，对孩子进行全面检查，并仔细记录结果。

询问孩子的问题

要想询问孩子问题，并检查孩子的能力，需要接受一定的训练与练习。如果孩子是青少年，需要先征求父母：是否可以让你单独问孩子一些问题。否则，应当始终保证父母在场。某些简单的问题可以帮助你评估孩子的语言和社会能力，并了解其能力是否与年龄相符。如果孩子的年龄足够大，可以直接询问他们的担忧（例如，与朋友的关系、家庭情况、学习情况和在校表现）。

立即需要做的事情

最重要的是要先确定孩子是否存在智力障碍。由于智力障碍无法治愈，因此该诊断影响极大。由于孩子可能需要终生支持，智力障碍这一标签会给孩子及其家人带来极大的苦恼和担忧，所以一定要谨慎考虑。除了向父母了解情况，并对孩子进行检查之外，你还应向老师询问孩子的在校表现，并将孩子转介至儿科或精神科进行专科评估。

如果你对诊断结果不确定，可以先告诉孩子家人，他们的孩子在哪些方面可能存在发育延迟，并提出一些简单的建议，以帮助他们。例如，可以通过某些活动来刺激孩子的语言发展（参见13.3）或帮助孩子独立完成某些日常活动。

孩子目前所具有的能力，将是他们未来可能取得多大进展的重要指标。你需要使父母相信，每个孩子都会具有一定程度的学习能力，并说服父母要关注孩子的优势。你也应当告诉父母，孩子在现实情况下可能可以达到怎样的能力水平，当然最好是先转介给专科医生进行正式评估。

● 大多数轻度智力障碍儿童可以上学。许多孩子能够适应常规学校的生活，特别是如果老师能够关注他们的需求，并给予他们所需要的额外关注和鼓励。如果孩子需要更多支持，可以让他们就读配备特殊教育资源的学校。大多数孩子能够自理，并且可以变得相当独立。然而，与同龄人相比，他们需要花费更多时间，来学习相同的技能。这些孩子在长大以后可能会在交友、就业方面遇到困难。

● 大多数中度智力障碍儿童能够在配备特殊教育资源的普通学校中进行学习与生活，这些特殊教育资源能够满足儿童的个性化需求。其他孩子可能需要进入特殊教育学校。他们需要在日常活动方面得到持续性的提示与帮助。例如，儿童可能学会了自己洗漱和上厕所，但需要由他人提示，他应该多久上一次厕所，并且需要在上完厕所后洗手。在社会互动方面，他们需要依赖家人。虽然当地可能存在针对智力障碍者的庇护性就业工厂（参见第15章以获取本地资源），但绝大多数人无法正常就业。他们在成年期可能会出现不恰当的性行为。

● 重度智力障碍儿童大多需要持续终生的一对一照护。他们可能合并躯体残疾和其他健康问题，无法很好地控制二便。这些孩子即使上特殊学校也无法很好地适应。当然，我们应当尽可能地让家人能够从日常照护中得以喘息。

照顾智力障碍儿童的一般性原则如下：

● 如果孩子存在明确的健康问题（如甲状腺功能低下或癫痫发作），应当进行相应药物治疗。除了这些特殊的（且罕见的）情况以外，不推荐使用药物来治疗智力障碍。智力障碍儿童通常会出现破坏性行为，应当通过识别并处理环境诱发因素，来控制这些行为，而不是使用药物。"大脑补品"或其他据称可以改善大脑功能的药物，对孩子的思维能力并没有作用。

● 警惕年轻人行为的恶化或突然变化，这可能意味着他们出现了精神健康问题。

● 提供有关智力障碍儿童家庭支持计划（经济支持或教育支持）的信息（参见第15章）。

● 与家庭保持定期联系。在面对智力障碍这样严重的诊断时，儿童父母与其他家人可能会陷入否认、愤怒、失落与悲伤的循环。对于智力障碍儿童的日常照料，会使父母承受很大的压力，特别是重度智力障碍。可以考虑将父母转介给当地的支持团体（参见第15章）。需要意识到父母也有出现抑郁和焦虑的可能性，应当密切随访，并提供相应帮助，可参考本手册的其他章节（参见3.9）。

● 如果你怀疑孩子遭受虐待或忽视，应采取相应措施，参见11.5。

父母应当做些什么

告诉父母，我们永远不知道智力障碍儿童具有怎样的潜力。因此，父母应当为孩子提供各种各样的学习机会，例如，与他人交流、玩耍和互动。父母需要使用更适合年幼孩子的语言。当孩子开始讲话时，他们应当使用更复杂的语言来讲话和讲故事。

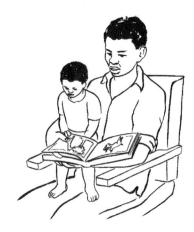

鼓励父母持续关注孩子的教育需求，因为学校可以帮助孩子学习社会技能、交友和学习知识。让父母明白，智力障碍儿童和其他孩子一样需要接受教育。给父母介绍当地能为特殊需求儿童提供支持的学校（参见第15章）。

框 11.3[1]　父母帮助孩子学习日常活动的一般性准则

- 试着想想孩子的优势，并充分发挥这些优势（如孩子可能很有爱心、可能喜欢秩序、可能擅长完成简单的指令）。
- 对孩子的期望应符合实际，并且对孩子应有耐心。
- 从简单的任务开始，当孩子完成简单的任务之后，再进行更为复杂的任务。
- 将一项活动拆分成一个个更小的部分，然后逐一教孩子。例如，穿上衬衫可以分成如下步骤：提起衬衫，放好位置，将一只胳膊穿进袖子里，将另一只胳膊也穿进袖子里，将衬衫在胸前合拢，从下至上扣紧扣子。每次只教一个步骤，等孩子学会一个步骤后，再学习下一个步骤。
- 无论孩子取得多么小的成功，父母都应表扬孩子。表扬的方式可以是微笑、拥抱、积极的鼓励或特别的奖品。
- 不要因为孩子做不到某些事情或犯了错而惩罚他们。

最好忽视那些不良行为。因为父母的注意（即使是批评性质的注意）也可能会鼓励孩子持续做这件事情。如果可以的话，推荐使用"行为表格"（框11.4）来修正不良行为并奖励积极行为。

- 让孩子参与家务，例如，孩子可以在你削土豆时学习如何洗土豆。
- 尽力教孩子社交技能，例如，学习打招呼和说再见、分享玩具并轮流玩玩具、在使用他人物品前征求他人同意。教这些技能的最好方式，就是以身作则——亲自在孩子面前做这些事情。向孩子仔细说明，你希望他们怎么做、为什么要这么做，并在孩子做对了之后予以表扬。
- 即使孩子可能会犯错（甚至弄得一团糟），也应该允许孩子做任何他们可以独立完成的事情，这会使孩子感到自信，并变得更加独立。

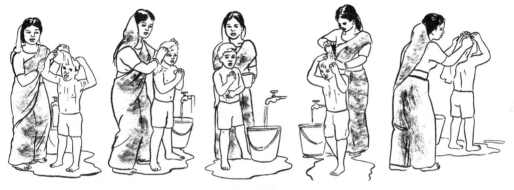

| 将一项技能拆分成若干更小的步骤，以帮助孩子学习该技能

框 11.4　行为协议

　　我们努力工作，都希望能获得奖励或快乐。当达到预定目标时，我们的快乐可以来自简单的奖励（如称赞、拥抱或在背上拍一拍，这些奖励都是自然而然的）或更为具体的奖励（如小星星、分数、贴纸，对青少年而言，则可以是代币或金钱）。父母（有时候是老师）与孩子订立的行为协议，可以明确规定父母（或老师）对于孩子的期望，并使得双方都同意某项计划。对于孩子的良好行为，父母可以给予特定奖励，而对于他们的不良行为，也应当采取特定措施或取消孩子的某项

权利。这种协议也可以帮助确定谁遵守了协议，谁又违反了协议。"行为表格"提供了某种可视化的有趣方式，来帮助孩子完成积极行为。"行为表格"可以广泛用于多种精神健康问题。

　　使用"行为表格"的父母需要了解以下准则：
（1）确保目标简单客观。例如，目标可以是"吃早餐"而不应是"表现好"。
（2）确保最初的目标在孩子的能力范围之内。例如，最初的目标可以是"一个星期吃三次早餐"而非"每天吃早餐"，这样容易使孩子获得成就感。
（3）表格应具有吸引力和互动性，也可以让孩子参与制作（如孩子可以给表格上的星星上色，或在表格上贴贴纸）。
（4）如果没有达到目标，父母也应当始终如一地坚持协议，不能迫于压力给予孩子奖励。
（5）目标可以是正向的（如"学会耐心等到轮到他的时候"），但结果可以是负向的（如"如果孩子没有做到一周吃三次早餐，他就不能在周六看他喜欢的电视节目"）。

1　译者注：原著中框11.3无框引。

（6）在合适的时间范围内给予孩子奖励（例如，对于年幼的儿童来说，可以在每周结束时兑现承诺。青少年则可以每两个星期给予一次奖励）。

（7）奖励应当具有吸引力（如与孩子的爱好相关的奖励、孩子感兴趣的活动或一顿美食）。

（8）请记住，不是每一张行为表格都能见效。如果父母没有成功，可以休息一下，再重新开始。

要完成的目标：						
星期一	星期二	星期三	星期四	星期五	星期六	星期日

每次我做到了 _____（期望的活动），我就可以获得1分/1张贴纸/1个小星星

当我收集到 _____（星星/代币的数量）时

我就可以获得 _____（奖励）

孩子的签名　　　　　　　　　　　　　　　　　　父母的签名

何时转介

　　理想情况下，应将所有怀疑智力障碍的孩子转介至儿保所进行评估以确诊（如果没有类似诊所，可转介至儿科医生或心理专家）。儿保所的专家能够全面评估可能导致孩子出现相应问题的可治病因（如甲状腺功能低下），治疗癫痫发作等健康问题，并评估孩子的优势与困难。智力障碍这一标签会伴随终生，所以诊断时务必十分谨慎，反复斟酌。唐氏综合征儿童可能合并心脏问题和其他躯体异常，所以需要由专科医生进行检查，以排除并发症。

第 11.1 节总结
帮助智力障碍儿童时的注意事项

- 智力障碍的特点是在达到发育里程碑的时间上存在明显延迟，特别是在理解并学习自身经验，以及发展语言与躯体技能方面。
- 智力障碍并非一种疾病，而是一种持续终生的状态。
- 智力障碍无法治愈，但或许可以预防，保证孕产期健康及适当的儿童早期照护，可帮助预防智力障碍。
- 早发现十分重要，因为父母训练可帮助孩子改善。
- 轻度智力障碍可能直到青少年期甚至成年期才被发现。
- 应当使父母了解如何照顾他们的孩子，以及哪里可以接受特殊教育。
- 应当意识到智力障碍儿童很可能遭受忽视与虐待。
- 药物对智力障碍的作用十分有限，仅能用于控制儿童可能出现的癫痫发作和严重精神障碍。

11.2　存在沟通困难的儿童

　　孩子自出生那天起就会沟通。他们饿的时候、冷的时候、尿裤子的时候，以及需要拥抱的时候都会哭泣。沟通由理解语言（较早出现）和表达语言（较晚出现）两部分构成。正如前文所述，孩子在不同年龄会发展出不同的沟通技能（表11.1）。

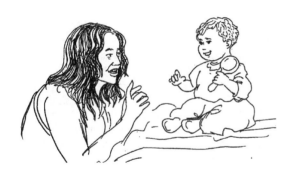

如果孩子存在沟通困难，父母通常会在孩子学龄前或学龄期寻求专业帮助。

11.2.1 导致儿童沟通困难的原因

根据年龄不同，导致儿童出现沟通困难的原因有很多，包括：

- 听力障碍或耳聋。
- 特定的语言发育迟缓。
- 智力障碍（参见11.1）。
- 口吃或言语含糊。
- 孤独症。
- 选择性缄默症。

上述残疾与障碍大多没有明确的病因，但多种遗传与环境因素与之有关。母亲孕期服用的药物和新生儿出生后的严重黄疸可能导致听觉损害，生活中的压力事件（例如进入一所新学校）可能会导致选择性缄默症，而口吃的孩子往往有言语问题的家族史。

11.2.2 如何处理该问题?

当父母来咨询孩子的沟通困难问题时，应当详细询问病史，以鉴别沟通困难的不同原因（框11.5），特别是需要了解孩子3岁前的发育情况。

询问父母的问题

- 你是从什么时候开始担心孩子的沟通问题的?
- 你是否担心孩子存在其他方面的发育问题?（智力障碍儿童会在其他里程碑方面也出现发育迟缓。）
- 家里其他家庭成员是否也出现过相似的行为?（口吃与孤独症可能有家族史。）
- 你能否谈谈孩子2岁前的情况?（特别询问孕产期是否存在可能导致智力障碍或耳聋的事件。）
- 你的孩子是否有什么异常的行为?（孤独症儿童可能会出现某些异常行为，参见框11.5。）
- 当你突然改变孩子的日常习惯时，孩子会不会生气?他会如何表现这种痛苦?（该问题有助于鉴别孤独症。）
- 孩子是否对其他孩子的活动感兴趣?孩子能够恰当地玩玩具吗?（孤独症儿童很少玩"过家家"，也就是说他们不会假装自己是大人，然后去玩玩偶或厨房用品玩具。另外，相比与同龄孩子玩耍，孤独症儿童更喜欢沉浸在自己的世界里。）
- 孩子在沟通方面的改变是不是突然发生的?［选择性缄默症儿童往往会因为不愉快的经历（如弟弟妹妹的出生）而突然在沟通方面发生改变。］

问诊时应寻找的迹象

对存在沟通困难的孩子来说，与其跟他们直接交流，不如在与其父母交谈时直接观察他们。在你向家庭成员了解病史的同时，可以给孩子一个小玩具，并观察以下内容：

- 孩子是否因为你的来访而显得害羞且不知所措?他们是否紧紧依偎着父母或看向父母以寻求安慰?（如果出现这样的情况，孩子可能有语言发育迟缓、轻度智力障碍或选择性缄默症。）
- 孩子玩玩具时是否有异常?（例如，用手摆弄玩具车的轮子，而不是滑动玩具车，或轻弹娃娃的眼睛，这些不同寻常的举动往往提示孤独症。）

- 孩子看起来是否对周围发生的事情不感兴趣？在问诊过程中，孩子是否很少与父母有眼神交流？孩子在玩玩具时是否很高兴独处？（这些都是孤独症的特征。）

- 孩子是否会使用某些手势？这些手势是否恰当？（例如，听力障碍的孩子不会说他们想要什么，而是会看着妈妈，然后用手指向他们想要的东西。）（孤独症的孩子通常会有异常的手势。）

- 孩子是否存在某些异常举动，例如，前后摇晃身体、用脚尖走路、拍手？（这些同样是孤独症的特征。）

对于可以说话的孩子，可以询问孩子一些关于其朋友和爱好的简单问题。注意倾听孩子的回答。

- 虽然孩子可能很害羞，但他是否与你有良好的眼神交流？（提示智力障碍、选择性缄默症或口吃。）

- 孩子是否尝试说话，却表达得不流畅？（口吃。）

- 孩子是否直到你走到他面前才能注意到你，并且在注意到你后很高兴和你交谈？他说的话是否难以理解？（听觉损害。）

- 孩子是否沉浸在自己的世界里而忽视你的存在？当你试图与他交流时，他是否依然专注做自己的事情而不理会你？孩子是否会无意义地重复你的话？他们是否会使用一些不寻常的、你无法理解的词？（孤独症。）

立即需要做的事情

首先需要记住，没有药物可以治疗以上所述情况。因此，不要建议父母给孩子服药，不管是谁开的药。

每个特定问题都有不同的应对措施。除了口吃以外，对于其他各种沟通困难，最好首先检查孩子的听力情况。

- **口吃**　焦虑与压力会加重口吃。

框 11.5　鉴别沟通困难的常见病因

听觉损害或耳聋：程度严重的听觉损害或耳聋会比较明显。父母可能会注意到，他们的孩子在婴儿时就对声音没有反应，并且在逐渐长大后也不会发出声音。轻度的听觉损害可能比较"隐蔽"。孩子可能会表现得不够专注，只对响声有反应，有相关的言语发育迟或言语障碍。听觉损害的孩子会使用其他方式来表达他们的需求（如手势），并且其他方面的发展和他们的年龄相符。

智力障碍：患有智力障碍的孩子对声音有反应，但是他们在多个方面的发育都会有所延迟（参见表11.1）。所以，他们的语言水平可能差于他们的实际年龄。

口吃：口吃是指孩子在说话方式上有困难，即因为说特定的词语有困难而导致语句的断断续续。言语表达不连贯可能是因为犹豫、特定语音的重复或拖长。当口吃情况较严重时，会出现"阻塞"现象，也就是孩子不能说出某个完整的词。口吃可能是由潜在的焦虑所致。5岁以下的孩子通常会出现口齿不清（如大舌头），但这种现象在孩子长大后通常就会消失。

特定的语言发育迟：特定的语言发育迟是指在不存在听力丧失或其他发育迟的情况下，孩子只出现语言方面的发育迟。孩子会较晚才学会说话，并且难以流畅地与人对话，但他们能够在适当的情境中正确使用他们所拥有的语言技能，并辅以手势。

孤独症：孤独症是一种神经发育障碍。虽然所有的孤独症患者都具有社会交流障碍，但从重度到轻度差异很大。最严重的情况下，孩子可能完全无法说话，也没有兴趣和他人交流。而较轻的情况下，孩子可以与同龄人进行沟通，只是沟通相对困难。孤独症孩子的兴趣相对狭窄，并且会重复某些刻板行为[例如，他们可能会对某个玩偶或玩偶的某个部分非常"着迷"，也可能会对某些不算是玩具的物品（如一根线）非常感兴趣]。

很多孤独症的孩子会无意义地重复某些词汇或复述他们所听到的话（例如，重复说"你好"或重复唱广告中的简单歌曲）。某些孩子可能会创造出"毫无意义"的词汇或以异常语调使用某些词汇（例如，很高的音调）。孤独症的孩子不会使用手势表达他们的兴趣与需求（例如，他们不会用手去指自己想要的饼干）。他们也很少会使用社交性手势，例如，挥手表示再见。许多孤独症的孩子对声音、触摸和光线十分敏感，这些都会使他们感到焦虑不安。许多孤独症的孩子都具有一定程度的智力障碍，但并非所有孤独症的孩子都是如此。

选择性缄默症：选择性缄默症患者的生长发育往往正常，他们在陌生人面前或在学校里突然不说话，但仍然可以在家人或特定的人面前正常说话和做手势。

因此，应首先向父母和孩子表明，口吃不是他们任何人的错，从而减轻他们的心理压力。在孩子口吃时，父母需要耐心地让孩子说完句子，而不是催促他们，这样才

能增加孩子的信心。父母在与孩子交谈时，需要有耐心，在交谈时要放慢自己的语速，不要催促孩子回答，也不要替孩子说出他们努力要讲的词语。父母最好每天花一定的时间，和孩子慢慢地聊一聊他们感兴趣的话题，给予孩子说话的机会，并注意不要对孩子施加压力。父母应和孩子的老师进行沟通，请老师允许孩子在重建信心之前不要参加一些当众朗读或演讲的活动。更为严重的口吃，即伴有语流完全阻塞的口吃，则需要由语言治疗师介入。

● **选择性缄默症**　选择性缄默症往往与轻度语言发育延迟有关。因此，也应当针对语言发育延迟进行干预。向父母解释，孩子可能是因为感到焦虑才在特定的社交场合拒绝说话。在这样的情况下，父母最好不要强迫孩子讲话，可以尝试一些奖励手段，以鼓励孩子在特定的社交场合讲话（框11.4）。更为严重的缄默症可能会影响孩子的学业，需要转介给语言治疗师。

● **语言发育延迟**　对于语言发育延迟，应教会父母该如何丰富孩子的语言环境。所有照顾孩子的人都应努力地教孩子指认物品，并与孩子说话，而且最好只用一种语言与孩子交流。父母需要明白，语言学习是一个缓慢的过程。如果强迫孩子说话，反而会使孩子更为紧张焦虑。

● **孤独症**　孤独症是一种更为复杂的障碍。父母需要明白，尽管某些措施可以在一定程度上帮助孩子（框11.6），孩子可能依然无法克服当前的困难。

何时转介

除非你对诊断非常确定，否则不要轻易给孩子贴上发育障碍的标签。将孩子转介给接受过专业训练的专家以进行评估，例如教育心理学家或儿童发展专家（如果无法联系到相关专家，可以转给儿科医生）。这些专家可以向父母（包括你）介绍如何

框11.6　如果无法获得专业干预，父母该怎么办？

对于所有存在**沟通困难**的孩子，都应尽量丰富孩子的听说环境。作为父母，你应当：

- 向孩子讲述你正在做的事情，描述你正在使用的物品，并且告诉孩子物品的名称。
- 向孩子描述他正在做的、正在感受的，以及正在看的东西。
- 设计一些有趣的词语游戏，例如"我是小间谍"猜物游戏，这种游戏可以很好地让孩子学习形容词。
- 为孩子读画册，并且仔细描述书中的插画。
- 和孩子交流时，你应注意使用正确的词语和语法，但不要指出孩子的错误。
- 如果你的孩子在看电视，在电视节目结束后，让孩子给你讲一讲节目的内容。
- 不要强迫孩子说话。
- 和孩子一起唱歌，并且使用手势，来强调你所表达的意思。

对于**孤独**症的孩子，沟通困难会导致亲子沟通问题。作为孤独症孩子的父母，你可以尝试以下策略：

- 仔细观察孩子对什么东西感兴趣、什么东西会使孩子不高兴、什么东西可以使孩子冷静下来。了解孩子表达情绪的信号。
- 放慢日常活动的速度，允许孩子慢慢来。
- 在日常活动中，给予孩子表达自我的机会，尽管孩子可能只能通过行为来表达自己的想法（例如，孩子可能会通过走开的方式，向你表达他们不想要做什么事情，你需要正确识别并应对这些情况）。
- 等待孩子寻求你的帮助，允许他们和你交流。例如，如果孩子想要喝水，你应该等待孩子自己说出需求，而不是你在猜到孩子的意图之后主动递给孩子一杯水。
- 减少指令。相反，你应该使用简单的步骤向他们展示，或者使用仅包含一两个词的简单指令（例如，"晚饭"）。
- 在遇到新环境时，向孩子简单解释可能发生的事情，从而帮助孩子在陌生环境下保持镇静。

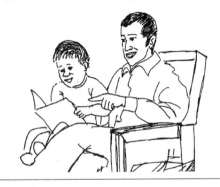

帮助孩子发展，并提供一些当地的治疗资源（参见第15章）。框11.6介绍了如果无法获得专业干预，父母可以采取哪些行动。

第 11.2 节总结
帮助沟通困难的孩子时的注意事项

- 很多原因可能导致沟通障碍，包括听力损害、智力障碍和孤独症。
- 因为不同病因有不同的应对措施，所以，如果情况允许，应该请专家来评估沟通困难。

- 早发现有助于为孩子提供一个语言丰富的适当环境。
- 父母需要了解特殊教育相关资源信息，以支持孩子的特殊需求。

11.3 存在学习困难的儿童

儿童的学习困难可能有很多原因。例如，也许他们需要协助父母做家务或工作。也许学校条件不佳，或老师没有接受过良好训练，这可能导致儿童觉得教育没什么用。有些重要的儿童精神健康问题也可能会导致学习困难。让儿童继续上学是促进健康的重要内容，因为受过教育的儿童会成长为更健康的成人。如果儿童出现了学习困难或辍学，健康工作者应当努力找出原因，并提供合适的建议和支持。

11.3.1 导致儿童学习困难的原因有哪些？

常见原因包括家庭原因、学校原因或儿童自身的原因。家庭原因可能包括：缺少足够的父母关怀或父母疏于照看儿童（参见11.5）。如果儿童是第一代学习者，这就意味着家里没有上过学的成人，大人们可能无法支持孩子的学习。学校原因可能包括：教学设施较差、班级规模过大、老师未接受过良好训练，以及教学语言不同（可能与儿童在家中使用的语言不同）。儿童也可能罹患一种或多种精神健康问题，导致他们出现学习困难。这些精神健康问题包括：

- 智力障碍，可能会导致学习困难（参见11.1）。
- 多动症，可能伴有注意缺陷（参见11.4）。

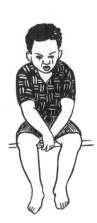

- 抑郁，因此儿童（通常是青少年）会感到不开心，并在学习和其他事情上丧失兴趣（参见11.8）。
- 品行障碍，可能会导致儿童"行为不端"和惹麻烦（参见11.6）。
- 儿童虐待，可能会导致儿童感到不开心、害怕和注意力不集中（参见11.5）。
- 听力或视力问题。
- 药物使用不当，特别是青少年（参见9.2）。
- 智力障碍或阅读障碍（参见11.1，框11.7）。

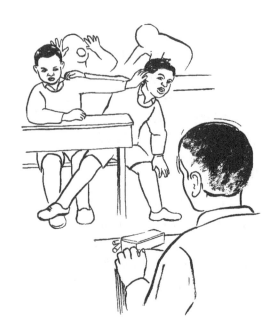

11.3.2　如何处理该问题？

询问父母的问题

　　父母很少会因为孩子的学习问题而带孩子去看病。因此，绝大多数情况下，你都需要警惕社区中的哪些孩子没去上学，并且主动寻找其原因。你需要按照以下方式来询问儿童时期的常见精神健康问题：

　　● 你是什么时候意识到你家孩子存在学习困难的？（询问有关儿童生长发育的问题。请记住，轻度智力障碍可能会等到儿童上学后才被发现。仔细检查儿童达到发育里程碑的情况，这或许能够提示儿童是否存在智力障碍，参见11.1。）

　　如果你确信该儿童没有智力障碍，再询问如下问题：

　　● 你觉得，你家孩子的视力或听力有问题吗？

　　● 可以告诉我，你家孩子平时的活动水平吗？（考虑多动症和坐立不安，参见11.4。）

　　● 可以告诉我，你家孩子是否听从你的指令？（询问注意力不集中的情况，参见11.4。）

　　● 你家孩子具体有什么学习困难？孩子在阅读、拼写和写作上会存在困难吗？孩子在学习数学上会存在困难吗？孩子在

框 11.7　什么是阅读障碍（dyslexia）？

　　学习障碍就是通常所说的**阅读障碍**，是儿童在理解和处理学习的特定方面存在困难的状况。例如，儿童可能在阅读、拼写、写作或数学上存在特定困难。这些儿童通常智力正常。因为教育工作者往往缺乏对这类问题的意识，所以很多老师会把阅读障碍儿童当作智力障碍或"懒惰"。这类儿童在教室里可能会容易分心，感到无聊、沮丧，并出现不端行为。阅读障碍常常会导致学习成绩差，孩子的信心也会饱受打击。

　　我们尚不知道学习障碍或阅读障碍的病因，有可能是大脑处理信息的方式出现了问题。但我们知道，阅读障碍很普遍，而且与智力障碍是两种不同的问题。在特殊教育的帮助下，部分阅读障碍儿童可以跟其他儿童表现得一样好。阅读障碍儿童可能会在以下方面存在问题：

- 抄写、拼写和写作；
- 理解指令；
- 数字和数学；
- 朗诵；
- 阅读理解；
- 行为，因为儿童在学习上受挫或挣扎。

理解指令上有困难吗？（这些问题可能单独出现，也可能合并出现，阅读障碍儿童通常会出现这些问题，参见框11.7。）

　　● 你家孩子在分辨左右方面有困难吗？有没有动作笨拙或肢体不协调的问题，例如在运动方面？（很多阅读障碍儿童会出现这些问题，参见框11.7。）

　　● 最后，询问家长是否存在家庭问题，包括暴力和儿童虐待，这些问题都可能会使得儿童变得不安（参见11.5）。

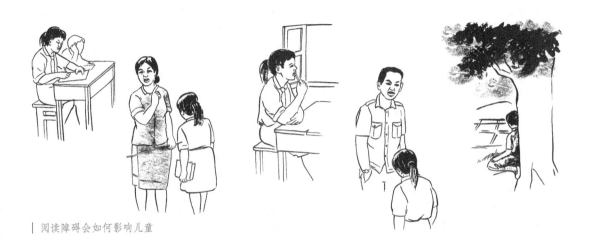

| 阅读障碍会如何影响儿童

询问儿童的问题

通过对儿童的问诊来识别阅读障碍，需要一定经验和技术。理想情况下，你应将儿童转介给特殊教育机构或诊所，以求进一步测试。父母可能会非常担心这些"测试"，你要向他们解释，为什么需要做这些测试。但是，如果附近没有特殊教育机构，你可以询问儿童以下问题，以帮助识别儿童是否存在阅读障碍：

- 你觉得哪些地方学习起来比较难？（儿童的视角很重要。记住，儿童也会因为自己的学习困难而感到担心。）
- 你能听清老师说的话吗？能看清黑板上的字呢？（这可以提示听力或视力问题。）
- 你觉得学什么科目比较开心？（例如，在数字方面有问题的儿童不会喜欢数学，但也许会更加喜欢语文。）
- 你能够读懂或听懂老师说的话吗？你在写字上有困难吗？你学数学有困难吗？（可以查看儿童的作业本，寻找字迹混乱的地方或重复出现的写字错误。）
- 对于你的这些困难，老师和父母有什么反应？
- 你喜欢学校的什么部分？

查看儿童的作业本或许会帮助你更好地发现儿童的学习困难（下一节会罗列要寻找的作业错误类型）。

问诊时应寻找的迹象

- 检查儿童的听力和视力，理想情况下应在安静的房间内进行。如果你无法联系到专科医生，以下的听力和视力测试只作为初筛。
- 评估视力可以按以下方式进行：要求儿童读一段常规字体大小的文本或让他们描述书中的某张图画的内容，然后评估他们需要把书放在离脸多远的地方才能看清；或可以通过视力表来进行评估。
- 在评估听力时，你应站在儿童后方距离一臂长的地方，让儿童每次遮住一只耳朵，然后，你需要轻轻地念出三个不同的数字/字母（如4、k、6），要求儿童进行复述。如果，儿童回答正确，则换一组数字/字母进行测试。如果儿童能在六个字母/数字中正确复述出至少三个，则认为通过测试。
- 阅读障碍的迹象可分为学习迹象、运动迹象和语言迹象三组。
  ○ 学习迹象：要求儿童读一段简单文本（所读文本需符合儿童的年级水平），让他就某个主题写几句话（如他的家庭），再临摹几个图形。对于阅读，寻找阅读错误，例如，因为猜测或理解上下文而读错单词［如将"litter"（垃圾）读作"letter"（信件）或将"home"（家）读作"house"（房子）］，又例如忽略了字母或遗漏了单词［如将"红色"（red）读作"阅读"（read）］[1]。对于书写，查看是否存在单词成团、字形混乱、字母或单词呈镜像反转（如"b"写为"d"或"no"写为"on"）[2]的情况。对于拼写，查看是否存在字母省略或字母替换等错误。评估算数能力时，可以让儿童进行简单的两位数加法。观察他们在识别数字或解释数学概念（如"大于"和"小于"）时是否存在错误。对于正确识别运算符号（加、减、乘、除），他们也有可能存在困难（如加号当作乘号）。
  ○ 运动迹象：儿童可能表现得坐立不安或多动，显得容易分心且健忘，也许会使用特殊的握笔方法，显得很笨拙，

---

1 译者注：文章所说的是英语中的阅读障碍。汉语阅读同样存在阅读障碍，儿童易混淆音同、形似、近义的字词。
2 译者注：汉语阅读障碍的儿童在书写时可能会出现构型错误、镜像字、同音替代等错误。

且书写较差。你可以让他指出自己的右臂或左耳，从而检查左右定向是否存在问题。他有可能不会自己系鞋带或扣纽扣。

○ 语言迹象：说话可能存在延迟或含混不清，可能无法理解指令或讲简单故事。

John has o funny tay boat Look how beg it is ! He can play with et.

| 阅读障碍患者的字迹

父母可以做些什么

● 父母通常会感到沮丧或困惑，因为孩子虽然看上去聪明且正常，但是学校表现却不理想。他们也许会担心孩子是否存在智力问题。你需要向他们解释，学习困难有很多原因，阅读障碍只是其中一种。向他们解释，孩子可能存在学习困难，不应该因为学习不好而受到责备。理想情况下，在向父母做出解释前，你应该先把孩子转介给专科进行进一步评估。

● 补习教育（remedial education）是帮助阅读障碍儿童提高学习成绩的特殊教育方式之一。补习教育通常会识别出儿童存在困难的学习领域，不论是字母分解和单词识别（阅读），还是理解和处理数字，或是加工文本信息，并在儿童存在困难的领域予以支持。经过有针对性的帮助，大多数儿童能够完成学校学习，而且很多儿童还能学得很好。阅读障碍儿童并不需要参加"特殊"学校，即主要为智力障碍儿童开设的学校。但是，他们可以在普通学校的资源教室中接受特殊教育者的帮助。

● 如有可能，将儿童的需要告诉老师。向他们解释，这个孩子并不存在智力障碍。很多学校会降低学习障碍儿童的"要求"，因此你可以鼓励老师和家长针对学校政策进行研究。这些政策包括：为儿童配备"朗读者"（帮助其阅读的人）、允许儿童使用计算器、给予更多的考试时间。也可以鼓励学校允许孩子不学习某些科目或在某些方面的打分上（如书写，参见13.4学校精神健康促进）更宽容一些。

● 给儿童提供心理辅导。这些儿童可能会感到失落和愤怒。向他们解释，他们存在某些导致学习困难的问题。告诉孩子，他并不"愚蠢"，如果能得到适当帮助，他能够表现更好。

何时转介

除非你对诊断非常确定，否则永远不要对孩子说，他有智力障碍或阅读障碍，尤其是对于轻度智力障碍儿童，轻度智力障碍看起来可能像是阅读障碍。将孩子转介给接受过适当训练的专业人士（如教育心理学家或儿童发展专家）进行评估，他们也会在当地的补习教育资源方面（参见第15章）给出建议。如果无法获得专业干预，请参见框11.8。

框 11.8　如果无法获得专业干预，该怎么办？

○ 鼓励家长每天抽出时间在作业和学习上帮助并支持孩子。家长应该把课程内容分解开来，并且尝试用不同的方式来教孩子。例如，如果孩子存在阅读困难，可以把课文念给他听，这也许可以帮助他理解课文内容。

○ 画画、涂色、临摹不同图案（如钟、人）等游戏可以帮助儿童提高精细运动能力，从而改善书写。

○ 调整教学方式，以适应儿童需要（如减少作业书写量，而代之以口头表达），也可以通过调整课程内容，让孩子学习更少的核心概念。

○ 鼓励学校降低对孩子的要求（如考试时给予更多时间）。

○ 如果无法适应普通学校，则可尝试技校，从而帮助儿童学习技能，增加未来的就业机会。

第 11.3 节总结
帮助学习困难儿童时的注意事项

- 在学习上有困难的儿童可能正在经历精神健康问题。智力障碍、多动症、阅读障碍、抑郁和儿童虐待都可能导致学习困难。
- 阅读障碍会导致阅读、写作、拼写或数学等方面的特定问题，从而导致正常智商的儿童在学校表现不好。

- 阅读障碍是儿童时期行为不端或抑郁的重要原因。
- 阅读障碍的诊断需要专科评估。
- 阅读障碍的儿童仍然可以继续在普通学校学习。将阅读障碍的情况告知老师，倡导学校提供特殊教育方面的协助（有关学校精神健康促进的建议参见13.4）。

11.4 好动的儿童

很多儿童在年纪小的时候很难专注很长时间，他们的注意力会很快从一个活动转移到另一个活动。但是，随着慢慢长大，儿童在给定任务上的专注时间会变得越来越长。能否安稳地坐在某个地方，反映了儿童专注于某个特定任务（如读书）的身心能力。如果儿童无法集中注意力，他们可能就无法跟上课堂教学。同样，如果儿童无法专心听父母讲话，父母可能会认为儿童表现不好。如果注意力不集中伴有坐立不安，以及对行为后果缺乏考虑（冲动性）等问题，儿童可能患有**注意缺陷多动障碍**（attention deficit/hyperactivity disorder，ADHD）。

11.4.1 为什么有些儿童会坐不住？

ADHD可能导致儿童坐不住。ADHD在男孩中更为普遍。有ADHD的儿童可能会：

- 坐立不安，例如，无法整节课都坐在椅子上。
- 难以集中注意力，例如，无法完成作业或完成指令。
- 容易分心，不能把已经开始的事情做完。
- 做事冲动——做事不考虑后果，例如，车流繁忙的情况下横穿马路。
- 游戏或谈话时等不及轮到自己。

- 特别渴望他人注意。
- 缺乏条理、不整洁、容易丢东西。
- 因此常会出现学习困难。

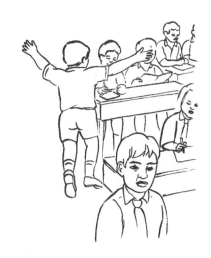

这些行为也许会极端到影响儿童的生活：

- 在家里，男孩可能很难管教，可能会因为好动、冲动和注意力难以集中而让父母感到很累。
- 在学校，他可能学习很差，因为无法安静地坐着并听讲而经常打断老师，也可能会不断扰乱课堂秩序。
- 玩耍时，他可能会因为等不及轮到自己、打断别人、打架、为所欲为而惹恼同伴。

11.4.2 为什么需要关注ADHD？

许多人会认为，有ADHD的儿童就是淘气、不负责任，却不是把ADHD当作可以由特定策略进行治疗的精神健康问题。由于ADHD往往得不到诊治，有ADHD的孩子在学校里可能会表现很差，可能会辍学，甚至直到长大了也难以适应生活。有些ADHD儿童可能会在青少年时期产生行为问题（参见11.6），例如毒品或酒精使用。识别ADHD能够帮助父母和老师认识到孩子的行为只是潜在疾病的症状。

11.4.3 如何处理该问题？

有ADHD的儿童很少会被父母带往就医，因为父母会认为，孩子只是品行不佳，是学校教育出了问题。

询问父母的问题

- 你可以告诉我，你家孩子平时的活动水平吗？你是从什么时候开始注意到这些行为的？［考察孩子的行为问题已经持续多长时间了。让父母详细描述孩子的行为问题及其持续时间。有ADHD的儿童（即使是婴儿）的性格往往是难以处理且好动的。］
- 你的孩子在集中注意力方面有困难吗？（例如，对你给出的指令，他们是否会遗漏其中的某些部分？）
- 你的孩子能安稳地待在某个地方吗？例如，坐在座位上，直到吃完饭或做完作业？（请记住，有ADHD的女孩通常较少有多动的问题，但会有注意力不集中和容易分心的问题，因此父母可能会遗漏功课和完成任务的问题。）
- 你的孩子和朋友相处得好吗？学校表现怎么样？（ADHD的行为问题可能表现在生活的各个方面，如在学校、家中，以及跟朋友玩耍时。如果问题仅限于学校，可能是学校环境所致，例如，学习困难会导致孩子难以跟上老师的进度，从而导致坐立不安，参见框11.7。）
- 你曾经采取过什么措施来改善这些问题吗？（特别是要询问父母采取了什么措施来管束孩子的行为。很多多动的儿童会因为其行为而遭到父母体罚或被关禁闭。）

询问儿童的问题

如果问题恰当且以共情的方式进行提问，有ADHD的儿童（尤其是稍大一些的儿童）或许可以相当清楚地描述他们自己的问题。可以按照以下方式进行提问：

- 你在家里或在学校里有什么困难吗？（鼓励孩子说出，他们觉得究竟是什么因素"驱使"他们坐立不安的。很多儿童可能会说，是因为他们感受到某种"压力"，这种"压力"驱使他们不得不站起来走走、说些什么或执行下一项任务。）
- 你能跟上老师讲课吗？能专心听讲或专心学习吗？（很多有ADHD的儿童可能同时患有发育障碍，这会加重他们的问题。）
- 家里情况怎么样？你在家里能专心做事吗？例如，能不能专心吃完食物或专心看电视？
- 你会经常发脾气吗？什么事情会让你生气？
- 父母会不会对你生气？你觉得他们为什么生气？他们生气的时候会怎么做？

问诊时应寻找的迹象

有ADHD的孩子可能表现得坐立不安，总是想站起来，在房间里走来走去。他会打断别人说话，还没轮到自己的时候就抢着要说话。有ADHD的女孩可能会在与她们无关的谈话时"走神"，但没有明显的坐立不安表现。

立即需要做的事情

- 向家长解释孩子的问题。告诉他们，不是孩子的"错"，而是孩子在做决定和做计划方面有些问题。明白孩子有健康问题，能够帮助父母和孩子重拾希望。

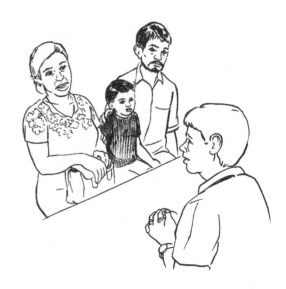

- 告诉父母，让孩子的日常作息更具有结构性，能够帮助解决孩子在家里的很多困难行为（框 11.9）。

- 向父母建议，你很乐意给孩子的老师写张纸条，解释孩子的相关问题，并提供能在学校里采用的相关策略（框 11.10）。

- 如果在采取了框 11.9 的建议后，孩子仍然有显著的行为问题，则建议父母可以使用哌甲酯（参见表 14.6）。哌甲酯通常需要由儿科或精神科专科医生开具。

- 不要使用镇静剂类药物，镇静剂类药物只会让儿童昏昏欲睡，进一步影响他们的注意力。

何时转介

如果得不到家庭和学校的支持，治疗 ADHD 会变得很棘手。如果你能联系到儿科或精神科专科机构，则可以将所有 ADHD 儿童都转介过去，因为他们能提供有效的医学干预，帮助改善儿童的学习潜能。

框 11.9　面对多动症儿童：给父母的建议

建议父母这样做：

- 避免体罚，也不要因为孩子无法控制的行为而羞辱孩子。体罚会"合理化"暴力行为，让孩子以为打人没有问题，然后他们就可能会在学校里打人。相反，要关注孩子的积极行为，多表扬这些积极行为，例如，可以跟孩子说："你刚刚坐了有 2 分钟时间，你做得很棒！"体罚的替代措施之一是使用"计时隔离"（time out）法（框 11.12）。

- 使用"行为协议"（框 11.4），并制定恰当的、前后一致的奖励方式。一旦让孩子明白了协议的工作方式，就可以开始执行该协议。

- 当孩子表现正确时，给予奖励。用一个文件夹（"骄傲"文件夹）将孩子值得"骄傲"的成就都收集起来。"骄傲"文件夹里可以放入孩子的画作、证书，以及其他给予孩子的表彰。

- 当你跟孩子说话的时候，确保孩子的注意力集中在对话上。一次只给一个指令。例如，不要说"洗个澡，然后把作业做好"，而是把这句话划分为两个要求，先让他洗澡，洗好澡后先表扬一下他，然后再让他完成第二个要求。

- 具体说明你的期待。例如，孩子正要吃东西，与其对他说"吃饭时候要乖乖的"，不如说"要把饭吃完以后才可以离开饭桌哦"。

- 为孩子制定清晰可预测的日常作息。可以做一份可视化的时间表，孩子可以用来时不时地参考。如果要参加新的活动或外出，请事先告诉孩子。向他解释，你

期望他怎么做，并且提前商量好，如果孩子表现得好，他可以得到什么奖励。

- 确保每天都有常规性的体育活动，从而让孩子可以释放掉一些过剩的能量。

- 远离含糖饮料、苏打水和垃圾食品——这些食物可能含有具有刺激性的添加剂。

- 在特定时间（如睡前）安排一些可以让孩子平静的事情。例如，可以在睡前给孩子讲一个故事或喝一杯牛奶，而不是玩游戏。

- 倾听孩子的感受和想法。很多有 ADHD 的孩子都觉得自己不被理解，感到不快乐。告诉孩子，你知道他们面临着某些困难，你想要帮助他们更好地掌控自己的生活。

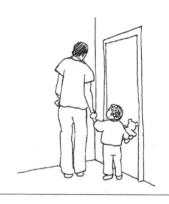

框 11.10　面对多动症儿童：给老师的建议

建议老师这样做：

○ 让孩子尽量坐得离讲台近一些。这能让老师在需要的时候重点给他进行讲解，也可以减少其他学生对他的干扰。

○ 让他坐在远离门窗的位置。

○ 给他指令时，要看着他。可以让他重复一遍指令，以保证他明白要做什么了。如果便签有帮助，可以给他写一张便签，把你的指令写在上面，然后贴在他的课桌上。

○ 你的指令一定要清晰且具体。避免多重指令。把大任务划分为若干更小的任务，在各项任务之间给予短暂的休息时间。做任务时，需要经常看看他是否还在专心做任务。

○ 制定可预测的时间表，如果有改变，告知他接下来会发生的事情。

○ 如果孩子过来向你求助，耐心地向他做出解释。

○ 允许孩子在常规的休息时间站起来活动活动。例如，可以把课间擦黑板或分发作业的任务交给他。

○ 允许孩子考试时间适当延长，例如，可以最后收他的答卷。

○ 让孩子准备一个本子，用来记当天有哪些家庭作业，每天他回家前，都检查一下他本子上有没有把当天的作业都记下来。这也可以促进老师和家长的交流。

○ 冷静、清晰地强调班级和学校规则。不要羞辱孩子，而要让他们接受提前说好的惩罚（如休息时间在教室后面罚站5分钟）。

○ 也可以使用适当修改的"行为协议"（框11.4）。对于每个成功完成的任务，都予以表扬和奖励。而且，只要孩子努力，就要予以表扬，不一定要等到达成了什么成就。

上述的很多原则都可以用在所有孩子身上，从而促进学生的精神健康（参见13.4）。

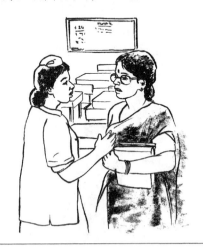

第 11.4 节总结
面对多动儿童时的注意事项

○ 很多儿童（尤其是幼儿）可能会有坐立不安的表现，注意力集中的时间也很短。但是，如果他们长大后这些问题依旧存在，并且变得更加严重，影响到孩子在家里、学校里，以及跟朋友玩耍时的行为，就需要怀疑 ADHD。

○ 关于 ADHD 的治疗，首先需要建议父母和老师为孩子创造更具有结构化的环境，告诉他们该如何管理孩子的坐立不安和注意力差等问题。

○ 随着孩子长大，坐立不安的表现也会随之改善，但容易分心的问题可能会继续存在。

○ 如有可能，请将孩子转介给专科医生。有些药物可用于治疗 ADHD，但必须在专科医生监管下才能开具。

11.5　被虐待的儿童

任何对儿童健康或发展会造成负面影响的忽视行为，无论是故意还是无意，都可以看作儿童虐待。以下是儿童可能遭遇的虐待形式。

● **情感虐待**　这是最常见但最少报道的虐待类型。包括父母没有给予孩子足够的重视、疼爱、照顾或食物，也包括父母没有带孩子去打疫苗或带生病的孩子去看病。有时，家里的某个孩子可能会因其性别、性格或能力而受到与其他孩子不一样的对待。对孩子进行吼叫、嘲笑、侮辱等言语虐待也属于情感虐待。如果父母有精神健康问题，他们的孩子也可能会受到忽视的影响。

● **躯体虐待** 虽然扇耳光的行为不被推荐，但许多父母偶尔还是会用一记耳光来惩罚孩子。如果体罚变得更加严重且频繁，这就可能会对孩子的身心健康造成很大的伤害。有些孩子甚至会被打骨折。最严重的情况下，他们可能会受伤死亡。

● **性虐待** 如果成人将孩子作为他们性快感的工具，这就是性虐待。成人可能会向孩子展示他们的性器官，触摸孩子的性器官，让孩子触摸他们的性器官，甚至会强迫孩子进行插入式性交。

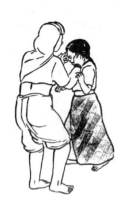

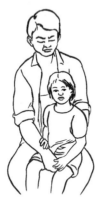

11.5.1 为什么孩子会被虐待？

需要记住，不论是男孩或是女孩都可能会被虐待。施虐者往往是孩子熟悉的人，他们可能就是孩子的家人、亲戚，或与孩子生活在同一个环境里（如社区、学校或宗教机构）。成人会利用他们与孩子的亲近关系，以及对孩子的影响进行施暴。家中

如果存在儿童虐待，也往往会存在其他形式的暴力（如父亲对母亲进行家暴）。

儿童被陌生人虐待的情况相对少见。有些情况下，弱势儿童（例如那些流落街头的孩子）可能会被虐待或被成人拐骗去做性工作者。大多数施虐者是男性，但也不排除女性施暴或协助施暴的可能。大多数施虐者跟其他人看上去没有两样，并不会表现得很异常。

11.5.2 虐待如何影响儿童？

这取决于虐待的类型和严重程度。例如，如果父母平时能够给予孩子足够的疼爱与支持，那偶尔扇一记耳光来纠正孩子的错误行为（尽管这并不推荐）不太可能会产生特别有害的影响。然而，反复或严重的情感及躯体虐待可能会导致严重的问题，而对于性虐待来说，只要发生一次，都会对孩子造成严重影响：

● **躯体健康** 挫伤、切割伤、骨折或烧伤等外伤。女孩不明原因的反复尿路感染。

● **性健康** 性器官损伤、怀孕，以及性传播疾病。

● **精神健康** 焦虑、攻击性、注意力差、抑郁和反社会行为。

● **在校表现** 孩子在校表现变差。

11.5.3 何时应怀疑儿童虐待

当儿童出现明显的行为变化时，可能存在虐待，这些行为变化包括：

● 不明原因地害怕特定成人。

● 不再参加以前参加的活动。

● 变得具有攻击性或欺凌其他孩子。

● 离家出走或逃学。

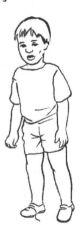

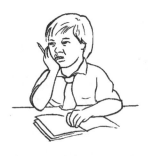

- 经常说谎或偷东西。
- 在校表现很差。
- 没有明显器质性原因地出现体重下降。
- 变得被动，不像其他孩子那样反应活跃。
- 表现得像是年纪更小的孩子（如6岁的孩子表现得像是3岁）。
- 尝试自伤。

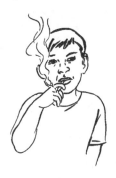

除此之外，性虐待的特定迹象包括：
- 出现与性有关的游戏或行为，如在公共场所抚摸或玩弄自己的性器官。
- 对性的了解比你想象得多。
- 已经能自行控制排泄，却再次出现尿床或遗粪。
- 对成人表现得过于友好。

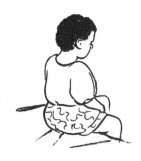

- 反复出现尿路感染、排尿疼痛、或其他性器官感染或发炎的症状。

11.5.4　如何处理该问题？

询问父母或朋友的问题

很少有成人会公开举报说，他怀疑某个认识的孩子受到了虐待。因此，如果你怀疑儿童虐待，一定要以坦白直接的方式询问成人。

- 你是否怀疑或知道这个孩子正在遭受来自某人的任何形式的伤害？（如有可能，就上述三种类型的虐待进行具体询问。别因为情感虐待相比躯体或性虐待没那么"严重"，就轻易跳过询问情感虐待的问题。）
- 你认为，谁在伤害这个孩子？什么时候开始的？有人采取过行动吗？
- 你有没有把这件事告诉过其他人？你告诉了谁？
- 你有没有警告过这个人（施虐者），你在关注这件事？如果警告过，他有什么反应？如果没有警告过，又是因为什么原因？
- 孩子的监护人是谁？（如果施虐者是监护人，询问其他可以为孩子负责的人。）

询问儿童的问题

在问下述问题的时候，一定要小心谨慎，因为孩子和他的监护人可能会产生误解。请参考后面的"特别的问诊建议"一节。

- 有时候，孩子可能会被大人伤害。有没有大人伤害过你？
- 如果有人伤害了你，是谁？（如果孩子不愿意说出这个人的名字，不要强迫他，继续下一个问题。）
- 这个人是怎么伤害你的？多久一次？

- 你对此有何感受？
- 你有没有告诉过其他人？你告诉了谁？他们跟你说了什么？

特别的问诊建议

- 询问孩子有没有被虐待过，这个问题是相当敏感的。理想情况下，找一名有经验的健康工作者去跟孩子谈话。如果条件允许，联系一名在儿童虐待方面有经验的儿童专家或其他健康工作者。如果能联系到专家，立刻将孩子转介给他，最好不要由多名成人反复询问并检查这个孩子。

- 除非你已经跟孩子建立了良好关系，否则不要询问有关虐待的问题。如果还需要花更多的时间建立关系，那就继续花时间建立关系。你可以和他一起玩玩具、画画或给他讲故事，从而亲近孩子。

- 冷静地跟孩子讲话，注意孩子的生长发育阶段，用适合他的方式提出问题或建议。让孩子知道，他可以问你任何问题，无论什么问题，你都会帮助他。向他保证，他告诉你的任何信息只会用于保护他。

- 询问孩子的母亲或其他绝不可能是施虐者，而且孩子信任的家庭成员（问问孩子在他们接受评估的时候希望由谁陪同）。使用开放式问题，让孩子用自己的语言描述发生在他们身上的事情。

- 可能有必要进行体格检查。但是，遭受过虐待的孩子可能对体格检查会非常敏感。这时候，你需要尊重孩子的隐私和舒适度。在年幼的小孩接受检查的时候，可以由母亲抱着。

- 确保有经验的同事陪在你身边。在开始检查之前，向孩子解释，你正在做什么，以及为什么要这样做，在你检查的过程中，也要解释每一个步骤。确保你的动作是轻柔的，不要对孩子造成二次伤害。

详细记录体格检查的结果，警方调查可能会需要这些资料。如果孩子感到不舒服，不要强行进行检查。

- 不要轻易指责或威胁任何人。你可能会吓到孩子，并让成人怀疑你的企图。

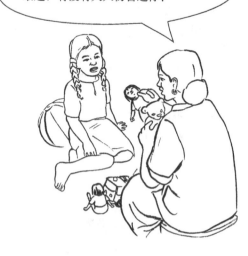

有时候，孩子可能会被大人伤害。最近，有没有大人伤害过你？

问诊及检查时应寻找的迹象

对儿童的全面检查应包括：
- 儿童的精神健康及行为。
- 身体任何部位的外伤。
- 性器官的损伤或炎症——一定要检查肛门部位，尤其是男孩。

不要对你看到的东西做出任何主观判断，而要详细记下你所观察到的任何异常。

立即需要做的事情

- 与你能接触到的、能够确保孩子安全的家人进行交谈。向他们解释，为什么你怀疑孩子受到了虐待。很多父母并不知道他们的行为会对孩子的健康造成如此大的伤害。即便只是告诉他们殴打孩子或忽视孩子情感需求的危险，就可能改变他们的行为。通常，一旦父母开始打孩子，就可能会在家里形成暴力的恶性循环，孩子被打了就会表现得更差，然后就会导致更多次被殴打。

- 如果你怀疑性虐待，家人很有可能会无法接受这一事实，尤其是当施虐者正是这家人所亲近的人时。因此，不要指控任何人。相反，要坦诚地告诉他们你的担忧，并强调如果虐待行为继续下去，孩子的健康将受到更严重的影响。

- 将孩子的健康和安全置于首要位置。如果你怀疑孩子有生命危险，立即将他们转移到安全的地方，可以是孩子其他家人的家、附近的医院或是儿童保护组织。将孩子转移到安全的地方（如亲戚家）或许可以提供临时性解决方案。

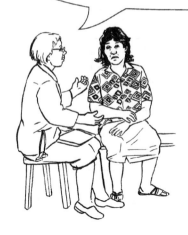

> 我很担心你家孩子的安全。你能确定家里不会再次发生虐待事件吗？

- 教会孩子如何确保自身安全。向他们解释，遭受虐待不是他们自己的错，不需要为说出这件事而感到内疚（框11.11）。需要确保这种事情不会再次发生。关于如何避免再次遭受虐待，你可以向孩子提供以下建议：

  ○ 尽量避免与施虐者单独相处。

  ○ 坚定且大声地告诉施虐者不要碰你。

  ○ 离施虐者远一点——到其他能保护你的成人那里去。

- 帮助家庭联系社区支持资源，例如儿童支持机构、家暴受害者支持机构、法律援助、警察或精神健康工作者（参见第15章）。

- 告诉有关成人，儿童虐待是严重的刑事犯罪，如果提出申诉，施虐者可能会被警方逮捕。仔细记录问诊时的交流内容。某些地区的法律会要求健康工作者必须向警方上报儿童性虐待案件，因此，你要熟悉相关规定。如果你所在地区有强制上报要求，你必须将相关情况通报警方，进入法律程序。

框 11.11　帮助受虐儿童

帮助孩子建立信任

- 向孩子保证，你是他们可以信任的成人，如果他们想要与你交谈，便可以放心地与你交谈；
- 预留充足的时间，保证孩子在与你交谈时不受干扰；
- 对孩子要保持热情和亲切，任何身体上的接触都要谨慎。

帮助孩子建立关于自己的积极情绪

- 向孩子保证，遭受虐待不是他们自己的错；
- 帮助孩子找到他们的优点，并帮助他们发扬这些优点；
- 建议孩子多参加喜欢的活动，例如和朋友一起玩。

帮助孩子识别和表达情绪

- 与孩子交流他们当下的情绪，以及如何管理这些情绪；
- 用绘画或故事帮助孩子探索自己的情绪；
- 教孩子控制愤怒的方法。

帮助孩子制定安全计划

- 确定一名孩子可以求助的成人朋友或邻居。确保这名成人知道孩子会向他们寻求帮助；
- 与孩子共同练习如何对虐待他们的成人说"不"；
- 如果有当地警察的电话号码，把这个号码告诉孩子。

给孩子的治愈的话

- "我关心你。"
- "我尊重你。"
- "你很可爱。"
- "你有自己的优点。"
- "谢谢你能告诉我这件事。现在，我们向你保证，你不会再受到伤害了。"
- "大多数成人都不会伤害孩子。"
- "如果你不喜欢别人碰你，你可以说不。"

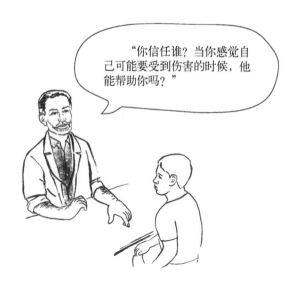

"你信任谁？当你感觉自己可能要受到伤害的时候，他能帮助你吗？"

何时转介

如果发现任何严重的躯体虐待，立即将孩子转介给专科机构，并务必通知警方。

之后需要做的事情

至少在6个月内，定期与儿童及其家庭保持密切联系。通常情况下，虐待行为一旦被发现，就会停止。如果虐待行为没有停止，你可能需要强行介入该家庭，采取行动以制止该行为。每次随访时，都要与孩子进行交谈。许多孩子都能走出创伤，但有些孩子可能会出现精神健康问题。这些孩子可能需要专科介入。

第 11.5 节总结
处理儿童虐待时的注意事项

- 儿童虐待远比实际报道的要普遍。由于大多数孩子对此感到过于害怕或尴尬，或觉得自己会被责备，所以没有把自己遭受虐待的事情告诉给其他人。
- 最常见的施虐者是孩子认识的人——通常是父亲、其他男性家属、家庭帮佣或家人的朋友。
- 男孩和女孩一样都可能受到虐待。
- 虐待可以是情感虐待、躯体虐待或性虐待。这三种类型的虐待都会损害儿童的身心健康。

- 大多数虐待行为一旦被发现，就会停止。如果你怀疑存在虐待行为，必须立即通知家长和有关部门。有必要跟进后续行动，特别是当施虐者是老师等权威人士时。
- 如果孩子告诉你他正在受到虐待，永远不要怀疑。认真对待孩子说的话，因为除非有人介入，否则虐待行为不会停止。

11.6 "行为不端"的儿童

大多数儿童都会时不时地违抗父母的命令或拒绝遵守家规。许多儿童（特别是4岁以下的儿童）如果得不到他们想要的东西，就会突然生气，大发脾气。但是，绝大多数儿童在长大后就不会再出现这种行为了，他们会慢慢学会控制自己的情绪、消化自己的沮丧。许多父母都认识到，这种行为对于儿童来说是正常的，只要结合适当的疼爱、纪律和管教，这种行为都能得到控制。但是，有些父母也可能会对此感到非常担忧，并想要寻求你的帮助。因

此，我们有必要了解一下儿童行为不端何时才会成为值得关注的健康问题。

11.6.1 何时应将行为不端视为健康问题？

如果儿童出现如下情况，其行为不端问题就应当被视为健康问题：

- 反复出现严重地违反家规或社会准则的情况，如反复撒谎。
- 出现了严重的攻击他人的行为，如殴打他人或虐待他人。
- 出现了可能犯罪的行为，如偷窃。
- 出现了逃学行为或在校表现很差。

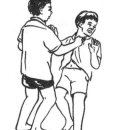
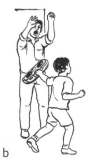
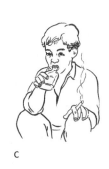

儿童行为不端的表现方式有多种：
a. 打架
b. 犯罪行为
c. 物质滥用

- 行为不端问题持续时间过长（超过6个月）。

当儿童的不良行为成为值得关注的健康问题时，该问题被称为**行为障碍**。

11.6.2　为什么儿童会出现行为不端？

有一些值得注意的情况会导致儿童出现行为问题：

- 如果家庭中存在暴力行为（例如，父母之间的暴力行为或对儿童进行体罚），儿童就会模仿这些行为，来表达自己的愤怒、失望和苦闷情绪。
- 如果父母管教儿童的方式前后矛盾，儿童对于某种行为究竟是对是错就会感到不确定。
- 如果儿童被忽视，他们可能就会认识到，行为不端是他们唯一能引起注意的方式。
- 如果儿童吸毒，他们可能会偷钱去购买毒品。

有时候，儿童的行为问题是由精神健康问题所致，例如，ADHD（参见11.4）或阅读障碍（参见11.3）。

11.6.3　如何处理该问题？

询问父母的问题

明确父母所说的"不良行为"究竟指什么。这些"不良行为"是在何时、何地、与何人在一起时发生的？如果儿童在场，不要让父母给孩子贴上"坏小孩"的标签，而要将谈话的重点放在"无法接受的行为"上，并对其进行详细的描述。

- 你能详细描述该行为吗？该行为是从何时开始的？对家庭造成了什么影响？对孩子的学习造成了什么影响？
- 该行为出现之前发生了什么？出现之后又发生了什么？
- 你认为，孩子为什么会有这种行为？当孩子出现这种行为时，你是怎么做的？（这一问题意在了解家长的管教方式。请分别询问父亲和母亲该问题，因为父母管教孩子的态度或方法可能不同。如果父母或其他成人对孩子采取暴力管教的方式，或管教方式前后矛盾，这都会导致孩子的行为问题变得更加严重。）
- 你希望你的孩子如何表现？（这一问题意在了解父母的期望。他们是否对自己的孩子有着不切实际的期待？）

询问儿童的问题

- 在听了父母对你行为的看法之后，你觉得他们说得对吗？你觉得，他们为什么会对你的行为感到不满？（孩子可能已经听到了父母对他们的抱怨。这时候，应该给他们机会做出回应。）
- 你这样做的原因是什么？达到了什么目的？你是否对父母感到不满？（从孩子的视角了解问题所在，有利于找到问题的解决办法。）

- 你认为，怎样才能改变这种情况？你愿意为此做些什么？你希望父母为此做些什么？（这些问题能告诉你，为了解决行为问题，孩子已经做了多少准备。）

特别的问诊建议

大多数的儿童行为问题都与儿童所处的环境有关。你需要对儿童及其家人进行集中面谈及单独面谈。观察他们是如何回应其他人的说话内容的。你也许会发现，父母和孩子彼此怨恨。父母说话时，孩子的面部表情可能会流露出他们对父母说话内容的态度，他们的表情可能是叛逆的，也可能是伤心的。一定要和孩子进行交谈，这样他们就会知道，他们的描述与父母的同样重要。

立即需要做的事情

- 告诉家长（在孩子在场的情况下），行为问题是常见的。让家长和孩子明白，只有行为存在好坏之分，而不是孩子。
- 鼓励家长每天抽出一段时间和孩子做些他们喜欢的事情。
- 使用有效的管教技巧，能够帮助孩子改善他们的行为（框11.12）。对好的行为，需要予以表扬或奖励，而对不好的行为，则予以忽视，或予以预先约定好的惩罚。管教方式必须清晰一致，所有成人对于孩子的管教方式必须保持一致。"计时隔离"（time out）法（框11.12）、行为协议（框11.4）和拒绝溺爱是管教年幼孩子的有效方法。暴力和虐待是最无效的方法。如果孩子出现不端行为，父母应立即做出反应。
- 正面的管教办法需要耐心和时间才能发挥作用。如果还存在其他的家庭问题（如婚姻问题），管教孩子就会变得特别困难。你可能还需要帮助这些家庭处理其他问题（参见5.15）。

> **框 11.12 管教孩子：什么方式有效？什么方式无效？**
>
> 作为健康工作者，你需要指导父母如何管教孩子。当然，这对你自己为人父母也很有帮助！这里，我们给出了一些积极的管教方式，大部分父母都能认可这些方式，尤其是在你向他们解释过这些方式对改善儿童行为的效果之后。
>
> - 表扬良好行为，以及为了行为良好所付出的种种努力。
> - 前后一致。遵守你制定的规则，每次孩子出现不端行为时，你都要确保运用了这些规则。
> - 确保所有成人都以同样的方式对待孩子。如果父母双方对孩子的管教方式不一致，这会带来很多问题。孩子可能会发现，即便他们因为自己的不端行为惹恼了父母中的一方，另一方也会出面替他们说话。
> - 表达清晰。告诉孩子，你为什么生气，为什么要管教孩子。要求明确，每次只提出一个要求。告诉孩子，他们应该做什么，而不应该做什么。例如，要求孩子"晚上10点前回家"，而不是"不要太晚回家"。
> - 保持冷静，用平常的语气讲话，不要发脾气。如果父母发脾气，孩子在生气的时候也会依葫芦画瓢。
> - 任何情况下都不要使用暴力。从长远看，扇耳光（即使是在极端情况下）也不会对改善问题有任何帮助，这种行为只会告诉孩子，有时候打人是没关系的。
> - 花时间与孩子分享彼此内心的感受、希望和恐惧。把你的孩子当作某个值得爱与信任的朋友。管教孩子的关键是向你的孩子表现出你的爱与尊重。
>
> 上述基本原则可应用于两种特定的管教技巧，以改善儿童行为。
>
> （1）与孩子签订行为协议（框11.4及下文）。
> （2）运用"计时隔离"（time out）法。这种方法指的是，当孩子出现不端行为时，让他们暂时离开（例如，去另一个房间），规定时间后才能回来。就像其他改变行为的方法，如果要运用"计时隔离"法，也必须用孩子听得懂的话向孩子解释该方法。该方法不应被视为某种惩罚，而应被视为孩子的破坏性行为的某种消极后果。此外，用来隔离的地点不应该是有趣的或好玩的（例如，满是玩具的卧室）。关于隔离时间，有一条简单规则是，隔离时间不要超过与孩子年龄相等的分钟数（所以，7岁孩子的隔离时间应该是7分钟）。记住，在结束"隔离"之后，家长一定要和孩子交流，为什么他们会被"隔离"，他们的什么行为导致了"隔离"，以及未来他们怎么做才能避免被"隔离"。"计时隔离"（time out）一定要与"计数共处"（time in）结合使用，也就是说，作为家长，你需要每天抽出一段时间来陪孩子玩耍或听他们讲话。

- 如果父母同意，将孩子的问题告诉给家里的长辈或其他能提供帮助的朋友。

如果孩子的老师表示担心，和他们探讨一下孩子出现行为不端的原因，并指导他们如何处理孩子在课堂上的破坏性行为（框11.10）。

● 请不要使用药物，即便你觉得这个孩子需要被"镇静"。

● 如果孩子在学习上有困难或难以集中注意力，需考虑阅读障碍或ADHD的可能性（参见11.3、11.4）。

● 要求家长每日记录孩子的行为，然后每两周与他们会面一次。每次会面时，都需要回顾孩子的行为。如果行为没有

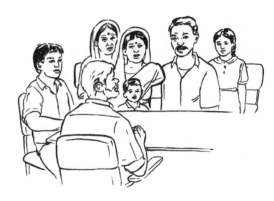

明显改善，需要找出原因。通常情况下，是因为父母没有遵守和孩子共同达成的协议。

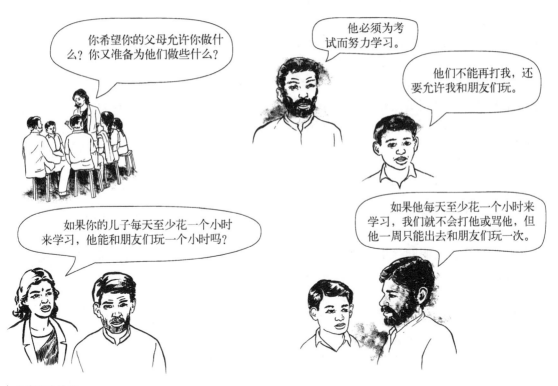

商定行为协议

何时转介

遇到如下情况，需转介精神科或儿科专科医生：

● 孩子有伤害他人或自伤（如因为物质滥用）的风险。

● 孩子的家庭存在严重的问题，例如，存在严重的暴力或虐待行为。

第 11.6 节总结
对待行为不端的儿童时的注意事项

- 所有儿童都会在某些时候表现出调皮捣蛋的行为，特别是很小的时候，这种现象是正常的。
- 如果儿童的破坏性行为持续数月并经常出现撒谎、偷窃、欺凌、打架、逃学等违反家规或校规的行为，儿童的破坏性行为就属于精神健康问题的范畴。
- 鼓励家人定期参加父母孩子都喜欢的活动。

- 儿童行为不端最常见的原因是家庭暴力，家庭暴力可能直接针对孩子，也可能导致父母不一致的管教方式。其他原因包括：多动症、智力障碍、阅读障碍等。
- 解决行为不端问题的关键是鼓励良好行为，同时也要鼓励父母与孩子就良好行为签订协议。不推荐使用药物。

11.7　尿床的儿童

和其他生长发育里程碑一样，不同儿童学会控制排尿的年龄也不尽相同。如果儿童在3岁以后还经常在白天尿裤子［即遗尿（enuresis）］或在7岁以后还尿床（也称为"夜间遗尿"），则应引起注意。智力障碍儿童可能需要到更大年纪才能学会控制排尿，这与其智力发展的整体延迟相一致。

11.7.1　儿童为什么会尿床？

儿童尿床最常见的原因是遗传因素。也就是说，如果父母小时候到很晚才学会控制排尿，那么他们的孩子出现相同问题的可能性就会更大。许多儿童在长大后还是会偶尔尿床，特别是当他们感到疲惫或压力时。还有些儿童，即便已经学会了控制排尿，也可能会开始经常尿床。这种情况的出现，也许是因为儿童对某些事情感到心烦意乱，例如，父母争吵或家中新添了弟弟妹妹。其他不太常见的原因包括：尿路感染、儿童虐待、糖尿病、泌尿系统的器质性问题，以及某些罕见的神经系统疾病。有些儿童会在白天尿裤子。如果儿童在上小学之后还会白天尿裤子，他们往往会因为羞愧和内疚而出现问题。白天尿裤子的常见原因是：不愿使用学校厕所及尿路感染（尤其是女孩）。

11.7.2　如何处理该问题？

特别的问诊建议

对儿童来说，尿床这个话题会非常尴尬。当家长带尿床的孩子来见你的时候，这些孩子可能已经相信，他们在做某件"错事"。他们或许会觉得羞愧，会不开心。因此，你一定要对儿童的感受保持敏感。检查儿童的腰背部及步态（即儿童走路的方式），以排除可能导致尿床的罕见脊柱疾病。私下与儿童谈论尿床的事情，或者可以由某位心思细腻的家长陪同。进行尿常规、尿糖等泌尿系统检查，以排除尿路感染和糖尿病，特别是在儿童存在尿痛或多饮的情况下。

询问父母的问题

- 你的孩子在其他方面是否达到了与年龄相符的发育里程碑？你的孩子曾经是否存在白天和/或晚上不排尿的情况？（这一点非常重要，可以帮助了解尿床是否反映了儿童发育的整体滞后，参见框11.1。）
- 你的孩子一周有几个晚上会尿床？每晚会尿床几次？你的孩子在白天能控制排尿吗？还是说白天也会尿裤子？你的孩子在尿床后会醒来吗？（如果儿童在3岁以后还是无法在白天控制排尿，则提示医学原因，如尿路感染或发育延迟。）

- 你的孩子白天会喝多少水？（所有液体都需要考虑进去，包括牛奶和果汁。）

- 孩子便秘吗？（慢性严重便秘会对膀胱造成压力。）

- 如果孩子已经学会控制排尿，你什么时候发现他们重新开始尿床的？那段时间，你家里发生什么大事了吗？例如，另一个孩子的出生或某些家庭问题？（提示导致尿床的心理原因。）

- 对于孩子尿床的问题，你和其他照料者的反应如何？你们和孩子说了些什么？（生气的父母会责怪孩子，这可能导致尿床问题进一步恶化。）

- 到目前为止，你是如何处理孩子的尿床问题的？

- 你的孩子会在白天频繁上厕所吗？会抱怨排尿时很痛吗？他们是否一整天都显得异常口渴？（尿路感染会引起排尿时疼痛，烦渴则提示糖尿病。）

询问儿童的问题

- 你的父母告诉我，你在睡觉的时候偶尔会发生一些小意外——你能跟我讲讲，这些小意外是什么时候发生的吗？你觉得原因是什么呢？

- 你最近感觉如何？家里出现什么问题了吗？学校里有发生什么事情吗？（先问些笼统的问题，给孩子适应的时间，这样他们会感到更放松。）

- 你最近有担心的事情吗？（看看孩子是否会主动提起尿床的话题。）

- 白天或夜里上厕所的时候，你会感到烧灼感或疼痛吗？（提示尿路感染。）

- 最近有人伤害过你吗？例如，触摸你的私处？（如果怀疑儿童虐待，请询问这些问题。）

立即需要做的事情

对于儿童尿床问题，许多家庭会变得非常焦虑。请先让他们放宽心，并向他们解释尿床是非常正常的现象，儿童需要时间才能达到这一生长发育里程碑。大多数儿童在7岁时就不会尿床了。请向父母解释，他们不应该因为尿床而责怪儿童，因为这只会使儿童变得更加焦虑，使尿床的情况变得更加频繁。你还需要向父母解释，儿童并不是故意尿床的，而是因为他们还无法控制排尿行为。

如果儿童存在尿路感染，请用抗生素进行治疗，并建议儿童多喝水。记住，在你给出这一建议之前，一定要确保儿童确实存在感染。如果儿童没有感染，让他多喝水只会让问题变得更糟！

夜间尿床（给父母的建议）

- 鼓励孩子在白天延长上厕所的时间间隔，从而让他学会"憋"尿。这一方法需要在确保不会发生意外的情况下进行，否则容易让孩子感到更加尴尬。

- 要求父母在下午6点后限制儿童摄入液体（水、牛奶等）。不过，需要保证8岁以下的儿童每天至少喝1.5 L水，8岁以上的儿童至少2 L。

- 让孩子养成睡前上厕所的习惯。

- 行为表格（如五角星图表）可以激励孩子养成有助于夜间不尿床的行为习惯（例如，下午6点后不喝任何东西、睡前上厕所）。相比要求他们不尿床，这些目标更具有激励作用，孩子也更少会有羞耻感。真正做到不尿床对于孩子来说可能更难实现。

- 如果孩子尿床了，父母不应该感到生气，只需要简单地重新换张床单，不用大惊小怪。年龄较大的孩子可以帮助更换床单，然后将旧床单放进洗衣机。但是，这些工作不应该被当作某种惩罚。

- 如果孩子仍旧持续尿床，可以在晚上固定时间（如半夜）设置好闹钟，叫醒孩子，带他们去上个厕所。如果是大一点的孩子（取决于他们的成熟程度），也可以让他们自己设置好闹钟。

- 目标是连续两周不尿床。

- 可以尝试帮助孩子控制排尿的练习：鼓励孩子在还没排完尿之前就停止排尿，憋尿数秒钟，然后再次开始排尿，直到尿完。孩子进行该练习的次数越多，控制排尿的能力就会越好。

- 在床单上安装特殊的尿床蜂鸣器，一旦床单湿了，蜂鸣器就会自动响起。这样，孩子在排尿完成前就会醒过来，父母也能把孩子带去上厕所。如果需要使用这样的装置，请在使用前向孩子清楚解释该装置的工作方式。

- 如果家人有担忧或压力，请尝试去消除这些负面情绪。

- 如果以上建议都不起作用，可以尝试使用药物。去氨加压素是首选药物。如果能买到且负担得起去氨加压素且需要快速控制或短期控制尿床问题，可以使用去氨加压素。去氨加压素片的起始剂量为200 μg。1 ~ 2周后，如果孩子仍尿床，可加量至400 μg。治疗周期一般为3个月，在此之后应缓慢停药，防止出现反跳性尿床。

- 如果孩子再次出现尿床，可选用替代药物——丙咪嗪（参见第14章），睡前2小时服用25 ~ 50 mg。丙咪嗪对许多孩子都有效，但一旦停药，往往还会再次出现尿床问题。因此，该药物的真正优势在于，通过帮助孩子控制尿床问题，增强孩子的自信心。该药物必须与上述其他建议结合使用。该药物至多可使用6个月。

白天遗尿（给父母的建议）

- 只要孩子当天没有尿裤子，请予以表扬或奖励。可以通过行为协议（框11.4）来帮助孩子。提前商定好，如果孩子当天没有尿裤子，就奖励一颗五角星，如果五角星积累到一定数量，孩子就可以得到奖励。

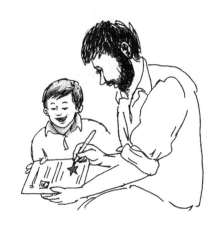

- 让孩子定期上厕所，例如每2小时上一次厕所。这样，孩子的膀胱就能保持排空状态。如果该方法能够缓解白天遗尿的问题，就逐渐延长上厕所的时间间隔。如果孩子在上学，可以让老师协助执行该方案。

- 定期与父母和孩子见面，直到尿床问题已得到控制2周以上。如果问题持续存在，你应该考虑转介。

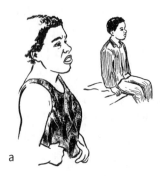
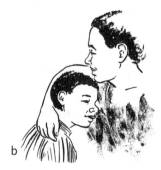

如果孩子尿床，请不要责骂他，因为孩子不是故意尿床的。你的疼爱对于孩子克服尿床问题非常重要

何时转介

遇到如下情况，需转介儿科专科医生：

- 存在导致尿床的躯体原因，如感染、糖尿病或神经系统疾病。
- 存在家庭问题，特别是当你怀疑虐待行为时。
- 如果你给出了建议，父母孩子也付出了努力，但问题仍旧存在。
- 儿童在10岁后仍然有尿床问题。

11.7.3 遗粪

遗粪是指将粪便拉在裤子上或床上。儿童在4岁后出现遗粪是不正常的。

遗粪主要是由三种原因所致。第一种原因是严重便秘。在这种情况下，儿童偶尔会排出又干又硬的粪便。随着时间推移，柔软粪便会逐渐堆积在干硬粪便后面，并使其强行排泄出来。请建议父母保证儿童每天的饮食包含充足的液体、水果、蔬菜以及纤维。如果粪便太硬导致排便疼痛，可使用大便软化剂或泻药。请让儿童养成定时排便的习惯，孩子每次在厕所里完成排便，都需要予以表扬。第二种原因是儿童拒绝学习使用厕所。这可能是行为问题，是儿童在许多方面拒绝配合父母的表现之一。最后，遗粪可能是智力障碍或孤独症的表现之一（参见11.1、11.2）。

第 11.7 节总结
对待尿床的儿童时的注意事项

- 儿童在7岁之后反复尿床才值得注意。
- 智力障碍儿童可能需要到更大的年纪才能学会控制排尿，然而，这并不意味着所有尿床的孩子都有智力障碍。
- 尿床最常见的原因是膀胱控制能力的发育延迟，这很有可能是从父母那里遗传过来的。
- 关于如何控制膀胱和定期排尿的建议可以帮助到大多数儿童。

11.8 精神痛苦的青少年

青少年时期从性器官发育开始，可能会延续到20岁出头。由于许多原因，这是一个独特的时期。

- 这时候，青少年开始将自己视为不同于父母的独特个体。
- 他们的身体会发生变化，性器官也会发育成熟。这就意味着他们开始在性方面被他人吸引。当然，他们对于他人的爱慕之情也开始变得更加敏感。
- 这一阶段也是他们对自己的教育和职业生涯做出重要决定的时期。

面对这些重大的变化，有些青少年会感到压力很大，也就不足为奇了。

青少年很少会自己寻求帮助。最常见的情况是，他们在父母陪同下前来寻求帮助，或由学校老师或辅导员转介给你。

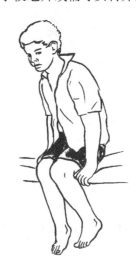

11.8.1　为什么青少年会感到精神痛苦？

有许多原因会导致青少年感到精神痛苦，其中包括：

- 他们的家庭生活不快乐——家庭中存在暴力、虐待，以及持续的争吵。
- 他们对自己的学习成绩感到沮丧——考试不及格或成绩不满意。
- 他们无法与恋人待在一起——恋情被父母拆散或被恋人抛弃。
- 他们有慢性疾病，如肥胖、严重痤疮或糖尿病。
- 他们在家庭、学校或工作场所受到虐待和暴力。
- 他们患有严重抑郁或精神病性障碍。

11.8.2　青少年抑郁

抑郁是青少年的常见问题，通常表现为躯体症状，且与学业困难有关。青少年抑郁的常见表现包括：

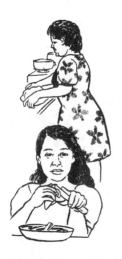

- 头痛及各种不明原因的疼痛。
- 注意力难以集中。
- 睡眠欠佳。
- 食欲减退或增加。
- 社交退缩（不与家人和朋友往来）。
- 觉得自己不如别人有魅力或不如别人聪明。

- 变得情绪化且易怒，与家人朋友发生争吵。
- 不再参与以前喜欢的活动。
- 认为生活毫无意义。
- 有自杀倾向。

抑郁对青少年的影响是多方面的，包括：

- 在校表现变差。
- 与家人朋友的关系变差。
- 自伤风险增加（自杀是青少年的主要死因）。
- 高危行为，如物质或酒精滥用。

11.8.3　如何处理该问题？

特别的问诊建议

注意尊重青少年的隐私。当你与他们的父母进行交谈时，询问他们是否愿意继续待在房间里。同样，请确保你给予了他们单独跟你谈话的机会。与青少年建立治疗联盟是相对困难的，特别是在他们认为他们是"被迫"来见你的情况下。请花点时间与青少年建立信任，永远把他们当作成人来对待。

询问父母的问题

- 你注意到孩子的行为最近有什么变化？（围绕睡眠习惯、胃口、和朋友的交往等方面进行提问。）
- 你觉得，你的孩子为什么会发生这些改变？（父母的观点可能会提示青少年抑郁的原因。例如，如果父母觉得孩子学习不够努力，那么考试成绩的压力可能是青少年抑郁的原因。）
- 你认为孩子的个人生活中有什么事情让他们感到烦恼？（父母可能知道他们的孩子正在谈恋爱或即将考试。）
- 你是否为孩子的任何异常行为感到担心？（例如，在身边没有人的情况下自言自语，或对家人朋友产生怀疑，这些问题有助于筛查精神病性障碍。）

- 你有没有尝试过什么办法来帮助你的孩子？
- 你认为，孩子应该做些什么来改变现状？

询问青少年的问题

- 你最近感觉如何？（具体询问有关睡眠、注意力和情绪的问题。）
- 你最近在担心什么事情吗？例如，家里的某些问题？或是你的学习？又或是与朋友的关系，尤其是与你喜欢的人的关系？（如果是女孩，请询问她们是否担心自己怀孕了。）
- 你和其他人讲过你的这些担心或忧虑吗？他们是谁？他们给了什么建议？（了解青少年的社会支持，同时也了解青少年愿意与谁交谈。）
- 你在谈恋爱吗？你们的关系有没有出什么问题？
- 你有没有想过伤害自己或结束生命？（了解这些想法出现的频率以及何时开始出现的。如果孩子有结束生命的想法或计划，或这些想法已经存在一段时间，且伴有抑郁情绪，则需引起特别关注。）
- 最近有人伤害过你吗？例如，打你或对你进行性侵犯？
- 你有没有喝酒或吸毒？（如有，则需了解种类及用量。）

立即需要做的事情

- 倾听青少年讲述他们的感受和担心。不要着急。如果你没有足够的时间，告诉他们等你有更多时间的时候再来找你。
- 进行精神健康评估，以确定青少年是否患有抑郁、焦虑或其他精神障碍（参见11.9）。
- 运用心理治疗策略，以帮助青少年

应对特定的精神健康问题。问题解决策略始终是应对精神健康问题的有效策略（参见5.11）。

- 帮助青少年理解他们的感受与压力之间的联系。这往往能缓解症状，同时也能减轻青少年对这些症状的恐惧。
- 告诉青少年，你希望和他们的父母（如有可能，还有他们的老师）谈一谈，希望将他们的担忧告诉给他们的父母（及老师）。通常，青少年都不会与他们的父母分享自己的感受，这会使问题变得更糟。鼓励青少年认识到，与父母开诚布公地讨论问题是有帮助的。你可以告诉青少年，你很乐意帮助青少年与他们的父母进行对话。
- 提出实际建议。例如，如果青少年学习某门课很吃力，并因此感到压力很大，可以给他们的老师写张纸条，以说明情况。这样，老师就可以在课后给青少年补课，以帮助他们克服学业困难。
- 青少年也许会担心他们的恋爱情况。请以不评判的态度给他们提供一些有关安全性行为的实际建议，但也需要解释潜在风险。

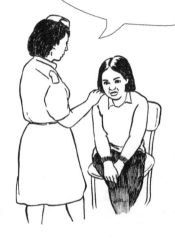

你可以和你亲近的人谈谈心，这对于问题的改善是很有帮助的。你有没有能谈心的朋友或亲人呢？

- 建议青少年远离酒精、烟草和毒品，解释其危害性。

- 建议青少年定期复诊，直到症状好转。如果青少年对未来的态度变得更加积极，愿意与他人分享自己的感受，并且在校表现也有所提高，就说明问题有所改善。

 何时转介

- 尽管你付出了许多努力，但问题仍旧没有得到改善。

- 如果青少年存在严重的问题，如物质滥用、暴力或精神病性障碍。

框 11.13　缓解压力：给青少年的建议

　　人们对压力的反应各不相同。有些人善于缓解压力，从而减少压力对健康的影响。这里，我们提供了一些缓解压力的方法。

- 明确哪些情况或事件会给你带来压力；
- 尽可能列出所有你能想到的缓解压力的办法；
- 想象你正在运用其中某个办法；
- 在你面对某种会给你带来压力的情况前，先将其预演一遍；
- 和他人分享你的压力，例如，朋友、家人或老师；
- 想象你的朋友会如何应对这些情况，特别是那些你觉得比你更懂得如何缓解压力的朋友；
- 做些运动以缓解紧张；
- 不要害怕接受心理咨询。

第 11.8 节总结
处理青少年抑郁时的注意事项

○ 不明原因的躯体不适通常与压力和抑郁有关。 ○ 青少年抑郁很常见，自杀是青少年的主要死因。 ○ 大多数抑郁的青少年在接受心理治疗之后会有所好转。
○ 让青少年的家人和老师也参与进来是帮助青少年的重要途径，因为来自家庭或学校的压力往往是青少年抑郁的主要原因。

11.9　儿童精神障碍的症状清单

智力障碍	
自童年早期，儿童在生长发育的所有方面表现出相似水平的延迟，包括：	
和同龄孩子相比，理解能力、逻辑推理能力和语言能力发育延迟	☐
自理能力发育延迟（如洗衣服、上厕所）	☐
运动能力发育延迟（如走路）	☐
与同龄孩子的交往能力发育延迟	☐
特定学习障碍	
自童年中期，儿童在以下方面出现困难，影响到学习成绩，这些困难不是由智力障碍所致：	
阅读困难（如不准确、缓慢且费力）	☐
阅读理解困难	☐
书面表达困难（如语法、拼写、标点符号、语言组织）	☐
数学推理困难（如应用数学概念或解决数学问题）	☐
孤独症	
自童年早期，儿童在以下方面出现困难（生长发育不同方面的困难程度往往不一）：	

（续表）

与人互动及交流存在困难（如不与人说话或对视）	☐
与同龄人交朋友并维持朋友关系存在困难（如对人际互动不感兴趣）	☐
兴趣范围狭窄（如一直玩同一个玩具）	☐
仪式化行为（如以特定方式玩玩具或每天重复特定行为或声音）	☐
感觉异常（如对感觉过度敏感或以不恰当或过度的方式寻求感官刺激）	☐
品行障碍	
自童年晚期或青少年时期，儿童出现以下破坏性行为，既无歉疚之心，也不关心行为后果，且社交或学校表现受到影响：	
对人或动物具有攻击性	
破坏财物	☐
经常撒谎或偷窃	☐
经常违反规则	☐
ADHD	
在12岁之前出现以下症状，且社交或学校成绩受到影响：	
由于注意力缺乏而导致工作时粗心犯错	☐
难以专注于手上的任务（如课堂作业）	☐
当其他人说话的时候，似乎没有认真听	☐
经常丢失个人物品	☐
容易因为其他事情而分心	☐
反复遗忘日常作息	☐
经常来回拨动事物、拍手、跺脚或坐不住	☐
无法"安静地"玩耍	☐
似乎总是"忙个不停"	☐
不停地说话	☐
在未经允许的情况下打断他人	☐
焦虑障碍[1]	
在童年或青少年期的任何时候出现以下任何症状，且社交或学校表现受到影响：	
对动物、陌生人或某些情境感到极度害怕（或恐惧）	☐
因为担心可能有坏事发生而拒绝上学	☐
拒绝与所爱的人（通常是母亲）分离	☐
正常社交互动中表现得过度害羞	☐

（译者：曲雪琪、何叶、陈媛宛若）

1　青少年抑郁与成人抑郁症状相似（参见3.5）。

笔记

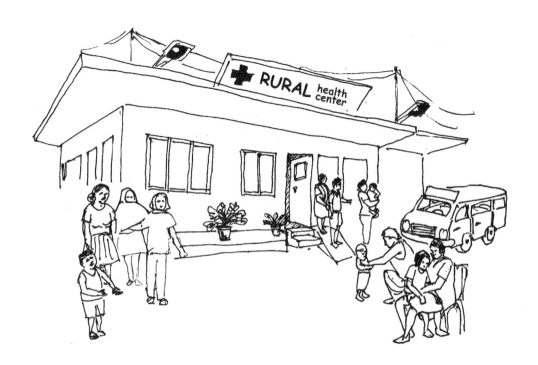

第4部分
将精神健康服务纳入不同场所

在本手册前面的章节中，我们已经讨论了不同类型的精神健康问题及其治疗方法。在第4部分中，我们会讨论如何将精神健康服务纳入健康工作者可能工作的不同场所（在本手册中，我们称之为"平台"），在这些场所中，精神健康问题可能也是需要关注的重要健康问题。

我们将平台分为两大类：与医疗保健有关的平台（如初级卫生保健机构）和与社区有关的平台（如学校）。

12 将精神健康服务纳入医疗保健平台

12.1 医疗保健平台

躯体和精神紧密联系。如果其中之一因某种原因而受到影响，往往另一个也会受到影响。因此，精神健康是所有医疗保健工作的重要组成部分。关注精神健康，会让你的工作变得更加有效，也会让你的服务对象变得更加满意。照顾患者的精神健康，应该像照顾他的躯体健康一样，自然而然地成为你的日常工作。同样，你需要像照顾其他患者一样，照顾有精神健康问题的人的躯体健康。

12.1.1 整合服务的"5C"模式

让我们先来看看不同类型的精神健康整合服务模式（integrated care for mental health problems）有哪些基本的原则。这些原则与你在面对其他慢性疾病（如糖尿病、心脏病和艾滋病）时可能使用的原则相同。许多常见精神障碍，如果不得到治疗，会持续一年或更长时间，而且会经常复发。严重精神障碍和精神残疾可能会持续终生。因此，我们可以把精神障碍视为"慢性疾病"。

如果要想在常规的医疗保健平台中有效纳入精神健康服务，需要遵循五大原则，我们称之为"5C"模式。

• **协作（Collaborative）** 简单来说，就是合作。照顾有精神健康问题的人，总是离不开与患者本人的合作，也离不开

与其他所有参与到针对该患者的精神健康照护工作的人的合作，这些人包括患者家属、其他医疗保健工作者，以及（如有的话）精神健康工作者。你在这个团队中扮演核心角色：你是其他所有人的纽带或桥梁。

• **协调（Coordinated）** 不同平台之间的照护应该是无缝衔接的。最重要的平台包括：社区（如学校）、初级保健机构及专科医院。为了保证不同平台之间的照护能够互相协调，应该制定明确的照护路径，例如，患者应何时、如何从一个平台转介到另一个平台，转介给谁。为了做到这一点，你需要确定每个平台的联系人，与他们建立关系，并就沟通程序达成共识。在某些地方，为了保证健康照护的协调性，可能也需要与当地的传统疗愈者和信仰疗愈者保持密切合作。

• **连续（Continuing）** 需要认识到，许多有精神健康问题的人都需要长期（数月至数年）的支持及照护，才能实现康复目标。这就要求你必须定期随访，密切监测患者健康状况，即便只是电话随访或发条手机短信以了解其健康状况。如果他们没来复查，需要联系对方，安排新的复查时间；鼓励患者遵医嘱服药或完成心理治疗；如有需要，还需要请家属给予患者支持；如果患者没有出现预期改善，需要将其转介给专科医生。

• **以患者为中心（Person-Centred）**

这意味着你在所有方面都需要将患者置于照护计划的中心，从决定治疗内容，到灵活安排治疗次数（需考虑到患者方便），到随时关注患者需求，再到提高患者的自我管理能力，以及调动现有的家庭和社区资源。

● **富有同情心（Compassionate）** 你需要一视同仁地照顾你的所有患者，无论其主诉、性别、年龄或任何其他特征。

12.1.2 整合服务的障碍

对于将精神健康服务纳入全科医疗保健，可能存在许多障碍。最重要的几点如下。

● 精神健康服务给健康工作者带来压力：大多数社区和全科医疗工作者已经非常忙碌，还要让他们提供精神健康服务，只会让他们感到更加崩溃。此外，精神健康工作本身也会带来压力。了解压力的负面影响以及如何保持积极的精神健康（参见2.2.3）。

● 缺乏其他健康工作者的支持：为了得到其他健康工作者的支持，你可以向他们展示解决精神健康问题的附加价值，例如，解决患者的精神健康问题可以提高患者满意度和康复率。

● 无法获得治疗精神健康问题的基本药品：为了获得治疗精神健康问题的基本药品，你可以告诉当地政府，究竟有多少有精神健康问题的人可以从药物治疗中获益，并动员人们向当地政府或医疗服务管理者提出有关药物的要求。

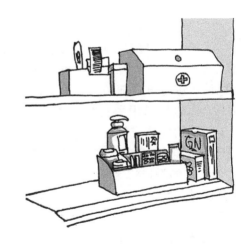

● 缺乏时间或技能来识别精神健康问题或提供社会心理服务：为了解决该问题，你只需要向你的所有患者提一些有关他们精神健康的简单问题（参见3.9）。你可以重新规划你的日程安排，以便白天能腾出相对安静的时间来提供治疗（如许多诊所下午都会相对空闲一些）。同时，你还可以报名相关课程（包括网络课程，参见15.9）来获得培训及同行支持。

● 患者或家属对治疗缺乏参与：为了解决该问题，你需要向患者（及家属）解释精神健康问题的性质。避免使用可能导致恐惧或病耻感的标签。讨论患者对其健康状况的想法，不要予以消极的评判。找到影响治疗的障碍（如患者要照顾小孩），并找到解决这些障碍的方法（如进行家访）。

● 来自专科医生的抵制：有些精神科医生不喜欢与那些非精神科专科出身的人进行合作。有些人甚至会阻碍社区精神卫生服务的发展。记住，这样的医生只是少数，你应该试着去寻觅一名愿意与你合作的精神科医生。如果没有其他选择，请保持耐心，但愿你的努力会最终改变精神科医生的心态。

12.1.3 使用适当的技术

各种各样的技术可以使精神健康服务

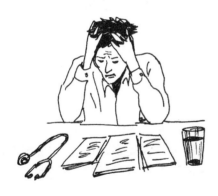

递送更加方便。这些技术包括以下几种。

• **手机** 现在，世界上的绝大多数人都在使用手机。你可以用手机给你的患者打电话，进行电话随访，并提供社会心理支持。你也可以用手机给患者发短信：提醒他们预约门诊或按时服药。了解他们的近况（"你最近还好吗？"）。发送鼓励信息（"希望你的睡眠状况有所改善"）。并提供社会心理干预（"提醒一下哦，记得多见见朋友"）。

• **电子病历** 在第2章（第24页）中，我们讨论了记录病历的重要性。有些地方，人们会把患者的信息输入计算机（台式机或平板电脑），以电子病历的形式来进行保存。这些数据，如果上传到服务器上，就可以在任何地方进行访问，任何医疗服务提供者都可以对其进行更新。电子病历对协调且连续的精神健康服务非常有用。电子病历系统还可用于自动发送预约提醒，并帮助健康工作者跟踪未按时复诊的患者。

• **基于平板电脑的决策支持系统** 决策支持系统可指导健康工作者采集和记录健康信息（例如，关于抑郁或酗酒的标准化问题），并根据患者的回答，向健康工作者提出建议，说明应服用何种药物，以及提供何种类型的心理治疗。这些系统可连接到电子病历系统。

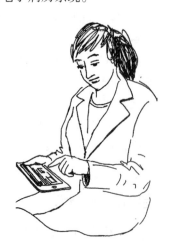

• **基于互联网的心理治疗、支持及学习** 现在，有大量的心理治疗方法，可供人们使用，用于处理一系列精神健康问题，特别是常见精神障碍和物质使用问题。互联网也正在成为患者或家属组成互助网络的媒介。此外，互联网还允许健康工作者通过在线平台学习如何提供精神健康服务。

• **远程医疗** 该技术允许健康工作者通过远程医疗网络（需要适当的电话接入）或互联网（如使用通信软件）以视频会议的形式对患者进行远程评估。这有点像用手机打电话，只不过除了声音之外，你和患者能够看到对方，这样你就可以更好地了解他们的情况。

虽然这些技术提供了很多好处，但还是有些潜在风险，你需要注意。你可以用以下方法来解决这些问题。

• 工作电话和私人电话分开使用，这样人们就不会在你的非工作时间打你的私人电话。

• 与患者确认，是否可以给他打电话或发送手机短信，因为一部手机可能有不止一个人在使用，要注意隐私泄露风险。

• 在使用手机进行沟通之前，先检查患者当地的手机信号覆盖情况。

• 确保电脑设备的安全性（例如，有密码保护）、不会被盗、不会被灰尘或极端天气损坏。

12.2 初级卫生保健机构

初级卫生保健机构是卫生保健系统中患者首先会去的地方，它是卫生保健体系的基石。在有些地方，政府的社区卫生中心是主要的初级卫生保健服务提供者。在另一些地方，私人医生和护理院会提供初级卫生服务。在大多数地方，初级卫生保健由私立和公立医疗机构共同提供。

大多数精神健康问题，就像轻微骨折或不严重的呼吸道感染，最好由初级保健工作者提供治疗。然而，严重骨折（如复合性骨折）和重度呼吸道感染（如肺炎）则需要由专科进行治疗。同样，只有少数的精神健康问题需要转介到专科医院进行治疗。在社区卫生中心或其他初级卫生保健机构中接受治疗的另一个好处是更加便宜，不用排长队，而且大多数人更容易接受。第2部分所讨论的那些关于精神健康问题识别、诊断与治疗的内容，同样适用于初级卫生保健机构。但是，作为初级卫生保健工作者，你需要永远记住自己的局限。4.10提供了何时需要将患者转介至专科机构的建议。

改进服务体系

有些健康工作者可能在初级卫生保健改革中扮演重要角色，例如，是当地卫生健康委员会的成员或顾问，如此一来，政府就可能会就各种政策问题征求他们的意见。有一些具体步骤可改善初级精神卫生保健服务：

● 使用本手册，向社区及基层健康工作者提供有关常见精神障碍的识别、诊断与治疗的培训。

● 使用筛查工具，在社区内筛查常见精神障碍或与酒精有关的问题。

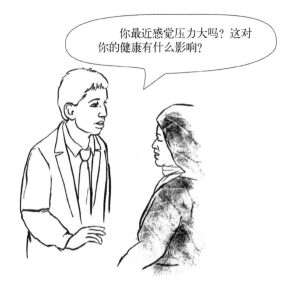

你最近感觉压力大吗？这对你的健康有什么影响？

● 确保精神科专科医生对基层健康工作者进行定期督导，并制定明确的转介路径。

● 确保初级卫生保健机构至少能供应一种抗抑郁药、一种抗精神病药、一种抗癫痫药和一种苯二氮䓬类药物（框5.2～5.8）。

● 在常规门诊不忙的时候，提供下午的心理咨询门诊。

● 建立严重精神障碍患者失访监测系统，并提供居家延伸服务。

● 增加医疗服务中社会工作者及心理学家的数量，因为他们的服务费用较医生更低，且拥有精神健康服务所需的不同技能。

● 建立精神健康问题统计及记录系统。

● 在卫生会议筹备期间提倡加入精神健康相关内容，改善政策制定者及管理者对精神健康问题的污名化态度。

12.3 生殖健康及孕产妇保健

生殖健康是指与生殖系统有关的所有方面的躯体、精神及社会福祉。在实际操作中，生殖健康包括许多不同的问题，如妇科健康、家庭暴力、青少年健康、孕产妇健康及艾滋病。这里的每一个问题都与精神健康息息相关。其中许多问题都已经在本手册的其他地方得到讨论（参见10.2、12.5）。13.12会进一步讨论性别与精神健康的问题。本节重点讨论与妇科疾病及孕产妇健康有关的精神健康问题。

12.3.1 妇科健康和精神健康

有三种特定类型的妇科问题与精神健康关系很大。

● **妇科症状** 妇科症状很常见，特别是阴道分泌物异常和下腹疼痛。许多有这些症状的女性同时感到疲劳、虚弱、抑郁和焦虑。

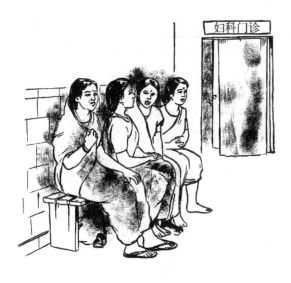

• **经期症状** 部分女性在月经前会有不适症状，即"经前期综合征"。患有经前期综合征的女性可能会感到烦躁、抑郁、注意力不集中和疲倦。在更年期，部分女性会感到头疼、易哭泣、易怒、焦虑、睡眠障碍、疲劳和性欲缺乏。

• **妇科手术后** 女性在做过计生手术（如输卵管结扎）、子宫手术（如子宫切除术）或乳腺手术（如乳腺癌手术）之后可能会产生精神健康问题。妇科手术会给女性带来特殊的压力，因为女性的生殖器官既与性有关，又与其女性意识有关。

正如询问初级卫生保健机构中的患者，你也需要就抑郁和焦虑等情况询问有妇科症状的患者。

12.3.2 将精神健康服务纳入孕产妇保健

做母亲是女性一生中最快乐也最有成就感的时期之一。然而，这也是女性经历身体、人际关系及工作等方面的巨大变化的时期。例如，她与伴侣及其他孩子的关系可能会发生变化。有了新宝宝以后，女性的工作量可能也会大大增加。这些变化会影响到女性的情绪。对于许多孕产妇来说，精神健康问题都值得关注（参见 7.7）。

孕产妇保健机构的健康工作者（如助产士和产检工作人员），在预防流产相关抑郁（参见 7.7.2）或分娩相关抑郁（参见 7.7）等方面，可以发挥重要作用。他们还可以为罹患精神障碍或物质使用问题的母亲提供额外支持和照护。此外，他们还可以为酗酒的母亲、婴儿死亡或流产的母亲、婚姻不幸且缺乏家庭支持的母亲提供心理咨询。心理咨询应侧重以下方面。

• 通过提供婴儿护理建议，强调母亲需要得到充足的休息和营养，与家人分享感受来提高母亲应对困难及照顾婴儿的能力。

• 告知父母双方（及其他家庭成员），养育责任需要由多人分担，这一点对于那些传统上认为男人不需要承担养育责任（认为这是女性的工作）的社区尤其重要。需要教育父亲，让他们知道，养育不仅是夫妻双方的共同责任，而且也会给他带来快乐，并且对孩子的健康成长非常重要。父母需要以适合孩子年龄的方式与孩子玩耍，例如，与 5 个月左右的婴儿玩"躲猫猫"，因为这些游戏可以刺激婴儿的大脑发育，帮助他们在上学时充分发挥潜能。鼓励所有夫妻就怀孕问题进行讨论并提前计划。"有计划"的怀孕更有利于孕产妇的身心健康。

• 为流产、死产或婴儿死亡的母亲提供支持，例如，尊重女性希望看一眼死胎

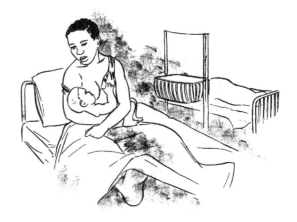

的愿望。需要明白，流产不仅是生理上的创伤，它跟失去孩子一样痛苦。

● 支持罹患精神障碍的母亲继续接受治疗，支持有酒精或物质使用问题的母亲减少并最终完全戒断物质使用，以保护婴儿健康。

12.4 慢性疾病保健

慢性疾病指的是持续很长时间的疾病。并没有明确标准说明，要持续多长时间才算慢性，但大多数情况下，这些疾病通常会持续数年，甚至终生。许多精神障碍及所有精神残疾都属于慢性疾病，艾滋病等传染病也属于慢性疾病。然而，慢性疾病一词最常用来描述非传染性疾病，如糖尿病、心脏病、肾病、肺病、关节疾病（关节炎）和癌症。这些疾病，虽然在临床特征、病因及治疗方法上有很大不同，但都有以下共同点：

● 通常中年起病。

● 持续终生。

● 通常是导致患者最终死亡的主要原因。

● 会导致疼痛及各种残疾。

● 治疗需要结合生活方式改变及规律药物治疗。

● 患者健康状况需要定期随访。

慢性疾病目前是世界上大多数国家的主要死亡原因，通常与人口老化有关。

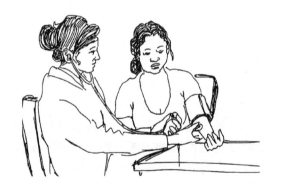

12.4.1 老年人的精神健康问题

在大多数国家，随着躯体健康状况的改善，人们的寿命变得越来越长。目前，许多国家的人均预期寿命已经远远超过60岁，有些国家甚至超过70岁。这就意味着，人们有更长的时间，可以用来交流、学习、体验和贡献。对大多数老年人来说，老年时期是积极且快乐的。他们可以享受儿孙满堂的快乐，可以阅读书籍或做一些退休前没法做的事情，有更多的时间可以和朋友在一起。

然而，随着步入老年，人们也越来越容易出现躯体和精神健康问题，特别是慢性疾病。老年人退休在家，不再工作，收入减少，他们的日常作息也会发生变化，孩子长大成人，可能去其他地方工作，开始组建自己的新家庭，老人的社交生活也会发生改变，与朋友和家人的联系可能会慢慢减少。

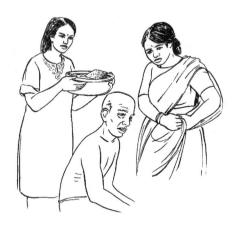

虽然大多数老年人的精神健康状态良好，但有些老年人会出现精神健康问题。有很多原因可能导致老年人的精神健康问题。

● **孤独** 在许多国家，大家族都在瓦解，越来越多的老年人正在独居，几乎没有孩子的支持。当老人失去伴侣时，孤独问题就会变得更加突出（参见10.4）。老年人失去配偶后的那段时间的死亡风险尤其高。

● **慢性疾病** 一些老年人患有引起疼痛和残疾的慢性疾病。

● **脑部疾病** 某些类型的脑部疾病，尤其是痴呆（参见7.8）和卒中，在老年人中更为常见。它们可能影响大脑，从而导致精神健康问题。

● **经济困难** 老年人通常没有工作。因此，他们的生活不得不依赖于勤俭节约和储蓄。在这个生活成本不断上升的世界，这可能是不够的。

与老年人保持定期联系，可以更好地支持他们，并早期发现精神健康问题。更新本手册的第15章，记录当地养老院及其他老年服务的资源。当你需要为老年人提供住所或帮助解决其他实际问题（如孤独）时，这些资源将很有用。最后，某些躯体疾病（如癌症）会导致缓慢且痛苦的死亡。要关注与姑息治疗相关的精神健康需求（框12.1）。

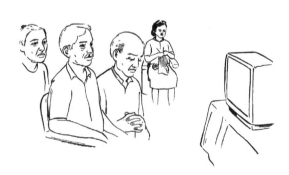

12.4.2 为什么必须将精神健康服务纳入慢性疾病保健

众所周知，精神健康问题和慢性疾病经常共病。其原因比较复杂，至少包括三个方面的原因：(1) 与精神障碍相关的因素会导致慢性疾病（如抗精神病药的副作用、吸烟）;(2) 与慢性疾病相关的因素会导致精神障碍（如残疾和疼痛）;(3) 有些因素会同时导致精神健康问题和慢性疾病（如饮酒和压力）。

> **框 12.1 终末期疾病照护**
>
> 癌症或艾滋病等终末期疾病患者可能会因为许多原因（如疼痛、对死亡的恐惧，以及对要将亲人抛下的悲伤）而产生精神健康问题。我们可通过以下方法，将精神健康服务纳入临终关怀（亦称舒缓治疗），以促进终末期疾病患者的精神健康：
> - 通过定期拜访，与患者建立良好关系；
> - 讨论死亡对患者的意义（他在担忧什么？如何更好地解决这些担忧？）；
> - 让家庭成员（尤其是近亲）参与进来，分享彼此的担忧（说不定可以解决长期未能解决的家庭纠纷）；
> - 建议患者结束未完成的业务，如财务或法律事务；
> - 确保患者了解疾病性质，并正在接受可获及的最佳治疗，特别是疼痛缓解；
> - 如果出现抑郁或其他精神健康问题，可提供心理治疗及抗抑郁药等药物治疗；
> - 如果患者是孩子，尽量让家人满足他的一个愿望；
> - 关心照料者（参见12.6）。

除了这两类疾病经常共病这一理由外，还有其他许多理由要求健康工作者必须同时具备精神障碍管理和慢性疾病管理的能力。

● 精神健康问题和慢性疾病共病会导致这两种疾病的影响都变得更加糟糕。例如，如果糖尿病患者共病抑郁障碍，那么他们的残疾程度就会提高；又例如，抑郁障碍会增加心脏病患者的死亡风险。

● 人们往往忽视严重精神障碍患者的慢性疾病护理需求，他们得不到与其他没有严重精神障碍的患者同等质量的医疗照护。这是严重精神障碍患者比正常人过早去世的原因之一。

● 精神健康问题可能会影响慢性疾病患者的治疗依从性，例如，更容易忘记服药或缺乏锻炼积极性。

简而言之，精神健康问题和慢性疾病共病会导致更差的照护质量、更高的治疗费用及更差的临床预后。

还必须指出，精神健康问题和慢性疾病不仅影响患者本人，其家庭成员的健康也会受到负面影响。照顾慢性致残性疾病或精神障碍患者（如癌症或痴呆症），会带来很大压力，而且会增加照料者罹患慢性疾病（包括抑郁、高血压、睡眠问题和酒精使用问题）的风险。照护工作的这些影响（参见12.6）可能会导致多个家庭成员同时罹患一种或多种慢性疾病或精神健康问题，要求健康工作者将注意力从单个患者转移到整个家庭。

12.4.3 将精神健康服务纳入慢性疾病保健

"5C"模式对于将精神健康服务纳入慢性疾病保健非常重要。健康工作者特别要注意做到以下几点：

（1）对慢性疾病患者的常见精神障碍及烟酒使用情况保持警惕，最好每隔6～12个月对这些情况进行询问。

（2）对于严重精神障碍和精神残疾患者，特别是接受抗精神病药治疗的患者，总要进行一般检查（也可以安排在初级卫生保健机构进行检查）及相关实验室检查，以检查其是否罹患慢性疾病。

（3）鼓励患有慢性疾病或精神健康问题的人养成健康的生活方式，例如，低盐低糖饮食、戒烟、适度饮酒、定期锻炼。

（4）特别要鼓励患者定期服药，必要时需要监测他们的健康状况（例如，叮嘱糖尿病患者按时服药并监测血糖）。

（5）调整慢性疾病照护方式，使之适应严重精神障碍患者的需求。有些患者可能需要更灵活的照护安排及更通俗的沟通方式。

12.5 艾滋病治疗

艾滋病（acquired immune deficiency syndrome，AIDS）是由人类免疫缺陷病毒（human immunodeficiency virus，HIV）所导致的疾病，HIV会破坏人体内的免疫细胞。由于艾滋病治疗方面的进展、国际社会的努力及社区团体的倡导，艾滋病今天已不再是致命疾病。通过适当的药物治疗，大多数艾滋病患者可以活得很长。因此，我们现在可以把艾滋病视为与糖尿病类似的慢性疾病。

然而，仍旧有许多人正因这种疾病而死亡。可能是因为他们无法获得有效治疗，导致治疗延误，或是因为疾病对药物没有反应。因此，即使到了今天，在世界上的许多地区（特别是非洲南部），艾滋病仍然是导致死亡的主要原因。HIV只能通过直接接触感染者的体液而进行传播，例如，通过性交、输血、共用针头（如吸毒人员）或母婴传播。健康工作者不小心扎到了用于给艾滋病患者注射的针头（例如，在采血时），也可能会导致传播，虽然这一情况相对罕见。目前，已有的治疗方式可以最大限度降低上述情况下的传播风险，并阻止母婴传播。

12.5.1 艾滋病和精神健康问题

艾滋病可以通过多种方式影响患者的精神健康。

● **疼痛** 许多与艾滋病有关的疾病会导致剧烈疼痛。疼痛反过来也会使人痛苦。

● **残疾** 患者可能会感到非常虚弱和疲劳，以至于无法工作或承担家庭责任，这种情况下，他们可能会感到无助和愤怒。

● **对死亡的恐惧** 他们可能会害怕死亡。同时，他们可能会担心家庭的未来，特别是担心配偶及子女的未来，他们可能也感染了HIV。

● **费用** 治疗艾滋病的药物可能非常昂贵。而且，就算药物是免费的，患者也需要经常花钱上医院拿药。有些家庭可能负担不起艾滋病的治疗费用，而那些负担得起的家庭也会面临相当大的经济困难。

● **家人的怨恨** 患者无法为家庭做

出贡献，反而需要长期接受家人的帮助和支持，家人可能会把患者当作某种负担。患者的配偶可能会怨恨患者，觉得他因为感情不忠而染上了艾滋病，害他们都暴露在感染艾滋病的风险之中。

● **污名和歧视**　人们对艾滋病有许多误解，会歧视感染者，尤其是性工作者、男男性行为者、静脉注射毒品者等高危人群，这些人群都遭到了社会的排斥。

● **对于大脑的直接影响**　大脑会受到HIV或其他疾病（如痴呆）的直接影响。这可能导致癫痫发作和严重精神障碍。

精神健康问题可以导致艾滋病治疗在许多方面变得更为复杂，其中最重要的因素是，精神健康问题会降低患者的治疗依从性，而不规律服用艾滋病治疗药物会大大增加耐药风险。

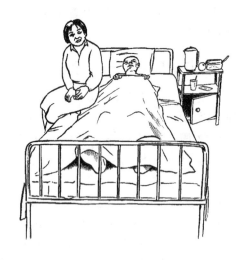

12.5.2 将精神健康服务纳入艾滋病治疗

艾滋病患者的精神健康可能会在两个不同阶段受到影响：当人们第一次知道自己感染了HIV的时候。后来，当人们开始意识到自己需要接受终身治疗或面临死亡风险的时候。一开始，很多患者会感到震惊和怀疑，会觉得"这不可能是真的"。患者可能会感到悲伤和愤怒。他们可能会在诊断后的几周内出现抑郁。以更加合适的方式告知病情，可缓解这种在得知病情后出现的早期反应。在得知病情后的任何时期，患者都可能出现精神健康问题，特别是在出现艾滋病相关并发症或治疗效果不佳的时候。"5C"模式为将精神健康服务纳入艾滋病治疗提供了理想模式。到了疾病后期，心理治疗必须与其他可能促进患者精神健康的举措相结合，例如，

● 提供良好的疼痛缓解治疗。

● 为患者家庭及照料者提供支持和心理咨询（参见12.6）。

● 确保HIV感染者可获得优质的且负担得起的治疗服务。

● 为终末期患者提供舒缓治疗（框12.1）。

有些艾滋病患者可能需要通过药物来治疗精神障碍。抑郁不是艾滋病的自然结果，但抑郁会加重艾滋病的痛苦。通过抗抑郁药或心理治疗，可缓解抑郁症状，帮助患者更好地应对疾病。艾滋病患者的精神病性症状通常是颅内感染所致。对于精神病性症状的治疗（参见7.3）应与感染治疗相结合。有些艾滋病药物的组合可能会导致精神方面的副作用，但这些副作用很少需要精神科药物治疗。理想情况下，这些问题应该由精神科专科提供治疗。

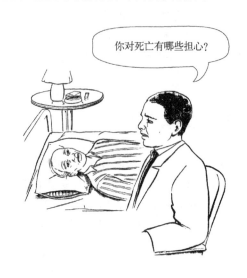

你对死亡有哪些担心？

12.6 照料者的精神健康服务

不要忽视慢性疾病、绝症（如艾滋病或癌症）或有精神健康问题的人的照料者对于精神健康服务的需求。这些患者通常是由家属进行照料，且多为女性家属，如妻子、女儿、母亲、儿媳。照料工作会导致压力，而压力会影响照料者的健康。然而，由于家中患者的存在，照料者自身的健康问题往往得不到注意。

12.6.1 照料压力

照料工作会给家属带来各种各样的后果。

- **身体负担** 如果患者无法自立（如无法如厕和进食），照料工作往往需要耗费大量体力。
- **情感负担** 看着亲人受苦是件很痛苦的事情，尤其是在对方的病情开始恶化的时候。
- **精神健康问题的症状很难应对** 照顾有精神健康问题的人，存在特殊挑战。有三种症状尤其令人苦恼：精神病性障碍和痴呆症患者可能会出现攻击性和激越行为，当照料者试图帮助患者的时候，患者可能会攻击或辱骂照料者；痴呆患者的记忆丧失对照料者来说也是令人痛苦的，如果和你生活了40年的伴侣不认识你了，你会感到非常痛苦。患者的自杀企图或自杀威胁。
- **照料者自己生病了** 照料者自己当然也会生病。以艾滋病为例，照顾患者的配偶可能自己也是HIV阳性。许多患者已经上了年纪，而照顾他们的人同样也已经年纪很大了。
- **费用** 如果疾病慢性化，治疗费用就会增加。那么，可能就会没有钱用来购买食物等生活用品。
- **其他活动减少** 照料者可能不得

不把自己的兴趣爱好放在一边，可能还要放弃工作。
- **社交减少** 如果家里有人生病，那么家庭环境就会发生变化，人们可能不会再来拜访。
- **哀伤** 患者过世后会出现。

12.6.2 照料者的精神健康

照料者会经历各种类型的痛苦情绪：
- 对患者所造成的生活困难感到愤怒。
- 看到心爱的人受苦而感到悲伤。
- 因为对患者有消极想法而感到内疚。
- 对患者和他们自己的未来感到绝望。
- 因为发现无论他们做什么，疾病仍然存在而感到沮丧。
- 因为邻居和其他社区成员对疾病的想法和说法而感到羞愧。

这些情绪在所有照料者中都很常见，尤其是在照料他人的早期。然而，从长远来看，大多数照料者都能比较好地应对这些情绪。对患者的爱、从别人那里得到的实际帮助、与朋友家人谈论自己的感受、找时间享受个人乐趣，这些方式都可以帮助照料者应对上述种种痛苦情绪。然而，有些照料者可能并不能很好地应对这些痛苦情绪。随着时间推移，他们的负面情绪会变得更糟，照料者自己可能也会开始出现抑郁和焦虑（参见7.4）。

12.6.3 促进照料者的精神健康

第一步是要认识到照料者也有出现精神健康问题的风险，而你的支持可能非常重要。

如果照料者是老年人、社交上相对隔离和/或自身就罹患躯体健康问题，他们就更有可能出现精神健康问题。在照料者罹患抑郁之前，你必须采取行动促进他们的精神健康。无论你什么时候去看望患者，都请花几分钟时间与照料者

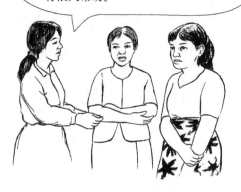

我觉得，如果你能找个人帮你分担照顾母亲的压力，可能对你会有很大帮助。

谈谈他们自己的健康状况。不要当着患者的面谈论这个话题，找个相对私密的地方与照料者进行交谈。大多数照料者都不会在他们所照顾的人面前袒露自己的负面情绪。你需要与患者及其照料者保持定期联系，这是促进他们精神健康的最好办法。

12.6.4 帮助有痛苦的照料者

帮助有痛苦的照料者需要耐心和同情，也就是说，你需要换位思考，设身处地地想想这会是什么感受。

- 倾听对方的经历。许多照料者即使感到悲伤，外在也会表现得很坚强。一定要经常询问他们是否感到悲伤，在适当的情况下，还要询问他们是否有自杀想法。
- 提供哀伤咨询。很多情况下，照料者都需要面对患者的死亡。让他们为患者的死亡做好准备，并为他们提供哀伤咨询（参见10.4）。
- 结合抗抑郁药和心理治疗来治疗抑郁（框4.1）。
- 提供有关互助小组的信息（参见5.26），帮助照料者与其他照料者建立联系。
- 让其他家庭成员参与进来。和他们谈谈，分享你对主要照料者所承受的压力的担忧。提出分担照料压力的方法。
- 提供实用建议。帮助患者进食、洗澡、如厕及完成其他日常活动，都是相当艰巨的任务。你可以给照料者提供一些简单的建议，从而让这些任务变得更加容易，这会很有帮助（参见5.24）。

第12章总结
将精神健康纳入医疗保健平台时的注意事项

· 精神健康服务需要纳入各种不同的医疗保健服务中去，包括初级卫生保健、孕产妇保健、慢性疾病保健、生殖健康保健、老人照护及艾滋病治疗服务。	· "5C"模式（协作、协调、连续、以患者为中心及富有同情心）是将精神健康服务纳入不同平台的关键。 · 注意解决照料者的精神健康需要。

（译者：刘凤瑶）

笔记

13 将精神健康服务纳入社区平台

将精神健康纳入社区平台的很多原则都与医疗保健平台相似。例如，我们同样需要与其他人员及机构进行合作，同样会面临许多有关污名的障碍。然而，两者间还是有些重要的区别。

（1）涉及人员：社区平台所涉及的人员及机构更为复杂，从政治领袖到草根倡导团体都会囊括在内。

（2）工作范围：一般来说，社区平台的工作范围不只包括对有精神健康问题的人的照护，还包括精神健康促进、精神障碍及精神残疾预防。甚至，在社区平台，对有精神健康问题的人的照护也采取非常不同的形式，其焦点往往是帮助他们参与社会生活，保障其尊严，消除社会歧视。

我们这里所讨论的事项对于将精神健康纳入社区平台至关重要。不过，你需要记住：几乎所有社区发展活动都离不开精神健康。

13.1 人道主义情境

人道主义情境指的是发生了大规模危机事件的情境，这些危机事件会影响到大量人口，迫使其离开家园，甚至剥夺其生命。其中，武装冲突、自然灾害是最常见的两种人道主义危机，它们都会导致沉痛的精神健康后果。每年，全世界都有成千上万的人口，为了逃离战乱、迫害及自然灾害而离开他们的家园，他们被称为流离失所者或难民。在战争中犯下的罪行包括：强奸女性、折磨及残害公民、绑架孩子并将其训练为士兵、甚至灭绝整个族群。近年来，出现了越来越多的恐怖主义袭击，许多非战争地区的人群也被卷入其中，例如，恐怖分子在世界范围内实施的轰炸及屠杀。另一方面，自然灾害则是不可预知事件，如地震、飓风、山体滑坡。

人道主义危机对中低收入国家的社区有着更大的影响，因为他们往往缺乏资源储备及灾难应对计划。因此，最弱势的人群往往承受着人道主义危机最严重的后果，这些弱势人群有女性及儿童（参见13.1.2）、老年人、残障人士，及其他弱势人群（如贫困者）。

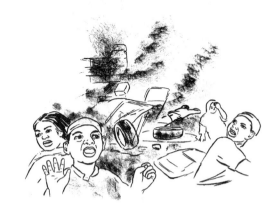

13.1.1 难民的精神健康

不论是在武装冲突还是在自然灾难中，都存在着一些共同的因素，会导致精神健康问题。

- **丧失**　亲人的死亡及个人财产（包括家和身份）的损失，都是巨大的打击。如果这些事件是意外发生的，那么这就会造成更严重的哀伤。
- **遭受暴行**　许多难民都会目睹或亲身遭受可怕的暴力事件，这会对其精神健康造成严重影响。
- **躯体伤害、残障和疾病。**
- **缺乏社区支持**　难民营往往条件恶劣、过度拥挤、卫生欠佳。

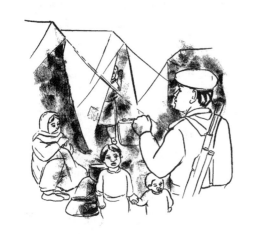

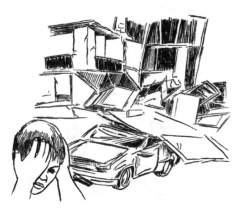

大多数难民只要能获得基本需求上的支持（参见13.1.3），就能学会解决上述困境。他们会想办法寻求他人支持，找到事情可做。不过，部分人还是会出现精神健康问题。所以，虽然不是每个人都需要精神健康服务，但你应该留心那些可能需要的人。

最常见的精神障碍是抑郁和PTSD（参见10.1）。其次，有些人可能会因为其经历而出现精神病性障碍。还有些人可能在人道主义危机前就已经受到了精神障碍的影响，这些人是特别弱势的群体。他们不仅可能因为缺乏医疗保障而出现疾病复发，还可能遭到其他逃离危机的人的忽视和遗弃。

13.1.2　童兵

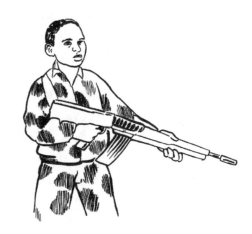

儿童是战争中最弱势的受害者。他们不仅可能会失去他们的父母和家庭，还可能会被当作战争工具。童兵可能会面对严重的躯体伤害及死亡，还可能会被迫对他人实施暴力。这些经历会使得他们成长为暴力的人，这些孩子可能会出现情绪问题，包括社交退缩、噩梦及行为问题［如攻击性和药物滥用（参见第11章）］。

13.1.3　将精神健康服务纳入人道主义情境

指导原则是：要将精神健康服务纳入其他人道主义救援活动，而不是单独设立一个孤立的精神健康项目。

后面的金字塔图总结了整合式方法的关键要素。金字塔自底部到顶部，相关干预变得越来越专业化，而需要这些干预的人口比例也变得越来越小。

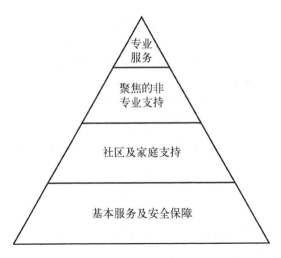

关于人道主义救援中的精神健康服务的整合式方法。来源：IASC（2007）

● **保证基本服务和安全** 最重要的基本需求就是安全、水、食物、居所，以及治疗严重外伤。

● **为社区赋权并动员家庭支持** 难民的痛苦经历之一就是失去对自己生活的掌控感。难民会发现他们在各种事情上都完全依赖救援工作者，包括承担责任及自己做决定的能力。所以，让他们重新承担起责任，非常重要。需要让社区成员参与重要行动的决策，并基于每个人的优势给其安排特定任务。需要对文化上适当的信仰和实践保持敏感，并融入其中，特别是那些能够促进精神健康的信念和行动，并将其纳入相关服务。难民们能够参与不同

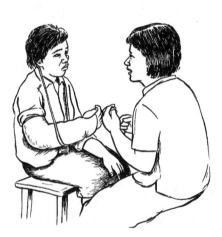

的团体活动，包括帮忙准备食物及照顾患者。支持小组能够帮助识别并解决大家共同的问题（参见5.26）。尽量给予儿童参与正常生活的机会，如让他们去上学，并给其提供玩耍的机会及安全场所。

● **解决社区不同人群的需求** 并不是社区里的每个人群都会同等程度地受到危机的影响，也不是每个人群都会同等程度地受益于人道主义救援。例如，女性及儿童或特定种族的成员可能会因为某些原因而处于相对弱势的地位。暴力和歧视在任何时候都可能会出现，你应该采取措施建立信任（例如，在为社区赋权时，应该确保社区里的每个人群都参与其中），并公平分配资源与服务。

● **与其他机构合作** 许多不同机构可能会参与人道主义救援。你需要注意不同机构所提供的服务，以避免重复。你可能会发现，已经存在某些精神健康服务。如果发现这样的情况，你应该与相关机构讨论，如何协调针对有精神障碍的人的服务。

● **为个体提供咨询服务** 某些难民可能会需要特定帮助，例如，失去孩子的女性或遭受强奸的女性。针对个体的咨询服务应包括：

○ 找到其家人所在——许多家庭会被分开，而家人重聚非常重要。

○ 询问个人的需求——实际的帮助（例如，提供如何重建房屋的信息）可能是最重要的事情。

○ 提供心理急救及问题解决策略——面对他们的问题，对方可能已经崩溃了（参见5.11）。

○ 不要让对方反复讲述其创伤经历——不过，如果他们想要分享其经历，请耐心倾听，不要提供虚假的承诺和保证（例如，他们会找到失踪的家人）。

● **提供药物** 有时，对方可能会非

常抑郁或焦虑。在这种情况下，使用抗抑郁药物可能会有帮助。长期罹患严重精神障碍或癫痫的人需要尽快重新开始服用他们在危机前就在服用的药物。

- **照顾好自己** 人道主义工作本来就会带来很多压力，所以也要照顾好你自己的精神健康（参见2.2.3）。

13.2 传统疗愈和信仰疗愈

在某些中低收入国家，传统及信仰疗愈者会在很大程度上参与针对有精神健康问题的人的治疗。我们对传统及宗教疗愈的有效性所知甚少。就像精神病院会发生侵犯人权的事情，传统及信仰疗愈场所也有此可能。不过，具有文化适切性的精神健康服务，对于社区及受到影响的个体与其家庭，或许都有其价值。传统及信仰疗愈者能很好地符合某个社区的价值观与信仰体系。在提供循证的医疗服务的同时，应当把传统及信仰疗愈者视作重要的合作伙伴。以下措施能够帮助建立互相尊重的合作关系。

- 掌握关于当地活跃的传统及信仰疗愈者的地方知识。在不同国家之间，以及在同一国家内部，都有许多不同的传统及信仰疗愈者，所以很难将某一原则推广至所有疗愈者。
- 明确哪些疗愈者参与了精神健康工作、他们提供了怎样的服务。
- 不要只是将疗愈者视作人们及时接受治疗的障碍。他们也许能做到医疗从业者做不到的事情。
- 另一方面，也不要认为这些疗愈者就是完全无害的。他们的某些做法可能会带来伤害，某些疗愈者可能会滥用人们对他们的信任。
- 试着找到某个可以做中间人的疗愈者。他既懂现代医疗，也懂传统疗愈，能

够帮助你建立与当地疗愈者的合作。

- 试着让疗愈者参与提升社区的精神健康意识。为精神健康服务能够提供什么，不能提供什么。
- 假定许多人虽然在接受现代医疗服务，但仍旧会去寻求这些疗愈者的帮助。试着理解这样做的潜在好处（如提供家庭支持）及坏处（如不同服务的意见相左）。
- 理解当现代医疗进入社区时，传统及信仰疗愈者可能会感觉受到威胁：试着帮助疗愈者在他们原有的专业领域之外学习新技能（如心理咨询的技能）。
- 考虑在某些特定领域开展合作，例如，开展疾病早期识别、解决人权侵犯行为、提供能顾及灵性需求的全人照护，以及促进社会包容及复原。

13.3 儿童早期发展

我们越来越多地认识到，怀孕后的一千天对于孩子的全面健康发展至关重要。同样，这一时期的孕产保健能够预防某些发育障碍。最能促进健康并预防疾病的措施包括：提供孕产期及儿童早期的综合性照护，包括：就这段时期应采取的积极措施，为母亲及家庭提供信息与支持。

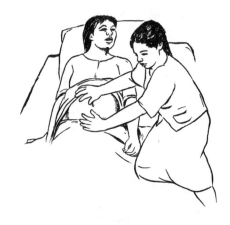

13.3.1 产前

产前阶段最重要的是"支持母亲并知道

何时应该转介"。对母亲的支持包括以下方面。

- 确保女性十八岁以后才怀孕，意识到女性怀孕年龄越小，其风险越大。
- 确保家庭和社区能够在充足的饮食和休息方面为孕妇提供支持，特别是在女性进行了重体力及长时间劳动前后。
- 为所有孕早期女性提供铁剂及叶酸。
- 定期监测妊娠进展，如果有证据显示胎儿发育不良（孕妇低于预期的体重或腹围增长），应转介给产科。
- 如果孕妇超过四十周岁或近亲结婚，应转介给产科进一步检查，以排除智力障碍及其他遗传性疾病的可识别病因。
- 如果孕妇饮酒，就孕期饮酒的潜在风险进行宣教，并建议戒酒。
- 尽快治疗妊娠高血压或癫痫发作。将任何处于半昏迷状态、意识模糊和阴道流血的孕妇转介到专科治疗。
- 除非绝对必要，否则尽量避免开具处方药及进行非必要的X线检查。
- 鼓励孕妇应避免接触有毒物质（如杀虫剂）。
- 为孕妇接种麻疹和破伤风疫苗，告诉她们怀孕期间应避免接触麻疹、腮腺炎或水痘患者。
- 建议孕妇在专业医疗机构生产。
- 支持孕妇直至足月，包括暂停重劳力工作、保证足够的卧床休息，并警惕阴道流血。
- 鼓励母亲在产后的"黄金一小时"为其孩子进行母乳喂养。提供关于初乳重要性的信息，初乳相当于孩子的第一剂疫苗。还应该鼓励母亲在孩子出生的头六个月提供纯母乳喂养。
- 询问分娩时谁会支持产妇，同时确保他们能在将婴儿放在母亲胸前时立马帮忙托住婴儿。

13.3.2　分娩时

分娩对于孩子健康地来到这个世界并

减少大脑损伤风险是非常关键的时刻。以下提供了一些确保安全分娩的策略。

- 只有专业人员才可以接生，理想情况下还应该在能解决分娩并发症的场所进行接生。

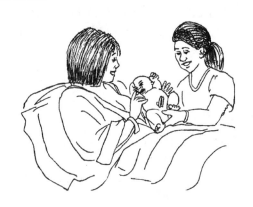

- 营造有利于分娩的积极环境，温和地为母亲提供清晰且简单的指导。
- 作为健康工作者，应该熟悉分娩时可能需要用到的所有紧急措施。例如，新生儿出生后发现发绀、精神萎靡、没有立即呼吸。如果新生儿出生后没有立即呼吸，需予以吸氧并寻求帮助。
- 万一胎位不正（如臀先露），转介给专科医生。

13.3.3　产后

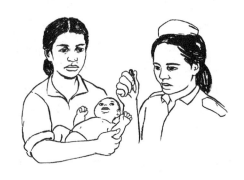

- 督促家庭成员帮助母亲在分娩后的"黄金一小时"（golden hour）给她的孩子喂奶。那段时间，母亲往往是精疲力竭的，需要营养、温和的鼓励及支持。

- "袋鼠式护理"（kangaroo care）让孩子能够和他们的母亲有直接的肌肤接触。所谓的袋鼠式护理，就是将还没穿衣服的新生儿立马放在母亲的两胸之间，并将母亲和孩子一起用毯子盖住。母亲的体温能够帮助孩子自然而然地保持温暖（特别是对于早产儿），促进哺乳反射，还能促进孩子对母亲的情感依恋。

- 鼓励所有女性在孩子出生的头六个月提供纯母乳喂养，这包括避免喂水、糖水和所有非必要的药物。纯母乳喂养能够给孩子提供正确的营养，并且避免感染。

- 鼓励母亲回应孩子的需要。这意味着孩子一旦有需要就要进行喂养，而这同样需要家庭支持。

- 确保对白喉、破伤风、小儿麻痹症、结核病、麻疹和百日咳进行及时和全面的疫苗接种。

- 告知母亲和家人，婴儿很容易生病。如果他们发现孩子躁动、难喂养或发热，应立即寻求帮助。

- 早期控制高热，可以脱掉婴儿的衣服或使用轻薄的毯子、给予正确剂量的对乙酰氨基酚、增加母乳喂养频率。

- 如果孩子身体不适，寻找黄疸、癫痫、呼吸困难和易激惹的迹象。针对具体情况进行适当治疗，并转介给专科医生。

- 提供子女养育的一般性建议（框13.1）。许多父母都不知道，大脑的健康发展不仅需要食物和良好的躯体健康，与婴儿一起度过高质量的时光也是至关重要的，例如，每天至少花一个小时陪孩子做适合他们年纪的游戏。

13.3.4　给孩子提供刺激：促进大脑发展的养育策略

生命的头五年对孩子的发育及他们是否能充分发挥潜能来说至关重要。实现该目标有三个关键策略：避免儿童出现感染。

健康的喂养方法，如头六个月进行纯母乳喂养、每当孩子需要就提供喂养。给孩子提供刺激。大脑需要刺激才能正常发育。需要鼓励父母每天抽出时间与孩子交谈、玩耍。这些游戏应该从孩子出生的第一天就开始，母亲在哺乳的时候可以跟孩子说话、唱歌、轻抚宝宝的头。随着孩子长大，父母可以用简单的摇铃、钥匙串或是彩色布条来吸引孩子的注意，让他们的视线能够跟着他们环境里的物件去看。随着孩子进一步长大，可以多跟孩子说说身边的世界，鼓励他们去探索，给他们接触外界环境的机会。

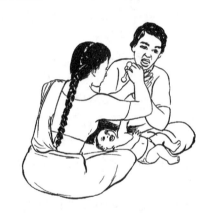

给孩子提供刺激，对于发育延迟的儿童或面临发展延迟的风险的儿童（如极低出生体重儿童；出生时有惊厥、黄疸和脑膜炎的儿童；出生时发生呼吸窘迫的儿童；遗传性疾病患儿，如唐氏综合征，参见11.1）来说，有特别的价值。刺激的目的是促进儿童健康发展，帮助儿童尽可能独立生活，并改善家庭功能。

13.4　学校

学校为促进儿童青少年精神健康提供了独特的机会。上学本身就是影响健康的重要因素。除了教育，上学还能提供交友、运动、参加团体活动的机会，同时还能让孩子学会调节情绪。

框 13.1　子女养育的一般性建议

尽管养育子女仿佛是"天生"的技能，许多家庭如果能得到一些关于对孩子的恰当期待，以及最好的应对方式的简单建议，还是能从中获益的。以下是一些关于积极育儿技巧的指导。

对于非常年幼的儿童

- 快速且恰当地回应孩子的需求，这个年龄的孩子需要知道，他们所依靠的成人是可靠的，不管他们需要的是食物还是安慰；
- 将简单的游戏和歌曲融入日常活动（如喂食和洗澡），这能丰富孩子的学习环境；
- 随着孩子长大，可以增加游戏的挑战性，例如，藏起一个物体，如果孩子能够找出，那就增加到两个；
- 尽早开始给孩子读书。

对于学龄儿童

- 制定足够简单、孩子能够遵守的规则；
- 对孩子的行为（不管是好是坏）做出前后一致的反应，确保所有的成人都理解并遵守同样的规则；
- 使用积极鼓励的语言，表扬你希望看到孩子做出的行为；
- 抽出时间与孩子玩耍，享受他们这几年学到的新技能和知识。

对于青少年

- 做青少年的好榜样。以身作则，如果你希望青少年如何说话做事，那么你就要如何说话做事；
- 与青少年协商规则，并按照商量好的规则行事；
- 确定规则的优先级，这样你就不会对他们想做的每件事都说"不"；
- 要平易近人，这样你的孩子就可以跟你谈论他们可能遇到的困难。

学校精神健康项目旨在促进校内所有人（包括老师）的精神健康，识别并帮助那些在应对学校生活方面（不论是学业还是校内其他活动）存在困难的孩子。健康促进学校的概念能够很好地描述如何将精神健康服务纳入学校。

13.4.1　健康促进学校

健康促进学校（health-promoting school）的原则涵盖儿童青少年健康福祉的所有方面，具体包括以下内容。

- 学校所有成员的积极参与，包括教师、管理人员、家长，当然还有学生，都要努力营造有利于促进健康的学校环境。

- 努力营造健康的学校环境（参见13.4.2）。
- 提供与健康促进有关的知识和技能，包括生殖和性健康、营养和精神健康。有时，我们称之为"生活技能培训"，通常由课堂授课的形式进行（参见13.4.5）。
- 为学校所有成员提供健康促进项目，例如，体检（如口腔、视力和听力）、冥想班和体育锻炼。
- 为躯体和精神健康问题提供急救服务，包括心理咨询。
- 通过学校成员为社区健康做贡献的活动，例如，通过参与卫生清洁活动，将学校与社区联系起来。

13.4.2　改善学校环境

改善学校环境对促进精神健康非常重要，其关键举措包含以下几点。

- 建立由学校管理层、教师、学生和家长参与的工作小组，负责确保校园环境健康。

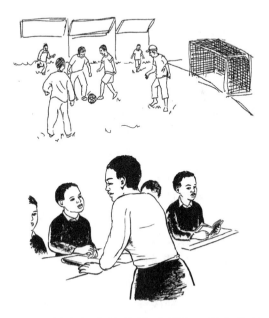

- 创建包容性的学习环境，要充分考虑不同个体的学习差异。例如，在教室中使用多种教学策略或为有发育障碍的青少年建立资源室。

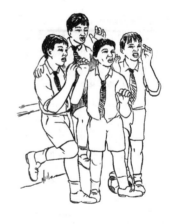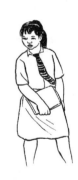

- 贯彻落实健康学校政策，特别是关于霸凌的相关规定，参见13.4.3。
- 在课堂上实施"圆圈时间"（circle time）活动，参见13.4.4。
- 为有困难的学生提供"小伙伴"或同伴帮扶。例如，"小伙伴"可以帮助有学业困难的同学，帮助学弟学妹提升他们的社交技能，帮助残疾学生解决校内各种障碍，或帮助被同伴孤立的青少年（例如，被霸凌的学生）。
- 通过海报比赛、戏剧、集会、演讲或辩论等形式，使人们了解导致精神健康问题的各类原因（如霸凌和物质滥用）。此外，普及有关生殖和性健康、自我伤害和物质/酒精使用等问题的信息，也能让大家公开讨论这些相对禁忌的话题，从而学生可以向老师或心理咨询师寻求更多信息及帮助。
- 鼓励学校庆祝国际公认的促进精神健康的节日（如4月2日"世界孤独症关注日"、10月10日"世界精神卫生日"、12月3日"国际残疾人日"）。

13.4.3　校园霸凌

校园霸凌（从取笑到躯体暴力）非常常见。通常，年纪大的学生是主要的加害者，而低年级的学生往往是受害者。那些害羞、内向、不太可能反击的学生经常成为霸凌对象。那些被认为"与他人不同"或有某些残疾的孩子（如口吃）也会受到不同程度的欺凌或嘲讽。被霸凌的孩子可能会变得沉默，缺乏自信，没有朋友。一些孩子甚至可能试图自杀或辍学。如果学校里存在霸凌现象，那么通常也会有其他问题。所以，解决霸凌问题无论对孩子还是对学校都有很大的帮助。

解决霸凌问题的关键是要鼓励学校制定针对性的政策和规定。应该鼓励学生分享被霸凌的经历。同时，对于那些不顾警告继续欺负别人的人，学校必须采取坚定且一致的行动。每一个反馈被霸凌的孩子都必须被认真地对待和倾听，而不是认为他们"软弱"。为那些霸凌他人的孩子提供帮助和支持也很重要，因为他们在其他情况下可能也是被欺负的对象（如被家中的哥哥姐姐）或可能存在精神健康问题（参见第11章）。

13.4.4　校园中的圆圈时间[1]

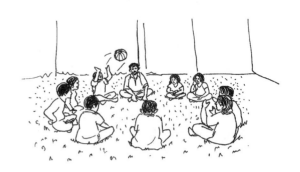

圆圈时间（有时也被称为"群体思考时间"）是一种积极且有效的策略，它允许学生在主持人（老师或辅导员）的组织下共同探讨他们都关心的问题。该策略提供

1　改编自《学校咨询师案例集》（A School Counsellor Casebook）第18章。

了一个在团体内解决大多数学生都关心的问题（如教室纪律、校园霸凌）的结构化方法。参与圆圈时间的学生和主持人坐在一起，最好是围坐一圈，创造出一个安全且平等的环境，可以让参与者分享他们的想法和感受。如果是和年幼的孩子一起，主持人可能需要坐在小椅子上或者直接坐在地上，以体现参与的平等性。

圆圈时间应以小组为单位进行，最好不超过25名学生。如果条件没有那么理想，学生们坐在教室内自己的课桌前进行"圆圈时间"也是可行的。该活动的规则是：尊重每个人的意见，允许每个人有说话和分享的机会，允许每个人有不分享的自由（也就是不强迫任何人分享他们不想分享的东西），以及尊重彼此的隐私并保密（也就是不向小组以外的人分享"圆圈时间"所交流的内容）。

主持人和学生需要为每个环节设置议程，并明确需要被讨论的相关问题（议程最初可以由主持人设置，当学生们熟悉了该过程，他们也可以做出自己的贡献）。对于较小的孩子，"圆圈时间"可以处理情绪管理问题并建立自尊（例如，探索生气的原因、如何知道自己生气了、如何处理愤怒）。对于年纪较大的年轻人，"圆圈时间"可以帮助处理物质滥用、霸凌和决策制定等问题。主持人的角色是以非评判的方式积极认真倾听，并鼓励小组成员提出他们自己的解决方案。"圆圈时间"的讨论通常不会直接得出某个结论，但可以为进一步的课堂讨论及辩论铺平道路。

13.4.5 生活技能教育项目的要素

生活技能帮助年轻人有效应对日常生活中的需求和挑战，并且能够将知识和价值观转化为积极的行动。虽然生活技能的学习是终身的过程，但基于学校的生活技能教育项目可帮助年轻人在安全的环境中

以参与式的方式获得适合他们年龄的知识和积极价值观。

以下是五对通常包含在综合性生活技能教育项目中的技能。

- **批判性和创造性思维**　批判性思维技能使年轻人客观地分析信息和经历。另一方面，创造性思维技能可以帮助年轻人"跳出固有的思维模式"，从容灵活且富有创造性地迎接挑战。

- **决策和问题解决**　决策技能能使年轻人回顾与问题相关的所有信息，并评估可能做出的决定所带来的各种结果。问题解决技能包括：按上述决定行事、预测和管理可能遇到的障碍。

- **人际关系和有效沟通**　这两项技能可以帮助年轻人以非攻击且有效的方式来表达自己的意见、愿望和焦虑，从而在日常生活中建立和巩固重要的人际关系。

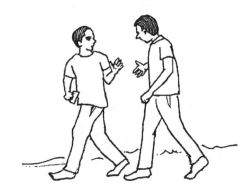

- **处理情绪和压力**　这两项技能是紧密相关的，它们使年轻人能够以社会可接受的方式处理自己的积极和消极情绪，并找出压力的来源，以健康的方式应对它们。

- **自我觉察和同理心**　自我觉察是一种认识到自己的性情和性格特征的技能，以便预测和调整自己的反应，以适应各种情况。同理心的技能（或欣赏他人看法和观点的能力）可以提高年轻人建立并维系人际关系的能力。

13.4.6 学校里的精神健康问题

大多数儿童青少年都能很好地应对学校生活。然而，有些孩子可能从一开始就无法应对学校生活，而另一些孩子可能开始表现不错，但在接下来的几年里却陷入了困境。存在严重的学习困难或无法适应学校生活的年轻人应该接受进一步评估，以排除精神健康问题。以下是几个重要的与学龄儿童相关的精神健康问题（参见第11章有关临床管理的部分）。

● **变得焦虑或抑郁**　常见的焦虑或抑郁原因包括：家庭争吵、学习困难、校园霸凌或孤立，以及朋友关系问题（参见11.8）。

● **无法应对学习或社交期望**　某些发育障碍（如孤独症或智力障碍）可能会在学习或交友方面造成相当大的困难。

● **在教室里捣乱**　某些精神障碍（如ADHD或品行障碍）会导致学生在教室里捣乱、与其他学生斗殴或违反校规。

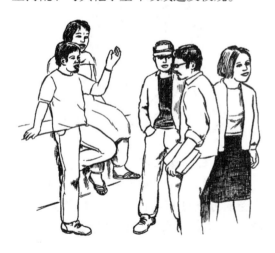

进入青春期，孩子们会开始觉得自己已经长大，开始把自己看成是独特的个体。他们的主要影响开始来自朋友，而不是家人。互联网社交也开始变得很重要。他们要参加高考，因此而面临着很大的学习压力。最重要的是，进入青春期，孩子开始

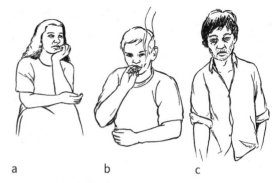

青少年的某些精神健康问题
a. 抑郁
b. 物质滥用
c. 精神分裂症

在性上面被他人吸引。有些青少年可能会发现自己难以应对这些变化，并出现精神健康问题。除了上述问题，其他问题也可能会在青春期出现。

● **自我伤害**　自伤和自杀是青少年的主要死因。该问题最常见于那些面临暴力或学业失败且缺乏家人或朋辈支持的年轻人。

● **物质和酒精使用问题**　许多年轻人会尝试吸烟、饮酒和吸食大麻等毒品。最初的尝试可能会变成某种习惯或导致年轻人开始吸食更危险的毒品类型（参见9.2）。

● **发展成严重精神障碍（精神病性障碍）**　这种情况比其他问题要少见得多。但是，需要记住，精神病性障碍（严重精神障碍）往往开始于青春期，尤其是对男孩来说。如果学校老师告诉你，某个学生开始变得越来越孤僻，行为举止怪异，并且说一些奇怪的话，需考虑精神病性障碍的可能（参见7.3）。

13.4.7 为学校中的年轻人提供心理咨询

作为健康工作者，你可能会接到来自附近学校的转介。理想情况下，学校应该有自己的心理咨询师，或者邀请心理咨询

师至少每个月固定一天来学校提供咨询服务。这样的话，学校老师就可以把他们担心的学生转介到咨询师那里，以求评估。老师最常注意到的问题是教室里的捣乱行为及学习成绩不佳。学生的情绪问题（如感到抑郁或社交退缩）则更少被老师注意到。作为健康工作者，你需要和学校心理咨询师建立伙伴关系，如果学校没有心理咨询服务，你则需要直接介入学生社群。建立伙伴关系的关键目标是：

- 明确你或咨询师帮助有问题的年轻人的方式。
- 澄清你能够处理的问题类型。
- 强调咨询关系的保密性。
- 告知学生你的联系方式，是直接联系你，还是通过学校系统。
- 告知家长，你也许能够在孩子问题上为他们提供支持（框13.1）。

为年轻人提供心理咨询，需要遵循与其他类型的咨询一样的原则（参见5.9）。

13.4.8 年轻人辍学

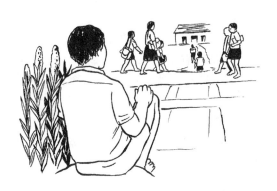

有很多原因都会导致辍学，例如，需要工作以补贴家用、学校设施简陋或教学质量差。发育障碍等精神健康问题也可以成为辍学的原因，因为精神健康问题会导致年轻人难以完成学习要求。辍学可能会对年轻人的身心健康造成负面影响。因此，减少辍学是很关键的精神健康目标。解决辍学问题，需要学校、咨询师及当地社工进行合作。理想情况下，应该成立包括上述人员的儿童监视小组（child surveillance team）。健康工作者在这个团队里的任务是识别并处理任何精神健康问题。

减少辍学的举措包括但不限于以下内容。

- 建立预警系统，有辍学风险的孩子（例如，逃过学的孩子）能够通过这个系统被转介到儿童监视小组。
- 通过家访，与孩子及家庭进行交流，了解孩子辍学的原因。导致辍学的家庭原因包括：父母缺乏适当的养育指导、父母对子女教育缺乏兴趣（例如，某些地方会忽视女童教育）。老师应该提供关于孩子行为与学习能力的信息。某些精神健康问题会导致孩子出现学习困难，并最终导致辍学，特别是发育障碍（参见11.1～11.3）、ADHD（参见11.4）和儿童虐待（参见11.5）。
- 让孩子回到学校的干预措施包括：
  ○ 提高父母对子女教育重要性的认识。
  ○ 改善家校沟通。
  ○ 为有学习问题的儿童提供教育干预。
  ○ 解决可能导致辍学的学校因素（如校园霸凌）。
  ○ 为那些出于精神健康原因而辍学的年轻人提供个体咨询。
- 进行随访，以确保年轻人回到学校，且问题得到充分解决。

13.5 工作场所的精神健康

成人生活的很大一部分时间都用在工作上。自然，我们的工作，与同事、老板及客户的关系，还有我们的工作环境，都会影响到我们的精神健康。快乐且健康的员工会更少请病假，且更有工作积极性。如果雇主与管理者能在工作场所推行员工精神健康促进项目，并为那些有精神健康问题的员工提供支持，那他们不仅能收获员工健康程度的提高，还能收获他们工作效率的提高。

13.5.1　为什么工作者会出现精神健康问题?

某些工作环境会威胁到人们的精神健康，例如，

● 不安全的工作环境与保护措施的缺乏（如暴露于工厂里巨大的噪声或危险品）。

● 雇主不切实际的期待（如关于截止日期）。

● 低控制水平或可预测性（如农民无法预测收成）。

● 长时间工作，没有休息。

● 不健康的工作场所文化（如霸凌、骚扰）。

● 缺乏归属感或缺乏对自己劳动成果的所有权（如缺少对员工个人努力的认可）。

● 缺少指导和职业成长机会。

● 对面临问题或有家庭需要的员工缺乏支持（如小孩的母亲）。

● 由于工作原因而暴露于创伤和暴力（如警察或士兵）。

有些工作可能比其他工作更会对我们的精神健康造成影响（关于健康工作者如何照顾他们自己的精神健康，参见 2.2.3）。面临安全威胁或经常目睹他人苦难的工作者（如消防员、警察、救援人员、士兵）也容易出现精神健康问题。由于天气和虫害等原因，农民不得不应对收成的不可预测性。从事枯燥乏味且毫无成就感的工作的人可能会变得意志消沉。从事非正式工作的人可能会面临收入不稳定或工作条件恶劣等问题，甚至可能被当作缺乏福祉保障的奴隶。

工作场所最常见的精神健康问题是抑郁、焦虑，以及酒精和药物使用问题。对于某些工作（如执法机关或军队），创伤相关精神健康问题也可能会出现（如 PTSD）。

提升工作场所的精神健康需要两个主要步骤：促进精神健康意识、支持有精神健康问题的工作者。

13.5.2　促进精神健康

促进精神健康关键在于改变工作场所环境，以提高每个人的精神健康（并最终提高工作成效）。这里有一些你可以采取的步骤（记得从你自己的工作场所开始做起！）。

● 举办关于精神健康促进的讲座，以营造能够自由讨论精神健康问题的开放文化。

● 制定工作场所的精神健康政策——政策清晰能够让员工觉得公司关心他们的福祉。

● 让所有员工（不论高层还是低层）共同就如何改善工作场所的精神健康提出建议，参与变革。

● 鼓励员工之间的社交互动，例如，组织体育比赛或员工野餐。

● 对良好的工作表现给予肯定和赞赏。

● 制定有关健康和安全的工作场所政策，并且对霸凌或骚扰行为实行零容忍政策。

● 提供工作场所的托儿所，方便有小孩的父母能够在他们想要的时候重返工作岗位，而不用担心自己的孩子（这反过来也能改善他们孩子的精神健康）。

● 在可能的情况下，为员工提供在家工作的灵活性。

● 引入压力管理课程，例如，放松练习。

● 鼓励员工定期离开办公桌，走出办公室休息休息，以减轻压力。

● 建立同伴支持系统，让人们可以与同事倾诉。

● 提供关于如何，以及从哪里寻求精神健康支持的明确信息，并明确说明这不会对员工的职业记录产生负面影响。

13.5.3 支持有精神健康问题的工作者

污名和歧视都可能成为人们在工作场所寻求帮助的障碍。员工可能会觉得，为了保住工作或受到他人的尊重，必须隐瞒自己的精神健康问题（特别是酒精或物质使用问题）。工作场所需要努力营造出对精神健康问题友好的环境，让员工能够像接受其他健康问题一样接受精神健康问题，并且为员工提供支持和治疗。如果员工请了病假，应该让其逐步恢复工作。为有精神健康问题的员工提供保密的转介路径，以及在工作场所提供咨询服务，对于员工寻求帮助都是有用的。

工作虽然会带来压力，但同时也会带来巨大的成就感，这有利于精神障碍的康复。你应该让你所在地区的公司认识到，它们不应该歧视精神障碍患者。同时，你也要赞扬那些公开支持并愿意给精神障碍患者和精神残疾人士提供工作的公司（参见5.21）。

13.6 无家可归者

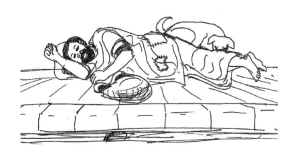

一些群体可能会因遭受歧视、暴力、缺乏安全感和贫穷而承受着更高的精神健康风险。（成人或儿童）无家可归者、被拐卖的女性、性工作者、性少数群体就是这类弱势群体的例证。尽管本节重点关注无家可归者，但将精神健康服务纳入针对这些不同群体的服务中去的原则是相似的。

13.6.1 无家可归与精神健康

无家可归可能是一种极其艰难的体验。与无家可归相关的典型压力源包括：缺乏安全感、无法抵御恶劣天气和营养不良。如果无家可归发生在相对富庶的环境中（正如我们在许多城市中所见到的那样），这可能会导致愤怒和怨恨。因此，无家可归者可能会出现精神健康问题，特别是抑郁与物质使用问题（酒精、烟草、胶毒）。

精神健康问题也可能是造成无家可归的原因。导致成人无家可归的最重要原因就是严重精神障碍。精神病性障碍患者可能在缺乏出院计划的情况下出院，或被不堪重负的家人所抛弃。对于严重精神障碍患者来说，无家可归会带来更大的影响，因为严重精神障碍会影响他们应对压力的能力。这些人可能会因为四处游荡而被警方认为具有威胁性，最终被关进监狱。

针对无家可归者的收容所为整合精神健康服务提供了好机会。你需要经常造访收容所，认识那里的每位无家可归者，并将其作为你日常工作的一部分。通常，收容所的管理者会把那些他们认为可能罹患精神障碍的人指给你。你需要寻找那些有酒精使用问题和严重精神障碍（如精神病性障碍和双相障碍）的人，为这些人提供治疗可以大大改善他们的福祉。花时间建立信任关系，有助于你为他们提供个体咨询。

但是，许多无家可归者都露宿街头。其中，患有严重精神障碍的人往往由于外表邋遢（如蓬头垢面、衣衫褴褛）而很容易被识别出来。在医疗服务之外，满足他们的基本需求（尤其是食物和住所），也能够对他们的精神健康产生积极的影响。

主要的咨询策略是实际的问题解决（参见5.11）：针对稳定就业缺乏、与家人分离、躯体健康欠佳等问题，寻找解决方案。除了提供针对精神障碍的特定药物或心理治疗，还要与社区资源建立联系（参见第15章），社区资源可以为那些需要专科治疗的人（如慢病患者或严重精神障碍患者）提供延伸服务。

13.6.2　流浪儿童

儿童之所以会流落街头，主要是因为家庭贫穷。遭受暴力和虐待，也会导致儿童离家出走。然而，街头生活是残酷的。无家可归的儿童不得不开始工作，而且往往是在危险的条件下进行工作，例如，成为体力工人、佣工和性工作者。他们也可能会加入犯罪团伙，最终被关进监狱。由于卫生条件差和营养不良，流浪儿童面临着各种健康问题（如皮肤感染、腹泻）。由于没人带他们去看病，他们的这些问题往往得不到治疗。流落街头的孩子会失去童年最重要的两个部分：在安全和充满爱的家庭环境中成长以及在学校里接受教育。

由于面临着导致他们离家的压力和街头生活的压力，流浪儿童更容易出现精神健康问题。流浪儿童经常来自那些缺乏足够食物或无法对他们的情感需求予以足够重视的家庭。他们的父母或其他监护人可能罹患精神障碍，或曾经虐待过这名儿童，或彼此冲突不断。有些儿童可能会变得独来独往，出现社交隔离，参与反社会活动，如犯罪、吸毒（特别是使用胶毒等吸入剂）。另一些儿童则会变得抑郁、痛苦，有时会出现自杀倾向。

帮助流浪儿童的最重要的方法就是：给予他们所有儿童在健康的情感发展方面都离不开的两样东西，那就是爱与关注（框13.2）。最好是能够给他们提供教育机会。非正式学校可以为这些孩子提供每天

一两个小时的时间，让他们重新找回失落的童年。与无家可归的成人一样，针对流浪儿童的收容所与非正式学校，为整合精神健康服务提供了好机会。你需要经常造访这些地方，认识那里的每位儿童，并将其作为你日常工作的一部分。通常，收容所的管理者会把那些他们认为可能有精神健康问题的儿童指给你。

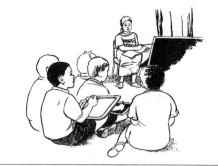

> **框 13.2　帮助流浪儿童**
>
> 　　在帮助流浪儿童时，你必须注意以下问题：
> - 有些儿童可能不喜欢被关注，会拒绝别人的帮助。他们可能会因为过去与成人相处得不愉快经历而对成人产生怀疑。你需要提供孩子所需的任何实际帮助，重点是要与孩子建立信任关系。
> - 相反的情况也可能会出现。某些流浪儿童可能会对你产生过度依恋，以至于把你当成他们的父母。不要鼓励这种不健康的依赖。
> - 警惕与孩子的关系中性色彩的出现。解决该问题的最好方法就是要警惕自己对孩子的性吸引或孩子行为中任何带有性意味的接触。你应该告诉孩子，由于你们的关系已经变得过于亲密，你需要减少这种亲密关系。你可以把帮助孩子的工作委托给另一名同事，但必须尽力避免让孩子感到被背叛。记住，孩子过去可能已遭受过虐待和忽视。

13.7　监狱

囚犯的精神健康很重要，原因包括：

（1）有些有精神健康问题的人会触犯法律，并最终被关进监狱。

（2）坐牢会带来许多压力。社交孤立、失去自由，以及不确定感可能会导致精神障碍。吸毒和暴力可能会出现在监狱中。因此，坐牢会导致精神健康问题。

某些类型的精神障碍可能会影响人们的行为，导致违法犯罪。以下是典型的例子：

● 患有严重精神障碍的人可能会出现暴力行为。例如，发病时，他们可能会在公共场所游荡，对人大喊大叫。罕见情况下，他们也可能会威胁或攻击他人。

● 吸毒与酗酒会导致偷窃行为。原因很简单，他们需要钱来购买毒品。青少年的偷窃行为可能是与品行障碍有关（参见11.6）。

● 饮酒过量和严重精神障碍可能导致危险驾驶。

然而，如果要问"大多数犯罪者是否都罹患精神障碍"，答案是否定的。因此，一定不要认为有精神健康问题的人都有暴力倾向或可能违法犯罪。绝大多数有精神健康问题的人是没有暴力倾向的。相反，由于歧视、虐待和人权侵犯，有精神健康问题的人反倒更容易成为暴力的受害者（参见13.9）。

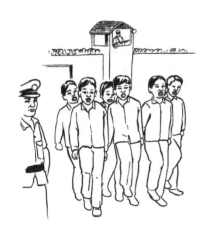

监狱里比较常见的精神健康问题包括：
● 精神病性障碍。
● 有酒精或物质使用问题的人在入狱后不久会出现戒断反应。
● 抑郁和焦虑，这可能是监禁的结果。
● 自杀与自伤（尽管监狱戒备森严，但仍有可能发生自杀事件）。

13.7.1　在监狱中纳入精神健康服务

总的来说，监狱生活很残酷，其中有许多规矩与例行活动。归根结底，它是对人的惩罚。我们可能很难会同情某个给其他人造成严重伤害的人。然而，健康工作者必须避免下判断，例如，判断这个人是有罪还是无罪，是好还是坏。你需要运用"同理心"（参见2.1.1），也就是设身处地地去感受对方的处境。然后，你就会发现，许多人犯下罪行是因为在生活中走投无路，也许他们因为贫穷而走投无路，也许他们的精神障碍症状（如听到愤怒的声音或严重的毒品戒断反应）导致他们不得不做违法的事。当然，这并不能证明罪行的正当性，但可以帮助你理解，囚犯也是脆弱的。

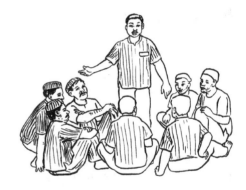

你可以通过以下方式帮助改善囚犯的精神健康：

● **倡导对于监狱霸凌和暴力的零容忍**　与其他任何环境一样，暴力是监狱里的常见现象，会导致囚犯更差的精神健康状况。你应当与监狱管理者和囚犯团体（参见13.7.2）共同倡导对监狱暴力的零容忍。

● **个体咨询**　关键要素有倾听、讨论实际要求、问题解决策略。

○ 倾听：允许囚犯分享他的感受，并通过讨论来评估精神健康问题的性质；

○ 讨论实际需求：例如，某个囚犯可能极度渴望见到他的家人，这种渴望可能会让他感到非常不开心——安排家庭探访可能会对他的精神健康产生很大的帮助；

  ○ 问题解决策略（参见 5.11）。

● **同伴支持** 监狱里的健康工作者经常会了解到哪些囚犯富有同情心，以及有帮助他人的技能。你可以让他们作为咨询师或朋友来支持其他需要帮助的囚犯。

● **团体** 向监狱管理者提出召开囚犯团体会议的必要性，在会议上可以讨论大家共同关心的问题（参见 5.26）。

● **对特定的精神障碍提供治疗** 需要治疗的症状可能包括：

  ○ 酒精或毒品的戒断反应（参见第 9 章）。

  ○ 暴力、焦虑或混乱的行为（参见 7.1、7.2 和 7.8）。

  ○ 自杀想法或行为（参见 7.6）。

13.7.2 完善体系

与囚犯一起工作往往很困难，因为监狱系统对他们的精神健康需求可能缺少同情。在监狱里工作也是充满压力的，这会导致监狱工作人员出现精神健康问题。改善监狱里的生活质量，有利于提高所有生活或工作在监狱里的人的精神健康。在囚犯和监狱工作人员之间举办某些活动，允许双方能够坦诚地讨论问题，而不必担心惩罚，也将有助于减少猜疑。定期举办团体会议，让关注囚犯精神健康或囚犯权益的组织参与进来，也是有益的。举办冥想或放松练习，以帮助囚犯和监狱工作者应对压力（参见 5.12），以及参加娱乐活动（如体育竞赛），也将有助于营造可促进精神健康的监狱环境。

13.8 预防酒精、毒品和烟草滥用

酒精与烟草滥用造成了全世界很多人的死亡与残疾。有必要将酒精与毒品和烟草区分开来。适度饮酒不会对健康造成损害，但烟草和毒品无论使用多少都是有害的（当然，使用越多，危害越大）。因此，预防酒精滥用的重点在于教育人们“适度”饮酒，而预防烟草或毒品滥用的重点则是完全戒断，一定要对这些物质“说不”。

13.8.1 临床预防

最简单的策略就是向每位患者提两个简单问题：

● 你是否饮酒？如果是，你是否担心你的饮酒量？

● 你是否吸烟或咀嚼烟草？

根据你所在地区的毒品（如阿片）使用情况，你也可以相类似地针对年轻人询问关于这些毒品的问题。

如果得知患者在使用这些物质，你就要就这些物质的危险性以及减少饮酒和完全戒烟的益处进行宣教。没有比这更好的预防策略了（参见 9.4）。

13.8.2 社区内的预防

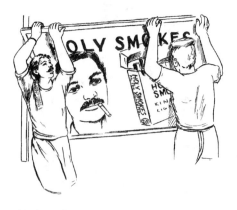

健康工作者必须熟悉他们国家有关烟酒的法律。例如，大多数国家都禁止酒吧及售酒商店在特定时间内营业，禁止儿童购买烟酒，禁止在学校或封闭场所吸烟。如果健康工作者知道有人可能违法，他们可以联系当地社区的管理者或警察，以确保法律执行的力度。健康工作者可以尝试

对酒吧老板进行教育，让酒吧老板督促顾客不要酒后驾车，或教给酒吧老板一些礼貌且坚决地拒绝卖酒给醉汉的办法。鼓励社区成立匿名戒酒会等自助团体，开展反对酗酒运动，也可以帮助到有相关问题的人。

13.8.3 学校里的预防

进入青春期，许多人会尝试吸烟、饮酒或吸毒，这也是预防药物滥用最重要的时期（框 13.3）。

框 13.3　可在学校里传播的信息

- 吸烟喝酒并不"潇洒"，你觉得满身烟味酒臭很性感吗？
- 那些充满了俊男靓女的烟酒广告是骗人的。事实上，吸烟喝酒的人比其他人要虚弱得多，脸色也差得多。
- 不吸毒、不喝酒也能玩得开心。不依靠任何物质就能享受友谊和活动，才是真正的快乐时光。
- 如果你认识吸烟喝酒的人，请以朋友的立场建议他戒烟戒酒。
- 吸烟饮酒会花光你所有的钱。想象一下，如果你戒掉烟酒，可以用这些钱来做什么？
- 为什么你只有吸毒才能"做自己"？戒掉吧，你就会成为真正的自己。

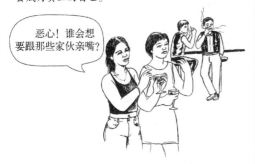

13.9 促进有精神健康问题的人的权益

污名的字面意义是身体上的标记。这就是许多社会中有精神健康问题的人的遭遇，即被标记为"异类"。污名指的是人们对待精神健康问题的态度，歧视则是指与这些态度相应的行为。例如，认为有精神

健康问题的人很危险是污名，而禁止他们结婚则是歧视。

所有社会中，有精神健康问题的人以及相关人士（如照顾者，甚至还有精神健康工作者）都会遭受污名和歧视。有些精神健康问题（如精神病性障碍与智力障碍）往往与污名密切相关，会被人们贴上"疯子"或"傻子"的标签。这也是有其他精神健康问题的人不愿被贴上"精神障碍"这一标签的原因。

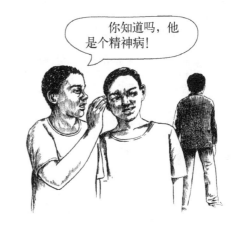

如今，有精神健康问题的人在许多方面都会受到来自社会的歧视与排斥，其中包括：

- 不允许有精神健康问题的人生活在社区里。
- 不允许他们进行选举投票或结婚。
- 学校缺乏支持，以至于有问题的儿童只能选择离开学校。
- 用人单位不雇佣有精神健康问题的人。
- 企业在员工出现精神健康问题时不为他们提供病假，或直接予以解雇。
- 不提供针对精神健康问题的医疗保险。
- 不为精神健康服务提供充足的资源。

从麻风到艾滋病，许多类型的疾病都曾经被污名化。正如健康工作者曾试图挑战与这些疾病有关的污名一样，他们也必

须努力消除与精神健康问题有关的歧视。

消除歧视的关键在于了解歧视的原因。当然，有精神健康问题的人有时的确会出现不同的表现：抑郁患者可能会很孤僻，严重精神障碍患者可能会有攻击性。然而，歧视的主要原因还是无知。框13.4介绍了与精神障碍相关的常见问题。

如果健康工作者想要消除污名，就需要牢记这些事实。向有精神健康问题的人伸出友谊之手，支持他们，并理解他们，可以帮助你成为社会上其他人的榜样。永远不要用"精神病""疯子"等词语来描述有精神健康问题的人。这些词语是无礼的，而且会加重歧视。

健康工作者需要在社区的几个层面挑战污名（框13.5、框13.6）。

框 13.4　精神健康问题：事实与迷思

精神健康问题是否会遗传？
有些精神障碍可能会遗传，但这种情况很少见。大多数情况下，父母的精神障碍不会遗传给孩子。精神障碍大多是社会、生活方式与生物因素共同作用的结果。

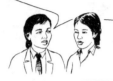

有精神健康问题的人可以就业或结婚吗？
当然可以。如果得到治疗，大多数有精神健康问题的人都可以成家立业。当然，就像躯体疾病一样，有精神健康问题的人也需要调整其工作类型，以适应个体需要。

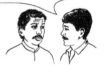

精神障碍难道不是诅咒、魔法或邪灵所致的吗？
精神障碍是大脑工作方式发生了改变，而且与家庭问题等压力有关。

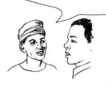

有精神健康问题的人必须终身服药吗？
许多有精神健康问题的人根本不需要接受药物治疗。那些需要接受药物治疗的人视疾病种类不同可能需要接受一年或以上的药物治疗。

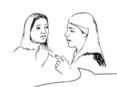

框 13.5　反歧视口号

- 精神健康问题很常见，任何人都可能受其影响；
- 经过治疗与家庭支持，大多数有精神健康问题的人都能康复；
- 抑郁症不是懒惰，它是一种可预防、可治疗的疾病；
- 日常生活中的压力是导致精神健康问题的重要原因。

框 13.6　在社区层面解决污名问题

- 健康工作者可以通过各种方式帮助解决社区里针对精神障碍患者的污名问题；
- 在公共空间（如诊所、学校）张贴海报及其他信息材料，传达关于精神健康问题的积极信息，如精神健康问题是可以治疗的、有相关问题的人可以为社会做出积极贡献；
- 让社区里的关键人物（如村领导、其他健康工作者、警察、公司老板、社区领袖、传统和宗教领袖等）认识到针对精神障碍患者的污名问题；
- 支持有精神健康问题的人与社区里的其他人分享他们的康复故事；
- 鼓励雇主为精神复者提供就业机会；
- 鼓励公安机关将有精神健康问题的行为不当者转介给医院，而不是将他们关进监狱；
- 鼓励家庭让有精神健康问题的人像其他家庭成员一样参与家庭活动，并确保他们得到适当的医疗服务；
- 鼓励医生像对待其他人一样对待有精神健康问题的人，认真处理他们的健康问题。

精神健康问题与人权

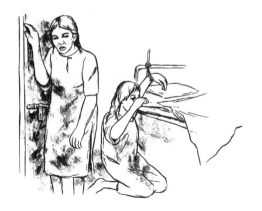

　　许多精神障碍患者被剥夺了自由与获得适当医疗服务的基本权利。他们被关在监狱、传统疗愈场所、精神科医院或社区中。在他们疾病的急性期，最需要的是医疗服务，但他们却往往会被剥夺该权利。很多患者被家人抛弃，长期住在精神科医院里。有些地区的精神科医院被当作监狱来进行管理，其目的不是提供治疗和康复，而是为了将患者隔离在社会之外。在这里，对患者的殴打与捆绑或是在清醒状态下进行电击治疗的残酷做法仍然在使用。对有精神健康问题的人来说，他们的人权也有可能在家中遭到侵犯，如被镣铐锁在家中，或是在传统疗愈或宗教疗愈场所遭到侵犯（例如，以驱赶鬼怪的名义对其进行殴打）。

　　解决人权侵犯问题是健康工作者的重要任务。该任务的目标是识别人权遭到侵犯的患者（例如，被镣铐锁在家中或传统疗愈场所），并尽早进行干预，以纠正这些人权侵犯行为。这就需要与相关人士（如家庭成员或传统疗愈者）建立信任关系，进行教育，让他们知道这些做法的害处，并提供符合人道主义的替代方案（包括获得适当医疗服务）。其目的在于制止人权侵犯行为。如果教育手段失败了，健康工作者可能需要采取更加强硬的举措，将人权侵犯行为告知警察或律师。此外，与

关注人权问题的非政府组织建立联系，也是社区精神卫生服务的重要部分（参见第15章）。

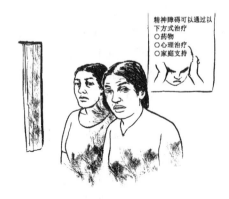

13.10　人际关系问题

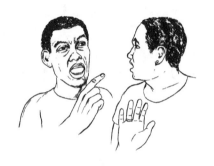

　　人是社会性动物。拥有亲密的支持性关系，能促进人们的精神健康。生活中最重要的关系就是与配偶或伴侣的关系、与父母和孩子的关系以及与亲密朋友的关系。对大多数人来说，这些关系为我们提供了欢乐。当我们感到担忧的时候，这些关系可以为我们提供支持与希望。然而，人际关系有时也会变得让人痛苦。当人际关系出现问题时，我们就会变得悲伤、愤怒。因此，解决人际关系问题也是促进精神健康的重要途径。正如把水烧开可以避免腹泻，帮助解决人际关系问题也有助于预防精神健康问题。

13.10.1　关系破裂的原因

出现人际关系问题的常见原因包括：

● **重大生活事件**　　无论是让人快乐

的事件，还是让人不快乐的事件，都可能会造成婚姻关系问题。例如，当婴儿出生时，孩子会给父母和家庭带来欢乐，但也可能导致夫妻感情问题。婴儿出生意味着照料负担增加，如果妻子觉得自己没有得到足够的支持，她就可能会怨恨丈夫。另外，丈夫也可能会觉得自己缺少与妻子相处的时间。失业等让人不快乐的事件，也会给人带来巨大的压力，从而导致夫妻关系问题。失业者的自尊心可能会受到影响，进而产生悲伤、烦躁等情绪。失业者的伴侣可能会觉得，从今往后，就得由自己来养活整个家庭，可能会怨恨失业者。

● **经济问题** 这是造成夫妻关系问题的常见原因。缺钱，意味着家人想做的许多事情可能都无法实现。关于谁花钱与谁赚钱的不满情绪，也会导致家庭冲突。

● **暴力** 关系中的暴力很难处理。最常见的暴力受害者是夫妻关系中的妻子。孩子也会受到父母虐待，老年人会受到子女虐待。威胁和辱骂等情感暴力也可以像躯体暴力一样伤害到人际关系。性暴力（如强迫妻子与其发生性行为）可能会对夫妻关系造成严重的伤害。

● **婚外情** 结婚时，我们都相信夫妻会白头偕老。但事实并非总是如此。婚后生活不和睦，可能会导致婚外情，婚外情则往往会导致婚姻关系更加不幸福。

● **性相关问题** 性生活对于婚姻关系来说既敏感又重要。如果伴侣双方在性生活上都能得到满足，伴侣关系就会相对幸福。性满足并不意味着性生活的频率很高，而是指性生活时伴侣双方都能享受其中。如果伴侣一方对于性的渴求要低于另一方，或一方觉得性生活不满意，就会出现婚姻关系问题。关于性，真正的困难在于这个话题非常私密，大多数人都不愿意与他人交流。

● **健康问题** 无论是躯体健康问题还是精神健康问题，都会影响到婚姻关系，尤其是对慢性健康问题来说。生病可能意味着患者无法工作或参与经营亲密关系的活动。照顾患者可能导致怨恨与愤怒，参见12.6。

● **酗酒问题** 酗酒可能以多种方式导致关系问题。例如，酗酒会导致健康问题；醉酒会导致暴力；酗酒也可能导致经济问题，进而给夫妻关系带来伤害。

13.10.2 帮助重建关系

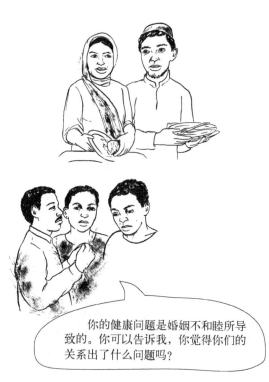

你的健康问题是婚姻不和睦所导致的。你可以告诉我，你觉得你们的关系出了什么问题吗？

健康工作者可以在帮助重建关系方面发挥重要作用。切记，不幸福的关系可能导致健康问题或加重原有的健康问题。识别关系问题是帮助重建关系的第一步。如果社区不大，那么，谁家有关系问题，可能是众所周知的，然而，更多时候，健康工作者都需要向那些可能会碰到关系问题的人进行询问，这些人包括：

● 有精神健康问题的人，尤其是抑郁和酒精使用问题。

- 家里有慢病患者的人。
- 经历失业或婴儿出生等重大生活事件的家庭。

对于有精神健康问题的人，可以使用改善关系的心理治疗策略（参见5.15）。对于其他类型的关系问题，以下三个步骤可以帮助重建关系。

- **第1步：理解问题所在**　与伴侣双方共同讨论他们所面临的问题。如果无法共同讨论，就分开与双方进行交谈。需要明确指出，如果他们不希望关系进一步恶化，就需要一起来见健康工作者。通常情况下，就关系问题进行坦率讨论，自然而然就会提出某些改善关系的建议。分享彼此的感受，对重建信任和希望，是很有帮助的。健康工作者也可以在有人生病或需要找工作时给出具体的行动建议。

- **第2步：制定基本规则**　最基本的规则是关系中的任何一方都不能虐待另一方，或对另一方造成暴力伤害。在此基础上，每个人可以提出他们希望对方遵守的其他规则。通过与健康工作者进行讨论，伴侣双方可以就规则达成共识，这套规则将用于指导他们进行关系重建。例如，妻子可能会希望丈夫少喝酒，要他每周只喝一次。作为交换，丈夫可能会希望，当他与朋友在一起时，妻子不应对他发火。需要定期监督这些规则的执行情况。如果进展顺利，这些规则可能会逐渐成为他们日常生活的一部分。

- **第3步：改善沟通**　这是维持健康关系的关键。要求伴侣每天花些时间（如半小时）与对方谈论他们各自的一天，这种方式可以有效改善沟通。以下是改善伴侣沟通的简单方法。
  - 谈谈当天让他们感到开心和难过的事情。
  - 分担对方的任务（如分担家务和孩子照料任务）可以巩固情感联结。
  - 找共同的且可信赖的人进行交谈，如另一名家庭成员或朋友。
  - 留出时间与对方共享欢乐时光，如一起看电影。
  - 在赢得伴侣信任后，了解伴侣关系中是否存在性方面问题，参见8.5。

13.10.3　知道何时应该离婚

有时，离婚对于解决夫妻关系问题是最好的办法。对于整个家庭来说，不幸福的关系比离婚更加糟糕。遇到以下情况时，离婚是最好的选择。

- 关系中的暴力没有减少或越来越严重。
- 一方有外遇，并且不打算改变这种行为。
- 伴侣双方都希望离婚。
- 尽管寻求了帮助，但伴侣关系仍然非常不幸福。

健康工作者不应该要求夫妻离婚，但如果双方决定离婚，工作者可以提供支持，帮助他们就如何分开的问题做出正确决定（例如，如何分担子女养育责任），并帮助他们避免代价高昂且压力巨大的法律纠纷。双方分开后，健康工作者可以给当事人提供心理咨询，帮助他们适应新生活，为他们的未来生活带去希望。在离婚期间及离婚之后，精神健康问题的风险始终存在。

13.11　倡导社会变革，以促进精神健康

许多社会问题都与精神健康问题相关，其中最主要的是贫困和性别不平等，其他问题（如环境恶化、气候变化和社会仇恨）也与精神健康问题密切相关。这些"大"问题往往受到地方政府与国际社会的政策的影响，要改变这些"大"问题，并非某个健康工作者或某个人所能做到的。然而，

健康工作者应当对解决这些社会问题的行动予以支持。在这里，我们将讨论在地方层面可以采取哪些行动，来应对贫困与性别不平等问题。

13.11.1　贫困与精神健康

如下因素可能会增加贫困者的精神健康问题风险。

● **进城务工与农村社区解体**　进城务工者往往居住城市里的贫街陋巷，这些地方的生活条件相对恶劣，社会关系网络较为贫乏，而且面临着更多的犯罪与暴力风险。留守农村的往往是女性、儿童和老人，失去家庭顶梁柱会让他们变得脆弱不堪，继而导致孤独和恐惧。

● **物质压力**　物质资源匮乏的贫困者更有可能会遭受到与贫困相关的折磨。因此，他们获得基本生活用品、食物与银行贷款的机会也会受到更多的限制。

● **拥挤肮脏的生活环境**　生活在这样的环境中会导致压力和情绪低落，从而导致更高的精神障碍风险。

● **缺乏教育/就业机会**　贫困者难以负担得起优质教育，因而也难以获得就业机会。教育缺乏限制了他们摆脱贫困的能力，导致他们对未来失去了希望和信念。

● **更重的躯体疾病负担**　贫困者承受着更重的躯体疾病与残疾负担。躯体疾病患者或残障人士更容易出现精神健康问题。

● **难以获得优质的医疗服务**　贫困者难以获得适当的医疗服务。因此，他们的精神或躯体健康问题更少获得正规治疗。

反过来，精神健康问题又会以多种方式导致贫困。

● 精神障碍可能会导致严重残疾，这会影响患者的工作能力与家庭责任，会导致更多的病假。

● 由于精神障碍治疗不当，许多患者会寻求多种不同来源的医疗服务，最终在治疗上花费更多金钱。

● 为了照顾患者或带他们去看病，家庭成员可能需要请假，从而影响收入。

● 因为某种习惯（如酒精和物质依赖）而增加的开支，会导致成瘾者及其家庭陷入贫困。

● 精神障碍污名会限制患者的就业机会。

● 某些精神障碍（如药物滥用、发育障碍和精神病性障碍）会影响患者完成学业的能力，从而影响其就业机会。

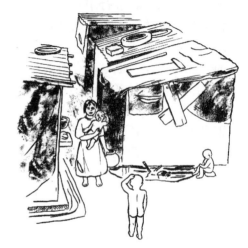

因此，生活在贫困中的人们更有可能出现精神健康问题，而精神健康问题也会加剧贫困。全球范围内，尤其是在贫困国家，全球化和经济发展正在给人们的日常生活带来巨大的改变。这些政策正在以多种方式影响到公民健康。在某些国家，政府取消了医疗补助，导致人们的医疗开支越来越高。服务使用者自付意味着公共医疗不再免费，而私立医疗的费用却总是在不断抬高。药品价格可能非常昂贵。然而，当前的经济政策所造成的最大的健康风险或许还是在于，它正在加剧大多数国家的不平等问题。每个社会，最富有的少部分人正在变得越来越富有，而贫穷的大多数人却正在变得越来越贫穷。这种不平等会对我们社会和谐与全民健康造成严峻的挑战。

13.11.2 促进贫困社区的精神健康

面对贫困问题，我们通常不会认为它与精神健康问题有关。有时，我们会认为抑郁障碍和其他精神健康问题是"物质主义"和"物质过剩"的结果，仿佛精神健康问题对于贫困者来说是"奢侈品"。另一方面，有人认为，精神健康问题是贫困的自然结果。这两种观点都是错误的。精神健康问题不仅在贫困人口中更为常见，而且会对贫困者的健康与工作能力造成更严重的影响。

正如我们会用抗生素来治疗肺结核（一种与贫困相关的疾病），我们也应该为抑郁障碍和其他精神障碍（同样与贫困相关）提供治疗。

如果想要促进贫困者的精神健康，可以关注以下举措，其中许多举措也有助于应对环境恶化与社会仇恨问题。

● **在社区中提供基本服务** 生活在干净且有安全饮用水的社区中的人更有可能拥有良好的健康状况。例如，如果健康工作者积极参与改善社区卫生以减少腹泻疾病，这样的行动也有助于促进精神健康。

● **加强社区关系网络，促进邻里关系**

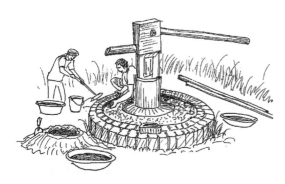

和谐 健康工作者特别适合在个体层面加强社会关系网络。例如，你可能知道社区里住着某位情绪不佳的孤寡老人。同时，附近还住着某位单亲妈妈和她的两个年幼孩子，这位单亲妈妈难以兼顾工作和照料孩子。健康工作者可以向他们提出建议：或许，他们可以相互支持。例如，老人可以在白天帮助单亲妈妈照料孩子，而单亲妈妈可以给孤寡老人带去友谊，可以与后者共进晚餐。

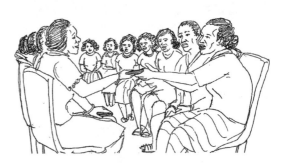

● **降低暴力程度** 如果社区中的不平等问题加剧，或社区因宗教或种族原因而出现分裂，犯罪与暴力就会变得更为常见。健康工作者必须与社区领袖和意见领袖密切合作，以提高社会凝聚力。包括：

○ 抵制所有试图分裂社区的政治行动。

○ 进行倡导工作，要求公安、卫生及司法部门公平对待所有社区成员。

○ 在地方选举中投票给那些致力于减少暴力的政治家。

○ 提高警方对于解决社区暴力或家庭暴力的意识。

● **在社区中创造更多的经济机会** 健康工作者可能难以直接创造就业或经济机会。但是，如果你能充分了解当地的就业或扶贫政策及项目，就可以为那些有需要的人提供相关信息。例如，小额信贷项目或许可以解决人们的债务问题，你可以建议地方官员或女性团体创办类似的项目。

● **在卫生中心提供有效治疗** 掌握常见精神健康问题的诊治能力。千万不要把这些问题视为贫穷的必然结果。相反，治疗精神健康问题不仅会让患者感觉更好，而且还能为他们提供应对自身问题所必需的思维与感受能力。

13.12　性别与精神健康

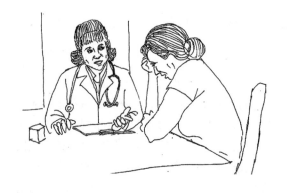

　　性别不平等是指社区中的男性与女性在地位、角色、权益与权力方面的差异。在本手册的其他章节，你会读到女性的弱势地位可能导致的更严重的后果，例如，她们可能成为家庭暴力与强奸的受害者。这些是性别不平等对于两性关系的影响的例子。本章会讨论性别不平等如何影响社会及医疗系统与女性精神健康问题。

13.12.1　性别与女性精神健康

　　当我们思考女性与精神健康时，有三个问题需要考虑。

　　● 女性是否更容易出现精神健康问题？这取决于是哪种精神健康问题。女性更容易罹患抑郁障碍和焦虑障碍。然而，严重精神障碍在男性与女性中同样常见（或在男性中更为常见），而药物和酒精滥用则在男性中更为常见。

　　● 女性为什么会出现精神健康问题？众所周知，生活压力会导致抑郁。性别不平等给女性带来了巨大的压力。女性在工作上可能不比男性差，却只能得到更少的经济回报。由于女性的工作价值不被重视，她可能无权享受"放松"时间或属于她自己的时间。此外，女性还需要面临生育压力。

　　● 有精神健康问题的女性会怎样？有精神健康问题的女性可能得不到与男性相同质量的医疗服务。对于女性的主诉，家庭成员和健康工作者可能会予以更少的重视。相比男孩，有智力障碍的女孩接受特殊教育的可能性更小，有精神障碍的女性结婚的可能性更小，她们更有可能被家庭抛弃。

13.12.2　促进女性精神健康

　　促进女性精神健康的最重要的途径是促进性别平等，其方式是允许女性就其生活重大问题做出决定及针对男性进行平权教育。为了实现这一目标，健康工作者需要成为促进女性权利的行动者与倡导者。

　　有人认为，如果我们说女性更容易罹患抑郁障碍，这会导致人们更多关注个体的健康问题，却忽视其背后的社会问题。他们觉得，如果女性因被丈夫殴打而出现抑郁，那么真正的问题在于家庭暴力，家庭暴力才是导致抑郁的直接原因。虽然这么说不错，但健康工作者同时也必须关注女性患者当前的健康状况。如果女性因遭受暴力而手臂骨折，那么健康工作者会首先治疗她的骨折。同样，治疗抑郁障碍可以改善女性患者的注意力、睡眠、自尊感和精力，这反过来也有助于解决导致压力的家庭问题。

　　健康工作者可以通过多种方式来减少性别不平等对女性精神健康的影响：

　　● 将性别议题纳入生活技能项目，从而在学校里推广有关性别的健康态度（参见13.4.5）。

　　● 对任何女性患者，都要询问其家庭状况及其他压力。

　　● 如果女性同意，可与女性的丈夫或其他家庭成员进行交谈，告诉他们这名女性正在面临的困境，以及这些困境对其健康的影响。你可以就改善关系提供具体建议（参见13.10）。

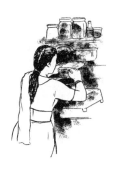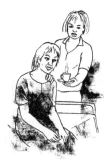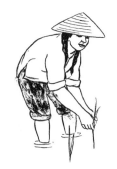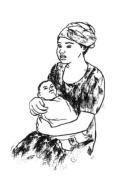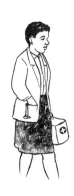

● 让诊所同事了解医疗服务中所存在的性别不平等问题。确保你和你的同事平等对待男性与女性的健康问题。

● 如果女性罹患严重精神障碍，要特别关注她的个人需求，确保她定期复诊，并能够获得所有的医疗服务，包括宫颈癌筛查和计划生育。如果她没有定期复诊，就安排家访，对其进行探视。劝导她的家人，消除他们对疾病的疑虑，例如，认为疾病会给家庭带来厄运。

● 如果女性生活在有巨大压力或暴力的家庭中，要尽可能询问这些因素对其健康的影响。如果你发现她有精神健康问题，要给其提供适当建议，帮助其解决问题。

● 如果你的社区有较为活跃的女性团体，可以积极参加他们的会议，将精神健康问题作为女性议题的一部分进行讨论。帮助创建针对有精神健康问题的女性的自助或支持小组。

13.12.3 性别与男性精神健康

由于女性在许多方面所处的弱势地位，有关性别与健康的讨论往往更多关注女性。然而，性别态度也会影响男性精神健康。以下是三个重要的例子。

● 由于人们认为酒量大是男子气概的表现，这会增加年轻男性饮酒和吸毒的风险。

● 由于人们认为男性应当负责养家，所以男性的失业与经济困难会极大损害其自尊。极端情况下，这可能会导致自杀（事实上，男性比女性更有可能死于自杀）。

● 由于人们认为男性应当"强大"，所以他们很少会因为精神障碍而向健康工作者进行求助，尤其是对于生活压力（如婚姻冲突、工作问题）所致的常见精神障碍。

上述许多关于如何改善性别态度以促进女性精神健康的举措，同样适用于男性。

第 13 章总结
将精神健康服务纳入社区平台的注意事项

- 健康工作者可以与不同的人和组织（从警方到学校再到传统和宗教疗愈者）建立广泛联系，以改善社区精神健康。
- 社区精神卫生服务的重点是促进精神健康和预防精神健康问题。
- 社区预防行动包括：倡导社会变革，以减少贫困、性别不平等和药物滥用。
- 对于精神健康问题高危人群（如囚犯、无家可归者、流浪儿童），需要有针对性地开展精神健康问题预防工作。
- 精神健康促进活动包括：确保最佳的儿童早期发展、建立"健康促进"学校、支持夫妻重建关系。

（译者：陈彬华、安孟竹）

笔记

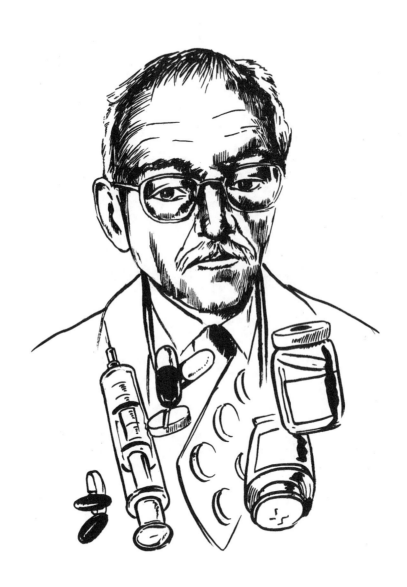

第5部分
如何在你所在的地区使用该手册

在此前的若干章节中，我们从全科医疗工作者的视角出发，描述了各种解决精神健康问题的临床方法。到了第5部分，我们则会给读者们提供一些空间，去记录你所在地区的各种资源信息。这一部分共包括四章。

在第14章中，我们给你提供了一份快速参考指南，其中整理了各种用于精神健康问题的药物，还留了一些空白的地方，你可以在这些空白处记录下这些药物在你所在地区的商品名及价格。

在第15章中，我们会教你如何记录下你所在地区的各种资源信息，你在帮助有精神健康问题的人时，这些信息可能会很实用。

在第16章中，我们整理了一份术语表，在第17章中，我们留了一些空白，你可以记下这些词汇在你当地的说法。

14 治疗精神健康问题的药物

14.1 选择合适的药物：成本及效益

全世界医疗保健服务的费用都在上升，这就意味着决定开嘱何种药物将变得相当艰难，特别是在中低收入国家。许多新上市的药物都会受到国际专利法的保护，这就意味着在某一特定时间内，只有生产这一药物的公司才可以合法生产这种药物。新药几乎都是价格高昂的，远甚于老药。因此，在治疗过程中，究竟是选用较便宜的老药，抑或更昂贵的新药？你在做出决定时，必须考虑以下因素：

- 用药成本（即药物价格）。
- 用药所能带来的效益（即它能带来哪些好处）。
- 药物的副作用。
- 家庭的收入水平。

因此，一种新药也许在改善精神健康问题的症状方面并不比老药更好，可它的副作用或许也更小。对一些人而言，这点或许非常重要。举个例子，在抗精神病药中，老药比新药更容易产生强直（僵硬）和坐立不安的副作用。因此，服用老药的人可能就会因为坐立不安的副作用而无法工作，进而没了收入。另一方面，如果这些人选择较新的抗精神病药，他们也许要花更多钱，但由于他们能继续工作，所以他们也许更能负担得起治疗的费用。

当你在为患者选择药物时，可能会碰到如下种种情况。

- 老药更便宜，而且与更贵的新药相比，老药的效果更好或至少是拉平的，两者的副作用也几乎没什么差异。此时，我们应推荐使用更便宜的老药。一个例子是阿米替林及去甲替林，这两种药物均为三环类抗抑郁药，前者为老药，后者为新药，它们疗效相同，副作用亦无几差异。所以，我们应该推荐使用阿米替林。许多较新的精神科药物在副作用和疗效方面与稍早几年生产的老药没什么不同，这时候不要推荐使用这些新药。

- 老药更便宜，而且与更贵的新药相比，老药的效果更好或至少是拉平的，然而，老药副作用更大。一个例子是旧种类的抗抑郁药（如阿米替林）与新种类的抗抑郁药（如氟西汀）之间的选择。这两类药物的疗效差不多，但老药的副作用更多，许多人就因为阿米替林的副作用而放弃了服药。另一个例子则是旧种类的抗精神病药（如哌啶醇）与新种类的抗精神病药（如利培酮）之间的选择。碰到这种情况，你有两种选择。对于那些能负担得起新药的人来说，你可以把这两种选择都提供给他们，向他们详细说明两类药物的优点和缺点，由他们自己做出决定。但如果患者负担不起新药，这时候，你就可以给他们推荐老药，但在他们用药期间，你需要密切观察药物副作用，如果出现了严重副作用，就需要改换新药。

- 新药更贵，但疗效优于老药。这种

情况下，推荐新药是最理想的选择。但如果人们负担不起新药，你或许可以试试老药。如果试下来，老药的效果还不错，这时候就没必要换新药。但如果老药效果不好，你就只能换用新药了。一个例子是：为了预防双相障碍复发，究竟该选择卡马西平还是丙戊酸盐。对于双相障碍患者来说，锂盐或丙戊酸盐的效果比卡马西平更好。

14.2 精神健康问题用药快速参考指南

在表14.1～表14.6中，我们归纳了治疗精神健康问题的常见药物。我们在每种药物的通用名下面都留了空白，你可以在空白处写下这种药物在你当地的商品名及价格。这几张表格并没有把所有药物都罗列进去，而只是囊括了最常用的，以及最广为人知的药物。在表格最后，我们也留了空白页，你可以在那里写上其他在你当地能找到的药物。在框14.1中，我们列出了在治疗精神健康问题时最基本也最重要的一些药物。

14.3 药物治疗的注意事项

● 许多药物都会与酒精有相互作用，尤其是有镇静效果的药物可能会加重饮酒后的嗜睡感。

● **表中列出的药物剂量均为针对健康成人的剂量，除非特别注明了儿童剂量**（如抗癫痫药就注明了儿童剂量）。对于只写了成人剂量的药物，如需对60岁以上老年人、16岁以下儿童及慢性疾病患者使用，请使用1/3～1/2剂量。

● 许多治疗精神健康问题的药物都会导致嗜睡、体重增加，以及性功能方面的副作用。你要留意这些副作用，要建议使

框 14.1　治疗精神健康问题的基本药物

○ 氟西汀*或舍曲林（如果两者均无法获得，则考虑阿米替林*或丙咪嗪）；
○ 氯丙嗪*或氟哌啶醇*（有口服片剂和短效针剂两种剂型）；
○ 比哌立登或丙环定或苯海索或苯扎托品；
○ 利培酮*或奥氮平；
○ 一种长效抗精神病药（长效针剂），如氟奋乃静*；
○ 丙戊酸盐*或锂盐*；
○ 苯巴比妥*或苯妥英*或卡马西平*；
○ 地西泮*；
○ 硫胺素（维生素B$_1$）*。

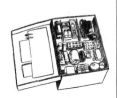

*在WHO（2015）中有收录（参见第18章）。

用这些药物的患者规律饮食并运动，从而控制体重。在这些副作用中，嗜睡通常是暂时的，用药一段时间后就会消失，但你还是要提醒使用这些药物的患者在驾驶车辆或操作机器时格外小心，直到他们已经耐受了药物。至于如何应对性功能方面的副作用，请参考第8章（参见8.5）。

● 避免在妊娠期使用以下药物：锂盐、卡马西平、丙戊酸盐、苯二氮䓬类药物，以及拮抗精神病药副作用的药物（如苯海索）。

● 对于世界卫生组织在mhGAP-IG中所推荐的那些药物，我们把它们放在了灰色格子里，并以**加粗字体**表示。

● 对于mhGAP-IG所推荐的那些药物，如果需要由专科医生监督其使用，则以***加粗斜体***字体表示。

● 表格中的有些药物（或药物的某个剂量）在首次使用时必须由精神科专科医生而非全科医疗工作者开具，这些药物都以*斜体*表示出来了。我们之所以把它们写进这些表格里，是希望你能熟悉这些药物的副作用，以及该如何监测这些副作用。这样，当使用这些药物的患者来到你面前的时候，你就知道该注意什么问题了。

表 14.1 抗抑郁药

三环类抗抑郁药（tricyclic antidepressants, TCA）

一般注意事项：
- 此类药物一旦过量很容易致死，所以如果服药者有自杀想法，用药时需格外警惕；
- 不能用于治疗 18 岁以下儿童的抑郁；
- 老年人及合并其他内科疾病的患者可能无法耐受此类药物的副作用；
- 尽可能避免用于有内科血流性心脏病、前列腺增生、癫痫、甲状腺功能亢进症、青光眼或双相障碍患者；
- 提醒服药者勿饮酒，在驾驶车辆或操作机器时需格外小心（因为此类药物有镇静作用），同时，也要提醒他们不要超过医嘱剂量服药，并且要在儿童无法触及的地方妥善保存这些药物。

药物通用名及价格	适 应 证	剂 量	副作用、药物相互作用及如何监测
阿米替林（amitriptyline）	常见精神障碍 儿童夜间尿床	起始剂量：25 mg/d，夜间服用 最小剂量：75 mg/d 每周增加 25～50 mg/d，直至常用剂量 75～150 mg/d 最大剂量（需由精神科专科医生开具）：300 mg/d 用于尿床的剂量：25 mg/d	常见：口干、镇静、体位性低血压（突然由仰卧位转为立位时血压下降）、便秘、排尿困难、头晕、视物模糊、恶心及体重增加 罕见：心律失常、癫痫发作 药物过量可导致癫痫发作、心律失常、低血压、昏迷或死亡 药物相互作用：与抗心律药（如奎尼丁）共用时，血药浓度会上升
度硫平（dosulepin 或 dothiepin）	常见精神障碍	与阿米替林相同	与阿米替林相同
多塞平（doxepin）	常见精神障碍	与阿米替林相同，但最大剂量为 100 mg/d	与阿米替林相同
氯米帕明（clomipramine）	常见精神障碍，同时也适用于强迫症	与阿米替林相同	与阿米替林相同
丙咪嗪（imipramine）	常见精神障碍 儿童尿床	与阿米替林相同，但最大剂量为 100 mg/d	与阿米替林相同，但较少会导致镇静
洛非帕明（lofepramine）	常见精神障碍 由于药物过量时相对安全，所以适用于有自杀想法的人	起始剂量：70 mg/d 最小剂量：140 mg/d 最大剂量：210 mg/d	与阿米替林相同，但较少会导致镇静、心脏相关副作用、口干、视物模糊和排尿困难，便秘较常见

（续表）

药物通用名及价格	适应证	剂量	副作用、药物相互作用及如何监测
去甲替林（Nortriptyline）	常见精神障碍	与阿米替林相同，但最大剂量为100 mg/d	与阿米替林相同，但较少会导致性镇静，头晕、口干、视物模糊和排尿困难，便秘及体位性低血压较常见
曲米帕明（Trimipramine）	常见精神障碍	与阿米替林相同	与阿米替林相同，但较多会导致镇静

选择性5-羟色胺再摄取抑制剂（selective serotonin reuptake inhibitor, SSRI）

一般注意事项：
○ 不要用于12岁以下儿童；
○ 青少年、老年人及合并其他疾病的患者，在使用此类药物时，起始剂量要低；
○ 如果患者有激越或较高水平的焦虑的表现，用药头5天需同时开具某一氯草类药物（如地西泮）；
○ 建议每日早晨服用及餐后服用。

药物通用名及价格	适应证	剂量	副作用、药物相互作用及如何监测
氟西汀（Fluoxetine）	常见精神障碍	起始剂量：10 mg/d，早晨服用，与餐同服或餐后服用（如果当地只有20 mg胶囊剂型，则隔日服用）最小剂量：20 mg/d 最大剂量：60 mg/d	常见：坐立不安、紧张、睡眠问题、恶心、头痛、性功能障碍及皮疹 少见：若患者长期服用阿司匹林和非甾体抗炎药，可能会出现凝血功能障碍；坐立不安（静坐不能）药物相互作用：避免与华法林合用
西酞普兰（Citalopram）	与氟西汀相同	起始剂量及最小剂量：20 mg/d 最大剂量：40 mg/d	与氟西汀相同，但较少导致失眠和激越
艾司西酞普兰（Escitalopram）	与氟西汀相同	起始剂量及最小剂量：10 mg/d 最大剂量：20 mg/d	与氟西汀相同，但较少导致失眠和激越
氟伏沙明（Fluvoxamine）	与氟西汀相同	起始剂量：100 mg/d 用量可至300 mg/d（分次服用）	与氟西汀相同，但具有更高的风险出现恶心，且与很多药物都有相互作用
帕罗西汀（Paroxetine）	与氟西汀相同	起始剂量：20 mg/d 抑郁障碍的用量可至50 mg/d 惊恐发作或强迫症的用量可至60 mg/d	与氟西汀相同，但较多导致镇静、体重增加及性相关问题，可导致运动副作用 撤药反应常见

（续表）

药物通用名及价格	适应证	剂量	副作用、药物相互作用及如何监测
舍曲林 (Sertraline)	与氟西汀相同，但半衰期短，因此适用于哺乳期女性及合并其他疾病的患者	起始剂量与最小剂量：50 mg/d 最大剂量：200 mg/d	与氟西汀相同

单胺氧化酶抑制剂 (monoamine oxidase inhibitors, MAOI)

MAOI只能由精神科专科医生开具

这些药物包括：苯乙肼 (phenelzine)、吗氯贝胺 (moclobemide)、异卡波肼 (isocarboxazid) 及反苯环丙胺 (tranylcypromine)。
如果你接诊了一个正在服用此类药物的人，应注意：
○ 你不应该开具阿片类药物、其他抗抑郁药，左旋多巴或拟甲上腺素药；
○ 对于服用MAOIs的人的饮食建议是：避免食用含有酪胺的食物（如奶酪、发酵食品、烟熏或腌制食品、陈年肉、肉类提取物、酒精、熟鳄梨和蚕豆）；
○ 常见的副作用有：高血压、直立性低血压、头晕、睡眠问题、头痛、紧张；
○ MAOIs对肝功能和白细胞有影响。

其他抗抑郁药

这些新型的抗抑郁药相较于TCAs和SSRIs在疗效方面未必更好，但其副作用更可耐受。然而，这些药物在你所在地区的可及性及价格可能会限制它们的使用。在开具这些药物时，最好有精神科专科医生在旁指导。

药物通用名及价格	适应证	剂量	副作用、药物相互作用及如何监测
度洛西汀 (Duloxetine)	避免饮酒	60～120 mg/d 最小剂量：60 mg/d	常见：恶心、睡眠问题、头痛、头晕、口干、嗜睡、便秘；少见：高血压危象（极高的血压）
米氮平 (Mirtazapine)	很少会导致恶心和性功能问题	15～45 mg/d 最小剂量：30 mg/d	常见：食欲增加、体重增加、嗜睡、出汗、头晕、头痛；少见：血象异常
瑞波西汀 (Reboxetine)	性功能问题不太常见 不要与红霉素或酮康唑同时开具	8～12 mg/d（分次服用） 最小剂量：8 mg/d	常见：睡眠问题、出汗、头晕、口干、便秘、恶心、心率增快、排尿困难、头痛；少见：男性勃起困难
曲唑酮 (Trazodone)	没有抗胆碱能效果 与TCAs相比，心脏毒性较弱 与镇静类药物同时开具时，需特别关注 与地高辛及苯妥英钠同时开具时，需特别关注	150～300 mg/d 最小剂量：150 mg/d	常见：镇静、头晕、头痛、恶心、呕吐、体位性低血压、心率增快；少见：男性持续勃起

（续表）

药物通用名及价格	适 应 证	剂 量	副作用、药物相互作用及如何监测
文拉法辛（Venlafaxine）	避免用于心律失常者 停药时应逐渐减量，从而避免撤药症状 与西咪替丁、氯氮平或华法林同时开具时，需特别关注	75～225 mg/d 最小剂量：75 mg/d	常见：恶心、睡眠问题、口干、嗜睡感、头晕、出汗、紧张、头痛、性相关问题及便秘 大剂量使用时可出现血压升高

其他当地有售的抗抑郁药：

表 14.2　抗精神病药

第一代（"典型"）口服抗精神病药

一般注意事项
○ 开具此类药物前，最好请精神科专科医师进行会诊，或尽早安排复诊；
○ 为心脏病、肾病或肝病患者开具此类药物时，应特别小心。

* 表示药物可以用到的最大剂量。

药物通用名及价格	适应证	剂量	副作用、药物相互作用及如何监测
氯哌啶醇（Haloperidol）	精神病性障碍 躁狂 双相障碍复发的二线预防用药	起始剂量：1.5～3 mg/d 最小剂量：2 mg/d 最大剂量：20 mg/d，口服（12 mg/d，肌注）	常见：僵硬、震颤、坐立不能（静坐不能）、排尿异常、心电图改变，长期的肌肉非自主活动（运动障碍） 少见：突发肌肉收缩（肌强直），以及一种少见的并发症：发热、肌僵硬和高血压（神经阻滞剂的恶性综合征） 药物相互反应：抗疟药（如奎宁）可能会提升血药浓度水平
氯丙嗪（Chlorpromazine）	与氯哌啶醇相同	起始剂量：25～50 mg/d 最小剂量：75 mg/d 最大剂量：1 000 mg/d*，如果缺乏专科医师指导，最大剂量为300 mg/d	常见：镇静、体重增加、站立时头晕、瞳孔放大（应建议穿戴帽子）、视物模糊、口干、便秘、排尿困难、脉率增快、性功能异常、催乳素升高（男性乳房增大、女性泌乳和月经减少）
氟哌噻吨（Flupentixol）	与氯哌啶醇相同	最小剂量：3 mg/次，每日2次 最大剂量：18 mg/d*	与氯哌啶醇相同
奋乃静（Perphenazine）	与氯哌啶醇相同	最小剂量：12 mg/d（分3次服用） 最大剂量：24 mg/d*	与氯哌啶醇相同
舒必利（Sulpiride）	与氯哌啶醇相同	最小剂量：200～400 mg/次，每日2次 最大剂量：2 400 mg/d	与氯哌啶醇相同
三氟拉嗪（Trifluoperazine）	与氯哌啶醇相同	起始剂量：5 mg/d 最小剂量：10 mg/d 最大剂量：20 mg/d*	与氯哌啶醇相同
珠氯噻醇（Zuclopenthixol）	与氯哌啶醇相同	最小剂量：20～30 mg，分次服用 最大剂量：150 mg/d*	与氯哌啶醇相同

（续表）

第二代（"非典型"）口服抗精神病药

一般注意事项
○ 开具此类药物前，最好请精神科专科医师进行会诊，或尽早安排复诊；
○ 如果有体重增加风险，需监测体重。如有可能，应监测血脂及空腹血糖；
○ 为心脏病患者开具此类药物时，应特别小心。

药物通用名及价格	适 应 证	剂 量	副作用、药物相互作用及如何监测
利培酮（Risperidone）	精神病性障碍 双相障碍（用于躁狂发作及复发预防）	起始剂量/最小剂量：2 mg/d 最大剂量：6 mg/d	常见：头痛、站立时头晕、坐立不安、嗜睡、催乳素升高（男性乳房增大、女性泌乳和月经减少）
奥氮平（Olanzapine）	与利培酮相同	起始剂量/最小剂量：5 mg/d（平均剂量：10 mg/d）最大剂量：20 mg/d	常见：体重增加、血脂升高、空腹血糖升高、镇静
氨磺必利（Amisulpride）	精神病性障碍	最小剂量：400 mg/d（估计）最大剂量：1 200 mg/d*	常见：催乳素升高及相关效应（见利培酮）少见：体重增加、坐立不安（静坐不能）及运动副作用
阿立哌唑（Aripiprazole）	精神病性障碍	最小剂量：10 mg/d 最大剂量：30 mg/d*	少见：坐立不安（静坐不能）
帕利哌酮（Paliperidone）	精神病性障碍	最小剂量：3 mg/d 最大剂量：12 mg/d	常见：催乳素升高及相关效应（见利培酮）、低血压、体重增加 少见：镇静、坐立不安、运动副作用、抗胆碱能副作用（口干、视物模糊、便秘、排尿困难）
喹硫平（Quetiapine）	与利培酮相同 可用于双相抑郁的单药治疗	最小剂量：150 mg/d 最大剂量：750 mg/d（精神分裂症），800 mg/d（双相障碍）	常见：体重增加、镇静、低血压 少见：抗胆碱能副作用（见帕利哌酮）
氯氮平（Clozapine）	强效药物，用于其他抗精神病药无反应时	起始剂量：每晚12.5 mg，每2～3天增加25 mg，女性患者最多加至250 mg，男性最多加至350 mg（吸烟者需更大剂量）	常见：嗜睡、体重增加、流涎、便秘（可能很严重）少见：白细胞计数减少可导致致命感染、心肌炎（发热、心悸、胸痛）、血栓 需每周监测血常规 使用前必须经专科医师会诊

（续表）

抗精神病药长效药注射剂型（"长效针剂"）

一般注意事项
○ 必须先使用测试剂量（即有效范围的最小剂量），观察5～7天后再使用常规剂量；
○ 给药途径是臀部肌肉深部注射（参见框5.9，第53页）；
○ 避免用于心脏病、肾脏疾病和肝脏疾病患者；
○ 避免用于妊娠期或哺乳期女性；
○ 儿童青少年禁用。

药物通用名及价格	适 应 证	剂 量	副作用、药物相互作用及如何监测
氟奋乃静（Fluphenazine depot）	口服治疗依从性差的精神病性障碍或双相障碍患者的长期治疗	测试剂量：12.5 mg，肌肉注射 治疗剂量：12.5～75 mg，肌肉注射，每4周1次	与氟哌啶醇相同
氟哌噻吨癸酸酯（Flupentixol depot）	与奋乃静相同	12.5～200 mg，肌肉注射，每4周1次	与氟哌啶醇相同
癸酸氟哌啶醇（Haloperidol depot）	与奋乃静相同	12.5～100 mg，肌肉注射，每4周1次	与氟哌啶醇相同
癸酸珠氯噻醇（Zuclopenthixol depot）	与奋乃静相同	测试剂量：100 mg，肌肉注射200～500 mg，每1～4周1次	与氟哌啶醇相同
哌泊噻嗪棕榈酸酯（Pipotiazine depot）	与奋乃静相同	50～200 mg，肌肉注射，每4周1次	与氟哌啶醇相同，但运动副作用较少出现
月桂酰阿立哌唑（Aripiprazole depot）	与奋乃静相同	300～400 mg，肌肉注射，每月1次	与阿立哌唑口服剂型相同
双羟萘酸奥氮平（Olanzapine pamoate）	与奋乃静相同	150 mg，肌肉注射，每4周1次，至300 mg，肌肉注射，每2周1次	与奥氮平口服剂型相同；偶见注射后综合征：谵妄或镇静

（续表）

药物通用名及价格	适 应 证	剂 量	副作用、药物相互作用及如何监测
棕榈酸帕利哌酮 （*Paliperidone depot*）	与氟奋乃静相同	50～150 mg，肌肉注射，每月 1 次	与帕利哌酮口服剂型相同
利培酮长效注射剂型 （*Risperidone long-acting injection*）	与氟奋乃静相同	25～50 mg，肌肉注射，每 2 周 1 次	与利培酮口服剂型相同 注射后，药物释放延迟 2～3 周，因此需继续使用口服剂型一段时间

其他当地有售的抗精神病药：

一般注意事项
○ 妊娠期女性（及所有育龄期女性）慎用。避免对妊娠期女性使用丙戊酸盐；
○ 心境稳定剂与许多药物存在药物相互作用，不同的心境稳定剂之间也存在药物相互反应。

表 14.3　心境稳定剂

药物通用名及价格	适 应 证	剂 量	副作用、药物相互作用及如何监测
锂盐 (Lithium)	双相障碍（用于躁狂治疗及复发预防） 单用抗抑郁药无法改善的抑郁障碍的附加用药	起始剂量：300 mg/d 常规有效剂量：600～1 200 mg/d 目标血药浓度：0.6～1.0 mmol/kg（躁狂需达到0.8～1.0 mmol/kg） 维持治疗常需达到0.6～0.8 mmol/kg）	常见：镇静、震颤、体重增加、共济失调、多尿、多饮、多饮、甲状腺功能异常、脱发、恶心、腹泻、皮疹、心律异常、心电图改变、 少见：锂盐中毒可导致癫痫发作、谵妄、昏迷甚至死亡 禁忌证：严重的心脏或肾脏疾病。若无实验室监测的条件，禁止开具锂盐。 使用锂盐的建议： ○ 多饮水、避免脱水； ○ 如出现腹泻或呕吐，立即脱水； ○ 关注锂盐中毒的迹象：震颤加重、恶心/呕吐、步态不稳、意识错乱或嗜睡——立即就医； ○ 小心使用非处方药（尤其是镇痛药）及其他处方药； ○ 务必将锂盐保存在儿童无法接触的地方。 药物相互作用：NSAID、ACEI、噻嗪类利尿剂、甲硝唑及四环素可增加血锂浓度，开始治疗1周后监测血锂浓度，然后每次增加用量、1周后再次复查血锂浓度，直至达到治疗剂量，之后每3个月复查血锂浓度一次 治疗前（基线），需检查甲状腺功能、肾功能以及血细胞计数；此后作为常规检查项目每年复查一次 如有可能，监测ECG
丙戊酸盐 (Valproate)	双相障碍（用于躁狂治疗及复发预防） 由于药物相互作用，艾滋病患者首选丙戊酸盐	通常每日分2～3次服用 起始剂量：500 mg/d，分次服用 常规有效剂量：1 000～2 000 mg/d	常见：恶心、嗜睡、腹泻、震颤、暂时性脱发（可持续6个月）、体重增加、头痛、共济失调 少见：肝功能异常、血小板下降、白细胞下降 禁忌证：肝脏疾病患者使用需谨慎 如有可能，监测肝功能及血小板

（续表）

药物通用名及价格	适 应 证	剂 量	副作用、药物相互作用及如何监测
卡马西平（Carbamazepine）	双相障碍（用于躁狂治疗及复发预防）	起始剂量：200 mg/d（睡前服用）。每2周增加100～200 mg/d 常规有效剂量：400～600 mg/d 由于卡马西平肝药酶诱导作用，可促使血药浓度下降，因此治疗2周后可能需要进一步增加用量	常见：皮疹（可能很严重）、视物模糊、视物成双、行走困难、恶心、镇静、震颤、体重增加、肝功能异常 少见：骨髓抑制（导致白细胞和血小板下降）
利培酮（Risperidone）	与锂盐相同 可用于妊娠期的女性	参见表14.2	参见表14.2
奥氮平（Olanzapine）	与锂盐相同 可用于妊娠期的女性	参见表14.2	参见表14.2
喹硫平（Quetiapine）	与锂盐相同 可用于妊娠期的女性	参见表14.2	参见表14.2
拉莫三嗪（Lamotrigine）	双相抑郁	起始剂量：第一个14日为25 mg/d，第二个14日为50 mg/d。此后每7～14日加量，最大可至100 mg/d 通常维持剂量：100～200 mg/d（可分次服用）	常见：视物模糊、视物成双、关节痛、背痛、恶心、腹泻、睡眠问题、头痛、皮疹、震颤、行走困难、嗜睡、冲动或坐立不安 少见：严重皮疹、血液系统疾病、意识错乱、肝功能异常、幻觉

其他当地有售的心境稳定剂：

表 14.4　抗癫痫药物

一般注意事项
○ 妊娠期女性（及所有育龄期女性）慎用；避免对妊娠期女性使用丙戊酸盐；
○ 肝脏疾病或肾脏疾病患者慎用：应降低剂量；
○ 抗癫痫药物与许多药物存在药物相互作用，不同的心境稳定剂之间也存在药物相互作用。例如，抗癫痫药物会降低口服避孕药和某些抗反转录病毒药物的效果。

药物通用名及价格	适　应　证	剂　　　量	副作用、药物相互作用及如何监测
苯巴比妥 (Phenobarbitone)	所有类型的成人和儿童癫痫	起始剂量：60 mg/d，1次服用成分2次服用 若2周后疗效不佳，加量至120 mg/d 若2个月后疗效不佳，加量至180 mg/d 儿童：起始剂量2～3 mg/（kg·d），分2次服用。根据耐受程度每周加量1～2 mg/（kg·d）[最大剂量为6 mg/（kg·d）]	常见：嗜睡、静坐不能、意识错乱、运动协调问题、抑郁、性功能障碍 少见：皮疹、骨髓抑制、肝功能衰竭
卡马西平 (Carbamazepine)	所有类型的成人和儿童癫痫	每日分2次服用 起始剂量：100～200 mg（总量）/d，逐渐加量，但每周加量不能超过200 mg 维持剂量：400～1 400 mg（总量）/d 儿童：起始剂量5 mg/（kg·d），分2～3次服用，每周加量5 mg/（kg·d）[最大剂量为40 mg/（kg·d）或1 400 mg/d]	参见表14.3
苯妥英钠 (Phenytoin)	所有类型的成人和儿童癫痫	起始剂量：150～200 mg/d，分两次服用 若疗效不佳，小剂量加量（25～30 mg）——可能导致血药浓度大幅变化 维持剂量：200～400 mg/d 儿童：起始剂量3～4 mg/（kg·d），分2次服用，每3～4周加量5 mg/（kg·d）[最大剂量为300 mg/d]	常见：嗜睡、行走困难、意识错乱、肌肉抽搐、震颤、头痛、恶心或食欲不振、面容粗糙、牙龈增生 少见：贫血或其他血液系统异常、皮疹、肝功能异常、面部和肢体毛发生长、自杀意念增多

（续表）

药物通用名及价格	适 应 证	剂 量	副作用、药物相互作用及如何监测
丙戊酸钠（Sodium valproate）	所有类型的成人和儿童癫痫艾滋病患者首选	起始剂量：400 mg（总量）/日，分次服用（2～3次），每周增加量500mg/d 维持剂量：600～2000 mg（总量）/d 儿童：起始剂量15～20 mg/（kg·d），每周增加量15 mg/（kg·d）分2～3次服用，每周增加量为15～40 mg/（kg·d）[最大剂量为15～40 mg/（kg·d）]	参见表14.3
扑米酮（Primidone）	所有类型的成人癫痫	起始剂量：125 mg/d，夜间服用 逐渐加量，最大剂量为500 mg/次，每日2次	常见：嗜睡、静坐不能、意识错乱
拉莫三嗪（Lamotrigine）	所有类型的成人癫痫 当单药治疗癫痫无效时可作为附加用药	参见表14.3	参见表14.3
适用于正在使用蛋白酶抑制剂或非核苷类反转录酶抑制剂的HIV感染者的抗癫痫药物			
左乙拉西坦（Levetiracetam）	当单药治疗癫痫无效时可作为附加用药	起始剂量：250 mg/d。1～2周后加量至250 mg/次，每日2次，然后根据需要，可每2周增加250 mg/次（最大剂量为1.5 g/次），每日2次	常见：腹痛、攻击性、食欲减退、焦虑或抑郁、步态不稳、咳嗽、腹泻、头晕、头痛、睡眠问题、易激惹、恶心、皮疹、震颤 少见：自杀意念、精神病性症状、皮疹、血细胞减少、肝功能衰竭
拉考沙胺（Lacosamide）	局灶性癫痫的附加用药	起始剂量：50 mg/次，每日2次，静滴，滴注时间应超过15～60分钟，至多使用5天。5天后，每周递增50 mg/次，每日2次，根据治疗效果调整剂量 维持剂量：100 mg/次，每日2次	常见：行走困难、视力模糊、意识错乱、便秘、抑郁、头晕、嗜睡、疲劳、头痛、恶心、瘙痒、震颤 少见：过敏反应、自杀意念、精神病性症状、心脏问题、血细胞减少
托吡酯（Topiramate）	强直-阵挛性发作的二线治疗	起始剂量：25 mg/d（夜间服用），持续1周。然后，每1～2周递增25～50 mg（分2次服用）常用维持剂量：100～200 mg/d（分2次服用）	常见：胃肠道功能紊乱、体重减轻、精神健康问题（易焦虑、抑郁）、意识错乱、脱发、血细胞减少、嗜睡、头晕、肾结石、震颤 少见：皮疹（严重）、肝功能衰竭、急性闭角型青光眼

（续表）

适用于正在使用蛋白酶抑制剂或非核苷类反转录酶抑制剂的 HIV 感染者的抗癫痫药物

药物	剂量	副作用
加巴喷丁（Gabapentin）	起始剂量：第 1 日 300 mg/d；第 2 日加量至 300 mg/次，每日 2 次；第 3 日加量至 300 mg/次，每日 3 次常用维持剂量：900～3 600 mg/d，分 3 次服用	常见：胃肠道功能紊乱，精神健康症状（焦虑、抑郁、敌意），健忘，意识错乱，头痛，行走困难，嗜睡，头晕，关节痛，发热，睡眠问题，血细胞减少，震颤，视力问题，体重增加少见：严重皮疹，肝功能衰竭，血糖变化，幻觉
普瑞巴林（Pregabalin）	起始剂量：25 mg/次，每日 2 次，每隔 7 日递增 50 mg/d 到 300 mg（分 2～3 次服用），持续 7 日。必要时，最多可加量至 600 mg/d（分 2～3 次服用）	常见：胃肠功能紊乱，视力问题，意识错乱，记忆问题，睡眠问题，性功能障碍，嗜睡，体重增加，易激惹少见：心脏问题，血压变化，肾功能衰竭，血细胞减少

其他当地有售的抗癫痫药物：

表 14.5 苯二氮䓬类药物

一般注意事项
○ 患者在适应药物之前应避免操纵重型机械，并小心驾驶；
○ 服用本苯二氮䓬类药物期间应避免饮酒。

药物通用名及价格	适应证	剂量	副作用、药物相互作用及如何监测
地西泮（Diazepam）	严重的精神痛苦状态和急性失眠问题 酒精戒断 急性癫痫发作	起始剂量：5 mg/晚；最大可加量至10 mg/d，每日2次 用药方案参见第9章 10 mg i.v.（推荐）或 p.r.	嗜睡、头晕、依赖（使用时间不超过3～4周）、呼吸抑制
劳拉西泮（Lorazepam）	严重的精神痛苦状态和急性失眠问题 急性癫痫发作	起始剂量：1 mg/晚；最大可加量至4 mg/d（分2次服用）也可以4 mg i.v.或 i.m.	同地西泮
咪达唑仑（Midazolam）	急性癫痫发作	也可以经口腔黏膜、鼻内或纳肛给药	同地西泮
氯氮卓（Chlordiazepoxide）	同地西泮，酒精戒断首选	用药方案参见第9章	同地西泮
氯硝西泮（Clonazepam）	同地西泮，也适用于癫痫治疗	起始剂量：0.5 mg/晚；最大可加量至2 mg/次，每日2次	同地西泮
阿普唑仑（Alprazolam）	同地西泮	起始剂量：0.25 mg/晚；最大可加量至1 mg/次，每日2次	同地西泮
奥沙西泮（Oxazepam）	同地西泮，酒精戒断合并肝功能不全时首选	起始剂量：7.5 mg/晚；最大可加量40 mg/次，每日2次	同地西泮
三唑仑（Triazolam）	同地西泮	起始剂量：0.125 mg/晚，最大可加量至0.25 mg/晚	同地西泮

其他当地有售的苯二氮䓬类药物：

i.v.：静注；p.r.：纳肛（适用于无法静脉用药的紧急情况）。

表14.6 其他精神科药物

酒精和物质使用问题的治疗用药

药物通用名及价格	适应证	剂量	副作用、药物相互作用及如何监测
维生素 B₁ (Thiamine)	酗酒和酒精戒断	100 mg/d 酒精戒断出现谵妄时，予以 100～500 mg i.v.或 i.m.，每日 3 次，持续 5 天	罕有报道
纳洛酮 (Naloxone)	阿片类药物过量	0.4～2 mg i.v.、i.m.、鼻内或皮下给药，根据治疗可重复给药	可导致阿片类药物戒断症状
阿坎酸 (Acamprosate)	通过减少饮酒冲动来维持戒酒状态，戒酒后立刻开始使用	2 片 333 mg 剂量的药片，每日 3 次（若体重小于 60 kg，方案为 666 mg/次，每日 2 次）疗程 12 个月	常见：腹泻、胀气、恶心、呕吐、腹痛、瘙痒、抑郁、焦虑 少见：严重皮疹、自杀倾向
纳曲酮 (Naltrexone)	同阿坎酸	起始剂量：50 mg/d 维持剂量：50～100 mg/d，持续 6～12 个月 服用前必须停用阿片类药物至少 8 天 如有条件，开始服用前应检查肝功能	常见：恶心、呕吐、腹痛、焦虑、睡眠障碍、头痛、精力缺乏、关节和肌肉疼痛 少见：肝毒性 警告：纳曲酮会阻断阿片类药物的镇痛作用
安非他酮 (Bupropion)	辅助戒烟	起始剂量：150 mg/次，每日 1 次，持续 6 天；之后加量至 150 mg/次，每日 2 次	常见：头痛、口干、恶心、失眠、头晕、便秘 警告：有癫痫或双相障碍病史的患者禁用
伐尼克兰 (Varenicline)	辅助戒烟	第 1～3 日：0.5 mg/次，每日 1 次 第 4～7 日：0.5 mg/次，每日 2 次 第 8 日到治疗结束：1 mg/次，每日 2 次，p.o.	常见：恶心、头痛、头晕、疲劳、睡眠障碍 警告：18 岁以下患者禁用，使用时应密切监测抑郁和自杀倾向

（续表）

药物通用名及价格	适 应 证	剂 量	副作用、药物相互作用及如何监测
双硫仑（Disulfiram）	服用该药后，即使饮用少量的酒，身体也会产生严重不适，而达到戒酒目的，戒酒后立刻开始使用	200 mg/d	常见：嗜睡、疲劳、恶心、呕吐、性欲减少 少见：精神病性症状、过敏性皮疹、肝功能损害、周围神经炎 警告： • 有心脏病、卒中、高血压、精神病性障碍或有自杀风险的患者禁用 • 必须动员患者完全戒酒，并充分告知用药风险（每15 000人中有1人会因酒精和双硫仑的相互作用而死亡，虽然这要比未经治疗的酒精依赖所导致的死亡率低） • 妊娠期和哺乳期女性禁用 • 三环类抗抑郁药、单胺氧化酶抑制剂、抗精神病药和某些降压药会加重双硫仑和酒精的相互反应 • 服用双硫仑后6～14天，仍对酒精敏感（即便是少量酒精）
美沙酮（Methadone）	阿片类药物戒断或作为阿片类药物注射或非法使用的安全替代	起始剂量：15～20 mg，如有需要，最大可加量至30 mg/d。停药时应在3～10日内逐渐减量	常见：镇静 警告：美沙酮只能经专科医生会诊后开具，因为存在误用和转移的可能性，必须采取措施将这种情况的可能性降至最低（例如，监督每日使用剂量） 如果患者在使用美沙酮的同时非法使用阿片类药物，则存在阿片类药物过度使用的风险。与其他镇静药物同时开具时需谨慎
丁丙诺啡（Buprenorphine）	同美沙酮	起始剂量：4～16 mg/d，舌下含服 疗程为3～14日	警告：丁丙诺啡使用前8小时禁用阿片类药物，使用前24～48小时禁用美沙酮，否则会加重戒断反应 作为替代治疗时，需要采取与美沙酮相同的预防措施
可乐定（Clonidine）	阿片类药物戒断	0.1～0.15 mg/次，每日3次	常见：头晕、镇静 服药后应密切监测血压
洛非西定（Lofexidine）	阿片类药物戒断	同可乐定	同可乐定

（续表）

儿童精神健康问题的治疗用药

药物通用名及价格	适 应 证	剂 量	副作用、药物相互作用及如何监测
哌甲酯（Methylphenidate）	儿童ADHD	起始剂量：5 mg/次，每日1次或2次。在4～6周内，逐步加量，最大可加量至60 mg（总量）/d（分2～3次服用），直至症状控制	常见：睡眠问题、食欲下降、情绪变化。少见：腹痛、头痛、恶心。暂时性生长发育迟缓和体重下降（可以考虑在学校假期间中断治疗，以便赶上正常的生长发育水平），心率和血压变化。呕吐（与食物同服时出现）、抽搐。监测并记录身高、体重、血压，副作用及行为变化。如果儿童体重和身高未能达到预期的增长水平，或出现血压升高、烦躁不安、焦虑或严重失眠等问题，请及时咨询专科医生

延缓痴呆认知功能减退的治疗用药

药物通用名及价格	适 应 证	剂 量	副作用、药物相互作用及如何监测
多奈哌齐（Donepezil）	轻中度阿尔茨海默病	起始剂量：5 mg/d。常用治疗剂量：10 mg/d（等待4周后再加量）	常见：腹泻、恶心、头痛、感冒、幻觉、头晕、晕厥、睡眠问题、皮疹、疼痛。攻击性行为、噩梦、疲劳、肌肉痉挛、小便失禁
卡巴拉汀（Rivastigmine）	同多奈哌齐	起始剂量：1.5 mg/次，每日2次。常用治疗剂量：6 mg/次，每日2次（等待2周再加量，每次最多加量1.5 mg/次，每日2次）	常见：食欲减退、头晕、恶心、呕吐、腹泻、烦躁、意识错乱、焦虑、头痛、震颤、出汗、疲劳、体重减轻
加兰他敏（Galantamine）	同多奈哌齐	起始剂量：4 mg/次，每日2次。常用治疗剂量：12 mg/次，每日2次（等待4周后再加量，每次最多加量4 mg/次，每日2次）	常见：恶心、呕吐、食欲减退、幻觉、抑郁、头晕、头痛、嗜睡、高血压、心率减慢、跌倒。震颤、肌肉痉挛、出汗、腹部不适、体重减轻
美金刚（Memantine）	中重度阿尔茨海默病和血管性痴呆	起始剂量：5 mg/d。常用治疗剂量：20 mg/d（可分次服用）	常见：药物超敏、嗜睡、头晕、平衡问题、高血压、呼吸困难、便秘、头痛、肝功能异常

（续表）

抗精神病药副作用的治疗药

药物通用名及价格	适 应 证	剂 量	副作用、药物相互作用及如何监测
比哌立登（Biperiden)	治疗抗精神病药所致的肌肉僵硬和突发性肌肉痉挛	1 mg/次，每日 2 次，最大可加量至 3 ～ 12 mg/d，p.o. 或 i.m.	常见：口干、便秘、视物模糊、尿潴留、意识错乱、镇静 少见：青光眼、消化道梗阻、重症肌无力 具有潜在依赖性
苯海索（Benzhexol）	同比哌立登	1 mg/次，每日 1 次；最大可加量至 4 ～ 12 mg/d，分 3 ～ 4 次服用	同比哌立登
苯扎托品（Benztropine）	同比哌立登	0.5 mg/晚；最大可加量至 2 mg/晚	同比哌立登
丙环定（Procyclidine）	同比哌立登	2.5 mg/次，每日 2 次；最大可加量至 5 mg/次，每日 3 次	同比哌立登

其他治疗精神健康问题的药物

药物通用名及价格	适 应 证	剂 量	副作用、药物相互作用及如何监测
异丙嗪（Promethazine）	夜间镇静，无依赖风险	起始剂量：25 mg/晚。最大可加量至 50 mg/晚 建议睡前 1 ～ 2 小时服用	常见：晨间宿醉、视力模糊、嗜睡、口干、胃肠功能紊乱、静坐不能、运动协调困难、尿潴留

其他当地有售的药物：

ADHD：注意缺陷多动障碍；i.m.：肌内注射；i.v.：静脉注射；p.o.：口服。

（译者：张奕诚、陈茜）

15 你所在地区的资源

在此记录你所在地区的精神健康服务资源信息。

笔记

_____

_____

_____

_____

_____

_____

_____

_____

_____

_____

_____

_____

_____

_____

_____

15.1 儿童支持机构

这些机构包括：儿童之家，青少年之家，儿童电话热线，流浪儿童援助组织，儿童保护机构，专门从事儿童工作的机构（如拯救儿童会、联合国儿童基金会），培训和职业支持机构，为发育障碍儿童设立的特殊学校。

名字和联系人	所提供的服务	地址、电话、邮箱

15.2 老年人支持机构

这些机构包括：养老院，向老年人提供福利和经济援助的政府机构，认知障碍者支持机构，其他专门解决老年人问题的机构。

名字和联系人	所提供的服务	地址、电话、邮箱

15.3 酒精和物质使用者支持机构

这些机构包括：戒酒互助组织，戒毒互助组织，其他帮助酗酒者或吸毒者及其家人的机构，专门治疗酒精和物质依赖的卫生机构。

名字和联系人	所提供的服务	地址、电话、邮箱

15.4 家暴受害者支持机构

这些机构包括：女性组织，警署和其他政府机构中专门处理家暴问题的部门，擅于处理家暴问题的公益律师、社工及心理咨询师，女性庇护中心，妇科诊所。

名字和联系人	所提供的服务	地址、电话、邮箱

15.5　生计支持机构

这些机构包括：从事小额信贷、信贷转账或社会安全网计划的非政府组织或政府组织；从事职业技能培训的机构；支持就业的当地雇主。

名字和联系人	所提供的服务	地址、电话、邮箱

15.6　为有精神健康问题的人提供支持及开展倡导工作的机构

这些机构包括：为有特定精神健康问题（如孤独症）的人或所有有精神健康问题的人提供支持或开展倡导工作的团体。

名字和联系人	所提供的服务	地址、电话、邮箱

15.7　为有精神健康问题的人的家庭提供支持的机构

这些机构包括：为所有有精神健康问题的人的家属或有特定精神健康问题（如智力障碍、痴呆、酒精和物质使用问题、精神病性障碍）的人的家属提供服务的支持性团体和机构。

名字和联系人	所提供的服务	地址、电话、邮箱

15.8　精神健康工作者

　　这些人包括：精神科医生、心理学家及其他精神健康工作者。请完整地记录当地私立及公立精神健康机构的信息，特别是那些距离你最近的、可提供住院治疗的机构信息。

名字和联系人	所提供的服务	地址、电话、邮箱

15.9　电话求助热线或网站

　　记录可提供不同干预服务（如自杀预防、困境女性支持）的热线号码及提供自救的网站。

联系人或网址	所提供的服务	地址、电话、邮箱

（译者：陈茜）

16 精神健康问题的精神医学术语

　　精神科专科医生会使用很多特定的精神医学术语，全科医疗工作者很少会需要这些术语。然而，如果你的患者曾经去看过精神科医生，或如果你收到一份来自专科机构的转介单，你就可能会见到这些专业术语。又或者，你的患者自己可能读了有关其问题的材料，也可能会跟你沟通某些专业术语。下面的这张表格列出了这些专业术语，同一术语在不同的诊断分类系统里可能有不同的表述，这些障碍出现在本手册中的位置也在表中进行了标注。

诊断分类系统		本手册所在章节
ICD-10 [WHO《国际疾病分类标准》（第10版）]	DSM-5 [《美国精神医学协会诊断和统计手册》（第5版）]	
抑郁发作、复发性抑郁障碍、恶劣心境	重性抑郁障碍、持续性抑郁障碍	参见1.4.1　介绍 参见3.9　诊断清单 参见7.4　治疗
广泛性焦虑障碍、混合性焦虑与抑郁障碍、惊恐障碍、特定的恐怖、社交恐怖、广场恐怖	广泛性焦虑障碍、惊恐障碍、特定恐惧症、社交焦虑障碍、广场恐惧症	参见1.4.1　引言 参见3.9　诊断清单 参见8.1、8.2　描述与处理
强迫性障碍（OCD）	强迫症（OCD）	参见7.9　描述与处理
创伤后应激障碍（PTSD）	创伤后应激障碍（PTSD）	参见10.1　描述与处理
躯体化障碍、疑病障碍、未分化的躯体形式障碍、持续的躯体形式的疼痛障碍	躯体症状障碍、疾病焦虑障碍、转换障碍	参见8.1、8.4和8.6　描述与处理
精神分裂症、分裂情感性障碍、妄想性障碍、急性而短暂的精神病性障碍、伴有精神病性症状的躁狂、伴有精神病性症状的重度抑郁发作	精神分裂症、分裂情感性障碍、妄想障碍、短暂精神病性障碍、精神分裂症样障碍、伴精神病特征的双相障碍、伴精神病性特征的重性抑郁障碍	参见1.4.3　介绍 参见3.9　诊断清单 参见7.3　描述与处理
双相情感障碍	双相障碍	参见1.4.3　介绍 参见3.9　诊断清单 参见7.5　描述与处理
（酒精的）有害性使用、依赖	酒精/物质使用障碍（轻度、中度或重度）	参见1.4.2　介绍 参见3.9　诊断清单 参见第9章　描述与处理

（续表）

诊断分类系统		本手册所在章节
ICD-10［WHO《国际疾病分类标准》（第10版）］	DSM-5［《美国精神医学协会诊断和统计手册》（第5版）］	
精神发育迟滞、弥漫性发育障碍、特定性发育障碍	智力障碍、孤独症谱系障碍	参见1.4.5 介绍 参见11.1、11.2 描述与处理
多动性障碍	注意缺陷多动障碍（ADHD）	参见11.4 描述与处理
品行障碍 对立违抗性障碍	品行障碍 对立违抗障碍	参见11.6 描述与处理
阿尔茨海默病性痴呆、血管性痴呆	由于阿尔茨海默病所致的神经认知障碍、血管性神经认知障碍	参见1.4.4 介绍 参见7.8 描述与处理

（译者：陈茜）

笔记

17 术语表

精神健康问题及症状：术语表

英 语 术 语	汉 语 译 文	解 释
A		
addiction	成瘾	依赖
alzheimer's disease，AD	阿尔茨海默病	痴呆的最常见形式
anorexia	厌食症	一种精神健康问题，表现为因渴望减少体重或改变体形而拒绝进食
anxiety	焦虑	一种感到紧张、担忧或恐惧的状态
attention deficit/ hyperactivity disorder，ADHD	注意缺陷多动障碍	多动
autism	孤独症	一种神经发育障碍，患儿在多个场合与他人互动和沟通上均存在困难，患儿通常表现出行为或兴趣上的狭隘
B		
bed-wetting	尿床	一种临床情况，儿童在超出预期年龄（7岁）仍常尿床
bereavement reaction	居丧反应	痛失亲友的经历
bipolar disorder	双相障碍	一种严重精神障碍，患者会经历情绪高涨和低落的时期（发作），之间有一段正常情绪的间期
bulimia	贪食症	当患者进食过多的食物后，由于不愿意体重或体形发生改变，遂采用诱导呕吐或使用轻泻药的方法排出食物
C		
child behavioural disorder	儿童行为障碍	包括品行障碍及多动
common mental disorders	常见精神障碍	抑郁及焦虑
compulsion	强迫行为	一种反复重复的行为，即使患者试图不做这种行为，也是徒劳
conduct disorder	品行障碍	一种儿童（通常是青少年）的临床状况，儿童青少年会持续地表现出恶劣品行，且不受管教
confusion	意识错乱	一种临床状况，患者不知道自己身在何处、目前是何时或自己是何人

（续表）

精神健康问题及症状：术语表		
英 语 术 语	汉 语 译 文	解 释
conversion disorder	转换障碍	一种临床状况，患者完全因为精神压力而出现躯体症状
convulsion	抽搐	癫痫发作
D		
delirium	谵妄	一种意识错乱的状态，通常由躯体疾病所导致
delusion	妄想	一种非理性、不真实，但患者坚定不移地相信的信念
dementia	痴呆	一种临床状况，表现为进行性恶化的记忆力和行为问题
dependence	依赖	一种个体必须摄取物质的状态
depression	抑郁	一种难过、绝望或对日常生活缺乏兴趣的状态
developmental disorders	发育障碍	一组始于童年早期的临床状况，表现为患儿在智能、情感或躯体发育上的迟缓或持续性异常
disorientation	定向障碍	一种意识状态，患者不知道目前是何日、何时或自己身在何处（通常与谵妄或痴呆有关）
drug abuse	物质（毒品）滥用	以某种可能对个体的社会、法律、经济或健康造成损害的方式使用物质（毒品）
dyslexia	阅读障碍	一组神经发育障碍，患儿智能正常，但在某些学习任务上存在特殊的问题，如阅读、拼写或写作（也称为特定学习障碍）
E		
eating disorder	进食障碍	厌食症及贪食症
enuresis	遗尿	一种临床状况，患儿在超出预期的年龄（大约3岁时）仍排尿弄湿衣物
epilepsy	癫痫	一种临床情况，患者反复出现癫痫发作
F		
fit	发抽	癫痫发作
G		
grief	哀伤	居丧反应
H		
hallucination	幻觉	一种体验，个体听到、看到、闻到或感觉到不真实的事物
hyperactivity disorder	多动症	一种神经发育障碍，患儿无法较长时间在某地静坐，并且在做需要注意力集中的任务时存在困难
hysteria	癔症	转换障碍
I		
impotence	勃起功能障碍	一种临床情况，男性无法使阴茎勃起

（续表）

精神健康问题及症状：术语表		
英　语　术　语	汉　语　译　文	解　　释
insomnia	失眠症	睡眠困难
intellectual disability	智力障碍	一种神经发育障碍，患儿的智力发育速度较常人缓慢
internet addiction	网络成瘾	个体无法控制上网的冲动，导致过度上网以及在无法上网时出现情感痛苦
irritability	易激惹	易发脾气
M		
manic-depressive disorder	躁郁症	双相障碍
mental disability	精神残疾	可导致患者日常功能出现持续严重损害的精神健康问题
mental disorder	精神障碍	一类精神健康问题，可通过医学诊断进行分类，通常比精神痛苦持续时间更长，不一定与生活困难有关
mental distress	精神痛苦	一类精神健康问题，通常持续时间短，作为对生活困难的反应而出现
mental health problem	精神健康问题	任何精神健康紊乱的总称，包括精神痛苦、精神障碍、精神残疾
mental retardation	精神发育迟滞	精神残疾
O		
obsession	强迫思维	一种在患者脑海中反复出现的思维，尽管患者不想要它出现（认为它是没必要的），但徒劳无功
obsessive-compulsive disorder	强迫症	一种临床状况，强迫行为及强迫思维同时出现
P		
panic	惊恐	一种严重的焦虑状态，患者感到快要死亡或崩溃
perinatal depression	围产期抑郁	一种临床状况，在妊娠期间或分娩后的1个月内出现抑郁
phobia	恐惧症	一种状态，个体对人群或市场等日常情境产生非理性的恐惧
post-traumatic stress disorder，PTSD	创伤后应激障碍	一种临床状况，个体在目睹或经历了威胁生命的体验后出现精神痛苦
premature ejaculation	早泄	一种临床状况，性交过程中男性射精（精液从阴茎排出）过早
psychosis	精神病性障碍	一种严重精神障碍，伴随妄想及幻觉
psychosomatic	身心疾病	这个术语用于描述各种由心理问题所致的躯体健康问题
S		
schizophrenia	精神分裂症	一类精神病性障碍，通常持续很多年

（续表）

精神健康问题及症状：术语表		
英 语 术 语	汉 语 译 文	解 释
seizure	癫痫发作	一种临床状况，患者无法完全意识到周围环境，同时出现抖动或异常运动
specific learning disability	特定学习障碍	阅读障碍
suicide	自杀	某人结束自己的生命
T		
trauma	创伤	一种威胁生命的或极端恐怖的事件
W		
withdrawal syndrome	戒断反应	一种不舒适的状态，对物质（毒品）或酒精依赖的个体在停止使用后会出现

（译者：张英诚）

18 参考资料

Anand A, Chowdhary N, Dimidjian S, et al (2013) Health Activity Program Manual. Sangath & London School of Hygiene and Tropical Medicine. Available at: http://www.sangath.in/wp-content/uploads/2015/08/Healthy%20Activity%20Program_ Manual.pdf (accessed 10 May 2017).

Asher L, Hanlon C, Eaton J, et al (2017) Rehabilitation Intervention for people with Schizophrenia in Ethiopia (RISE): A Manual for Community-Based Rehabilitation Workers. Available at: http://www.mhinnovation. net/sites/default/files/downloads/innovation/tools/RISE%20manual%20VERSION%202.0_com- plete.pdf (accessed 10 May 2017).

August Burns A, Lovich R, Maxwell J, et al (2014) Where Women Have No Doctor: A Health Guide for Women. Hesperian Health Guides.

Autism Speaks (2017) Learn the Signs of Autism. Available at: https://www.autismspeaks.org/what-autism/learn-signs (accessed 10 May 2017).

Dabholkar H, Nadkarni A, Velleman R, et al (2013) Counselling for Alcohol Problems Sangath & London School of Hygiene and Tropical Medicine. Available at: http://www.sangath.in/wp-con-tent/uploads/2015/08/Counselling%20for%20 Alcohol%20

Problems_Manual.pdf (accessed 10 May 2017).

England MJ, Stith Butler A, Gonzalez ML (eds) (2015).

Psychosocial Interventions for Mental and Substance Use Disorders: A Framework for Establishing Evidence- Based Standards. The National Academies Press.

Fairburn CG (2013) Overcoming Binge Eating (2nd edn). Guilford Press.

Federal Democratic Republic of Ethiopia Ministry of Health (2011) Non-Communicable Diseases, Emergency Care and Mental Health, Part 2: Mental Health Problems – Blended Learning Module for the Health Extension Programme. Available at: http://www.open.edu/openlearncreate/plugin-file.php/71996/mod_resource/content/1/Non_ Comms_Part_2_Final_Print-ready_May_2011_.pdf (accessed 10 May 2017).

Inter-Agency Standing Committee (2007) IASC Guidelines on Mental Health and Psychosocial Support in Emergency Settings. IASC. Available at: http://www.who.int/mental_health/emergencies/guidelines_iasc_mental_health_psychosocial_ june_2007.pdf (accessed 10 October 2017).

Joint Formulary Committee (2017) British National Formulary March–September 2017 (BNF 73). Pharmaceutical Press.

Levy M, Messner L, Duffy M, et al (2016) Strengthening Linkages Between Clinical and Social/Community Services for Children and Adolescents who Have Experienced Sexual Violence: A Companion Guide [PDF]. Strengthening High Impact Interventions for an AIDS-free Generation (AIDSFree) Project. Available at: http://1.usa.gov/1V6dFAu (accessed 10 May 2017).

National Institute for Health and Care Excellence (2010) Bedwetting in Under 19s (Clinical Guideline CG111). NICE.

National Institute for Health and Care Excellence (2010).

Delirium: Prevention, Diagnosis and Management (Clinical Guideline CG103). NICE.

Patel V, Aronson L, Divan G (2013) A School Counsellor Casebook. Byword Books.

Patel V, Chisholm D, Dua T, et al (2016) Disease Control Priorities, Third Edition, Volume 4: Mental, Neurological, and Substance Use Disorders. World Bank.

Taylor D, Paton C, Kapur S (2015) The Maudsley Prescribing Guidelines in Psychiatry, 12th Edition. Wiley-Blackwell.

Varghese M, Shah A, Udaya Kumar GS, et al (2002) Family Intervention and Support in Schizophrenia: A Manual on Family Intervention for the Mental Health Professional, Version 2.0. National Institute of Mental Health and Neurosciences (NIMHANS), Bangalore, India.

Werner D (2009) Disabled Village Children. Hesperian Health Guides.

Werner D, Thuman C, Maxwell J (2015) Where There is No Doctor: A Village Health Care Handbook. Hesperian Health Guides.

World Health Organization (2003) Guidelines for Medico-Legal Care of Victims of Sexual Violence. WHO.

World Health Organization (2015) 19th WHO Model List of Essential Medicines. WHO.

World Health Organization (2015) mhGAP Humanitarian Intervention Guide (mhGAP-HIG): Clinical Management of Mental, Neurological and Substance Use Conditions in Humanitarian Emergencies. WHO.

World Health Organization (2015) Thinking Healthy: A Manual for Psychological Management of Perinatal Depression. WHO.

World Health Organization (2015) WHO mhGAP Guideline Update: Update of the Mental Health Gap Action Programme (mhGAP) Guideline for Mental, Neurological and Substance use Disorders. WHO.

World Health Organization (2016) mhGAP Intervention Guide Version 2.0 for Mental, Neurological and Substance Use Disorders in Non-Specialized Health Settings. WHO.

请告诉我们你的评价

本手册基于作者们在津巴布韦、印度及埃塞俄比亚等地的临床、个人及研究经验，同时也参考了其他书籍和论文，并咨询了许多国家专家。但是，没有比读者的评价更公正的评价了。更重要的是，该手册的价值完全取决于它的风格及内容对于每位读者来说究竟有多实用。如果你能写信告诉我们你关于这本书中任何内容的评价，我们都会非常感激。你的评价，对于我们进一步修订该手册，以使之更加符合那些没有精神科医生的地方的全科医疗工作者的需求，有着巨大的价值。

我们的邮箱：wherenopsychiatrist@gmail.com

索 引